灾害医学救援护理指南

ZAIHAI YIXUE JIUYUAN HULI ZHINAN

主　审　田晓丽　张黎明
主　编　黄叶莉　钱阳明
副主编　金慧玉　王文珍　蔡伟萍　李洪艳
编　者（以姓氏笔画为序）

王　玚	王　苹	王　蒨	王文珍	王淑君
支　晨	史　巍	乐惠飞	邢　梅	吕晓静
朱　荔	朱宗红	朱晓法	任丽娜	刘　芹
刘　岩	刘燕娟	江有琴	苏　宁	杜丽华
李书梅	李玉清	李洪艳	杨小燕	吴　妮
吴　琳	吴海波	邹晓丰	宋　阳	张　萍
张　锦	张玲娟	张理义	罗银秀	金婷妍
金慧玉	周　玥	郑春玲	郑路平	赵美娜
荣　加	骆　敏	钱阳明	夏　菁	顾　群
徐纪玲	黄叶莉	黄茗梓	黄海燕	韩金凤
惠秀丽	鲁　静	谢　倩	蔡伟萍	谭晓骏
燕　燕	霍世英

山西出版传媒集团
山西科学技术出版社

图书在版编目(CIP)数据

灾害医学救援护理指南/黄叶莉,钱阳明主编. —
太原:山西科学技术出版社,2017.11
ISBN 978-7-5377-5633-4

Ⅰ.①灾… Ⅱ.①黄…②钱… Ⅲ.①灾害-急救医疗-指南②灾害-护理学-指南 Ⅳ.①R459.7-62
②R47-62

中国版本图书馆 CIP 数据核字(2017)第 239729 号

灾害医学救援护理指南

出 版 人:	赵建伟
主　　编:	黄叶莉　钱阳明
责任编辑:	宋伟
责任发行:	阎文凯
封面设计:	牛君　吕雁军

出版发行:山西出版传媒集团·山西科学技术出版社
　　　　　地　址:太原市建设南路 21 号　邮编:030012
编辑部电话:0351-4922078　　邮　箱:shanxikeji@qq.com
发 行 电 话:0351-4922121
经　　　销:各地新华书店
印　　　刷:山西臣功印刷包装有限公司
网　　　址:www.sxkxjscbs.com
微　　　信:sxkjcbs

开　　本:	889mm×1194mm　1/32　印张:10
字　　数:	286 千字
版　　次:	2017 年 11 月第 1 版　2017 年 11 月太原第 1 次印刷
印　　数:	1-2000 册
书　　号:	ISBN 978-7-5377-5633-4
定　　价:	88.00 元

本社常年法律顾问:王葆柯
如发现印、装质量问题,影响阅读,请与发行部联系调换。

内容提要

本书以灾害医学救援中的护理组织管理、护理技术和卫生疾病预防作为框架，从备灾、救援、灾后护送患者、医院救护到灾后检疫、心理疏导等方面，扩展了灾害救援的范围；从护士在灾害救援中的作用、专业角色、核心胜任力、灾害专业知识及现场救援技能等方面对灾害救援护理学做了系统、全面的介绍和描述。既有对灾害理论的阐述，也有对救援现场中检伤分类、各种不同场景救援技术实践的具体说明和表述，使读者一目了然，在阅读后能够切实解决具体的实际问题，具有理论性、全面性和实用性。因此，这本书既适合灾害救援护士的培训，也可作为学院课程学习的教材。

序 一

我国是一个自然灾害多发的国家。近年，国内多地出现一系列破坏力较大的洪水灾害、冰雪灾害、地震灾害、工业化工厂爆炸等突发灾害事件，护理人员作为医疗卫生系统的重要组成部分参与到灾害救援中并成为灾害医学救援队伍中主力军。早在20世纪末，国际重大伤亡教育护理联盟（International Nursing Coalition for Mass Casualty Education, INCMCE）有专家主张，不管护理人员的经验多少或其所在学科特征，都应该具有合理应对重大灾害伤亡事件所必备的基本知识和技能。

海军总医院近年来多次执行国家和军队赋予的重大灾害医学救援任务，包括2003年抗击非典、2008年特大冰雪灾害、2008年汶川特大地震抗震救灾，以及2013年依托于"和平方舟"号医院船赴菲律宾特大风暴潮的人道主义医疗救助任务等。在执行任务中，他们注重经验总结和服务模式的创新，立足灾害医学救援的任务需求，通过悉心观察、细致比对、集思广益，组织编写了《灾害医学救援护理指南》一书，分系统、分层次地对灾害救援期间护理工作中的组织管理、专业技术创新、科学研究和相关保障等作了全面介绍，信息量大、内容翔实、主题鲜明、通俗易懂，既有针对应急救援护理理论的总结和创新，又有救援实践经验的提炼和探索；既有对常见陆地灾害救援护理技能的系统阐述，又突出对水系灾害医学救援护理的特殊要求。是集知识、专业、操作于一体，具有广泛的适用性和可操作性，使护理人员在实际灾害医学救援中有理可循、有据可依。此书可作为专科护士的日常培训，也适用于医院护理人员或在校学生紧急医疗救护训练的工具书和教材，具有较强的指导性、针对性、实践性、创新性，是培养专业技术过硬、心理素质稳定、灵活应对各种突发紧急情况灾害救援的护理队伍可靠依据。

国家卫生计划生育委员会体制改革司司长

梁万年

序 二

随着海军使命任务的日益拓展深化，海军兵力由浅蓝走向深蓝步伐的持续加快，医院船作为我国履行国际人道主义义务和开展国际灾害救援的重要平台，以实际行动宣传、践行"人道、博爱、奉献"精神和"和谐世界、和谐海洋"理念。在巩固深化国家对外交往、彰显展示军队建设发展成就、锻炼提升远海保障能力方面，发挥出积极而重要的作用。

近年来，海军总医院接受海军后勤部命令，已多次参与灾害救援工作，包括2003年抗击非典、2008年汶川抗震救灾等。2013年赴菲律宾执行海啸救援任务，是首次赴海外执行国际人道主义医疗救援，在海军转型建设的伟大实践中犁出了一道熠熠生辉的航迹。期间，一支善思考、敢担当、勇创新的护理骨干队伍逐渐脱颖而出。在历次任务的切身实践中掌握了第一手资料，通过悉心观察，细致比对，集思广益，组织编写了《灾害医学救援护理指南》一书，分系统、分层次地对灾害救援期间护理工作的组织管理、技能培训、学术科研等作了全面介绍，信息量大、内容翔实，具有较强的指导性、针对性、实践性、创新性。此书既是护理人员执行任务期间的工具书，也是日常业务训练的必备教材，对于推动海军护理工作进一步创新发展、与国际接轨必将产生积极的影响。

灾害医学救援护理工作是一个较新课题，对于护理工作的传统组织模式和护理队伍的整体素质能力提出了新的挑战、新的要求，在继承中创新，创新中发展。海军护理战线全体人员以此为契机，进一步探索新理念、总结新经验、丰富新理论、抓好新建设，确保随时拉得出、顶得上、干得好、过得硬。

海军后勤部卫生部部长

二〇一七年一月八日

前　言

随着全球工业化持续发展，人口不断增长，生态环境日益恶化，各种突发的灾害性事件频发。据统计，2008年以来，全球发生7级以上地震19次，其中1次发生在中国四川汶川的8.0级强震，共造成69227人遇难，374643人受伤，17923人失踪。除了破坏力较大的地震灾害发生，每年台风、洪水、冰雪、交通事故、工业污染及传染病等灾害性事件发生严重威胁人类的生命和财产安全。面对各类灾害性事件的发生，灾害救援护理人员战斗在灾害救援的最前线，成为医疗救援队伍的中坚力量。回顾近年护理人员在灾害救援领域内发挥愈加重要的作用，包括现场急救护理工作、配合展开手术工作、灾区群众及救灾部队的体检巡诊工作、心理疏导及健康教育工作、展开战地医院或野战救护所等方面，均做出了突出贡献。多年来，海军总医院承担了军地许多重大任务的紧急医疗救援任务，进行了许多的医疗救护实践尝试。在总结历次救援任务经验的基础上，立足灾害医学救援护理的实际需求，高度重视国内灾害救援护理理论的提炼，为今后更系统、更高效的展开救援提供理论依据。总结适用于灾害救援环境下的常用护理救援技术，加强灾害救援护理人员的培养与人才储备，创新性研发使用新型便携、实用的卫生救援装备为主要内容，精心编写了《灾害医学救援护理指南》一书，切实提高护理人员的灾害应对能力。

本书共分为三个篇章，包括灾害医学救援护理组织管理篇、灾害医学救援护理技术篇、灾害医学救援卫生疾病预防篇。具有以下四个特点：一是内容全面，涵盖护理管理、急救护理及医院船参与水系灾害救援护理等，使护理人员通过此书，对灾害救援的组织形式和工作内容有了详细的了解，便于更快的适应灾害救援的环境和工作节奏；二是层次分明、重点突出，通过分篇、章、节，将大量的信息整合，便于护理人员阅读，使护理人员学习目的更明确；三是简洁实用，本书的编写紧贴灾害救援任务实际，内容与文字详略得当，安排合理；四是注重科学性、先进性、启发性和实用性相结合，实现理论与实际有机结合，科研与实践并驾齐驱，不断吸收和转化医学护理技术发展的成果。

教材编写过程中，我们参考了《全军应急机动卫勤力量建设规定》《海战外科学》《海战伤护理训练教材》《应急护理学》《灾害护理学》等有关文献，本书编写过程中得到有关医疗和护理专家的细心指导，同时也得到各编者所在单位相关领导的大力支持与帮助，在此我们表示由衷的感谢！

黄叶莉　钱阳明
2017 年 1 月

目 录

第一篇 灾害医学救援护理组织管理篇 ········· 1

第1章 绪论 ········· 2
第一节 灾害基本知识 ········· 2
第二节 护理人员参与灾害救援的发展现状 ········· 3
第三节 灾害救援工作特点和护理人员素质要求 ········· 6

第2章 灾害救援护理组织架构与各组职责流程 8
第一节 灾害救援护理组织结构 ········· 8
第二节 灾害救援护理组织管理 ········· 8
第三节 灾害救援护理工作模式 ········· 11

第3章 灾害医学救援物资保障 ········· 19
第一节 灾害医学救援物资保障 ········· 19
第二节 灾害医学救援物资的管理及保养 ········· 22

第二篇 灾害医学救援护理技术篇 ········· 25

第4章 灾害救援现场救护技术 ········· 26
第一节 检伤分类技术 ········· 26
第二节 现场救援护理技术 ········· 28
第三节 灾害救援护理操作技术 ········· 39
第四节 患者后送技术 ········· 53

第5章　灾害救援特殊护理技术 ······ 57
第一节　护理套餐技术 ······ 57
第二节　心理护理技术 ······ 60
第三节　灾害救援护理新装具 ······ 66

第6章　水系灾害医学救援护理技术 ······ 74
第一节　水系灾害医学救援概述 ······ 74
第二节　水系灾害救援护理组织管理 ······ 78
第三节　水系灾害救援现场救护技术 ······ 81
第四节　水系灾害救援患者转运后送技术 ······ 93
第五节　医院船参与水系灾害医学救援特殊护理技术　97

第7章　灾害救援仪器设备使用与管理技术 ··· 108
第一节　手术器械 ······ 108
第二节　除颤仪 ······ 109
第三节　心电监护仪 ······ 111
第四节　复温毯 ······ 113
第五节　便携式血液净化机 ······ 114
第六节　呼吸机 ······ 118
第七节　暖箱 ······ 120
第八节　全自动洗胃机 ······ 122

第8章　常见灾害的救援护理 ······ 125
第一节　地震灾害的救援护理 ······ 125
第二节　海啸灾害的救援护理 ······ 128
第三节　台风灾害的救援护理 ······ 132
第四节　火山爆发的救援护理 ······ 135
第五节　洪涝灾害的救援护理 ······ 137

第六节 气体中毒的救援护理 …………… 140

第9章 灾害常见急症的护理 ………… 149
第一节 创伤性休克 …………… 149
第二节 挤压综合征 …………… 154
第三节 烧伤 …………… 157
第四节 创伤性颅脑损伤 …………… 172
第五节 海水浸泡低温征 …………… 176
第六节 肝脾损伤 …………… 181
第七节 骨折 …………… 184
第八节 气性坏疽 …………… 194

第10章 灾害救援突发事件应急预案及流程 … 197
第一节 公共突发事件应急预案及流程 …………… 197
第二节 疾病护理应急预案及处置流程 …………… 201

第三篇 灾害医学救援护理卫生疾病预防篇 219

第11章 灾后公共卫生干预 …………… 220
第一节 灾区环境卫生管理 …………… 220
第二节 灾区饮用水管理及处理 …………… 221
第三节 食品卫生与安全管理 …………… 224
第四节 疾病的监测和控制 …………… 224
第五节 风险沟通与健康教育 …………… 225

第12章 灾后传染性疾病护理 …………… 226
第一节 细菌性痢疾患者的护理 …………… 226
第二节 霍乱患者的护理 …………… 231

第三节　疟疾患者的护理 ……………………… 235
第四节　登革热、登革出血热患者的护理 ………… 241
第五节　炭疽病护理 …………………………… 245
第六节　埃博拉出血热患者的护理 ………………… 246
第七节　流行性乙型脑炎患者护理 ………………… 254

第13章　灾后放射性污染、化学性中毒护理 … 260
第一节　灾后放射性污染护理 ……………………… 260
第二节　化学性毒物中毒的护理 …………………… 263

附　录 ……………………………………… 267

第一篇
灾害医学救援护理组织管理篇

第1章 绪论

第一节 灾害基本知识

一、灾害的概念

客观条件的突变给人类社会造成人员伤亡、财产损失、生态破坏的现象称为灾害。世界卫生组织（WHO）关于灾害的定义是任何能引起设施破坏、经济严重损失、人员伤亡、人的健康状况及社会卫生服务条件恶化的事件，当其破坏力超过所发生地区所能承受的程度而不得不向该地区以外的地区求援时，就可以认为灾害（或"灾害"）发生了。世界红十字会关于灾害的定义为灾害是一种异常事件突然发生，导致大量的财产损失和人员伤亡。

二、灾害的分类

（一）自然灾害

1. **天文灾害** 陨石灾害、星球撞击、磁暴灾害、电离层扰动、极光灾害等。
2. **气象灾害** 水灾、旱灾、台风、龙卷风、暴风、冰冻灾害、冰雹、沙尘暴等。
3. **地质灾害** 地震、火山爆发等。
4. **地貌（表）灾害** 滑坡、泥石流、崩塌等。
5. **水文灾害** 海啸、尼尔尼诺现象等。
6. **生物灾害** 病虫害、草害、鼠害等。
7. **环境灾害** 水污染、大气污染、海洋污染、噪声污染、农药污染、其他污染等。

（二）人为灾害

1. **火灾灾害** 城市火灾、工矿火灾、农村火灾、森林火灾、其他火灾等。
2. **爆炸灾害** 火药爆炸、石油化工制品爆炸、工业粉尘爆炸等。
3. **交通事故灾害** 公（铁）路交通事故、民航事故、海洋事故等。
4. **建筑物事故灾害** 房屋倒塌、桥梁断裂、隧道崩塌等。
5. **工伤事故灾害** 电伤、烧伤、跌伤、撞伤等。
6. **卫生灾害** 医疗事故、中毒事故、职业病、地方病、传染病。
7. **矿山灾害** 矿井崩塌、瓦斯爆炸等。
8. **科技事故灾害** 航天事故、核事故、生物工程事故等。
9. **其他** 战争及恐怖爆炸灾害等。

第二节　护理人员参与灾害救援的发展现状

一、护理人员在灾害医学救援中的作用

灾害救护在组织形式上一般以急救医学为基础，与其他救援人员共同组成急救医疗服务体系（EMS），护士是急救医疗体系中的中坚力量，在灾害救援中发挥非常重要的作用。在灾害的不同时期，护理人员承担着不同的任务，扮演着不同的角色。

（一）灾害前预防和准备阶段

护理人员作为急救医疗体系的组成人员，参与灾害医学救援组织结构的建设和修改，灾害救援计划的制订；参与医疗、护理设备的维修配备；参与建设灾害救援系统所需专业人才的培训和筹备，以及公众的健康教育，包括灾害自救和互救知识、传染病的预防等。

（二）灾害暴发的 EMS 应对阶段

主要任务包括：寻找、救护伤（病）员；对患者进行分类，实

施现场急救；参与转运和疏散伤（病）员等。

灾害造成的伤（病）员是成批出现，数量很难预测，伤情复杂多变。在救治条件差、时间紧、任务重的情况下，护理人员应以抢救生命为主，积极主动开展心肺复苏、止血、包扎、固定等救护工作，同时协助医师进行检伤分类。在伤（病）员的转运途中，严密观察危重患者的病情变化，维持生命，减轻疼痛。同时还要在保证难民的基本医疗，并在流行病疫情监测、报告中起一定作用。

（三）灾害结束恢复阶段

护理人员参与住院伤（病）员的治疗护理，参与伤（病）员和社会公众的灾后心理应激评估和咨询疏导，参与灾害后传染病的预防和控制、对公众进行相关疾病预防知识的宣教等。

二、制约我国护士在灾害医学救援中发挥作用的相关因素

（一）缺乏针对性灾害应急知识和相应的救援技术培训

灾害医学是介于灾害学和医学之间的边缘学科，涉及面很广，除了医学，还包括灾害学、管理学、心理学、气象学、地质学、建筑学等学科。重大灾害具有突发性、群体性、复杂性、破坏性等特点。与医院的就诊环境相比，灾害中的救援环境要更复杂、更恶劣。在灾害中，医疗救治机构本身也会受灾害打击而瘫痪。因此，传统的急救结构、急救技能、理论构架已难适应灾害事故中的抢救。缺乏灾害医学相应知识的继续教育和技术培训，护士在灾害救援时就很难发挥应有的作用。

（二）缺乏先进的护理装备

护理装备水平是反映护理实践和科研水平的一项指标。在灾害医学救援中，护理装备的数量、质量和组织模式与灾害中医疗护理保障的质量有着密切的关系。目前，国外已把信息通讯技术整合到护理装备中，加强了卫勤指挥和现场救治，做到信息流和护理装备物流的合理连接，扩大装备的性能，如美军多次使用的远程医疗系

统等。而我国的护理装备其先进性、有效性，与世界发达国家有的仍存在一定的差距，与现代的社会医疗保障需求还不相适应，严重影响护士发挥作用，影响快速保障和伤（病）员救治水平。

三、加强护士在灾害医学救援作用发挥的相关措施

（一）开展灾害医学和灾害护理学的专科教育，提高应急救护能力

在医科院校中开设灾害医学和灾害护理学的选修课程，使学生掌握相关知识和技能；将灾害应急知识纳入继续护理教育项目，除了学习医学、护理学、社会学、心理学、公共卫生等相关理论知识，以及开展各种救援技能培训外，还要加强灾害状态下的心理素质训练；建立灾害医学、灾害护理学的教育信息网络系统，进行网络化教育。在大力发展灾害医学和灾害护理学教育的同时，定期组织大型急救演习或进行救护技术、急救知识考核等，提高护士对灾害应急救援的能力。通过开展针对性的灾害医学知识教育和相应的救援技术培训，建立一支精干的灾害医学救援护理队伍，使之具备快速机动反应和协同处理重大灾害的能力，这对充分发挥护士在灾害医学救援中的作用至关重要。

（二）加大护理装备研究的力度，增强技术储备

目前，我国对灾害救援系统中卫生护理装备的研究还比较薄弱，需要国家加大资金和人才投入，鼓励科研创新，加强灾害应急救援护理装备研究，充分利用现代先进技术，提高护理装备的技术含量；同时，对护士进行相关培训，提高先进装备的使用效率。

（三）完善灾害医学救援组织体系，谋求社会减灾资源的介入

灾害医学救援体系是一项复杂、庞大的系统工程，涉及多系统、多学科的合作。一支训练有素的急救医学专业队伍固然是其中的重要内容，但同时，城市的消防、交通、信息的收集和输送等都与救援工作相互渗透。因此，政府要建立统一的组织结构，充分管理相

关资源，有效地应对各种灾害；要树立全球化的观点，从局部资源的整合发展到国家之间的合作。只有以完善的体制保障，才能充分发挥护理人员在灾害医疗救援中的作用。

第三节　灾害救援工作特点和护理人员素质要求

一、灾害救援工作特点

（一）时间紧，任务重，节奏快

灾害事件事发突然，如地震、海啸等，短时间内可能造成大量人员伤亡，及时救治可最大限度地提高治愈率和减少残废率。

参加救援护士应尽快：做好现场抢救，迅速帮助伤病员脱离险境，对危急患者迅速采取果断措施，保住生命。救护机构要尽可能靠近现场，缩短转送距离，使用快速转送工具，加强救护机构的管理，提高工作效率。

（二）条件苦，危险大

灾害事件难以预测和把握，灾害发生的地点可能气候恶劣、社会治安不佳、卫生状况不良；除灾害本身造成的危害外，还有次生灾害和由此引发的其他灾害，严重时还会直接危及和破坏社会正常秩序。

（三）病情复杂，药品紧缺，物资准备要求高

除灾害本身造成的患者外，还有很多次生灾害带来的疾病和常见病，因而对药品的种类和数量都有一定需求。

（四）通信不畅

突发事件后，通讯是最容易受到破坏的，通讯不畅，前后方掌握的信息不对称，对抢救不能够实施及时有效组织指挥和有力指导，同时不便与后方进行及时有效的信息沟通。

二、灾害救援护理人员素质要求

灾害医学救援具有特殊性和复杂性,选拔人员应遵循任务需要,挑选具有坚定的理想信念、顽强的意志品质、乐于奉献、不怕牺牲的护理人员。要完成好灾害医学救援护理任务须具备以下能力:

(一)良好的综合素质

高尚的职业道德和过硬的政治素质是执行好救援任务的前提。首先,护理人员要具备良好的职业素质,爱伤观念强,对救援任务具有较强的责任感和使命感。在执行救援过程中,时刻服从命令,听从指挥,保证工作步骤与整体步调一致。其次,要具备良好的身心适应能力,善于自我疏导和调节,以适应各类灾害带来的巨大压力和高强度刺激。

(二)扎实的专业知识和熟练的专科技能

参加灾害救援护士应具备较丰富的灾害应急救援专业知识,熟练掌握各项基础护理技术和专科护理技术,接受过相应的灾害救援护理技术培训,能够熟练应用急危重症救护常用的护理仪器、设备。战伤救护五大技术"止血、包扎、固定、搬运、通气"是灾害救援中最基本的急救技术。参加救援任务前,要对护理人员进行专业、详细的培训和考核。

(三)一人多专,一专多能

灾害救援行动任务重,形式复杂多样,救治的环境和形式也各有不同,在救护中涉及了多个学科知识,这对护理人员的专业素质提出更高的要求,在执行灾害救援任务时,对护理人员要求一人多专,一专多能,成为高素质的全科护士。护理人员不但要具备丰富的专业理论知识和扎实熟练的专科技能,还要对医疗防疫、心理、急救医学、应急搜救等多个学科知识学习和掌握。

第2章 灾害救援护理组织架构与各组职责流程

第一节 灾害救援护理组织结构

灾害救援应明确护理组织。在护理部主任的领导下,按照救援工作预案,完成物品准备、人员抽组、确定各组护士长。按照各组的工作职责、工作流程有序开展救援工作。由于参加救援任务的护理人员相对较少,其护理组织架构与一般医院的三级护理管理有所区别,实行二级管理,具体组织架构(图2-1)如下:

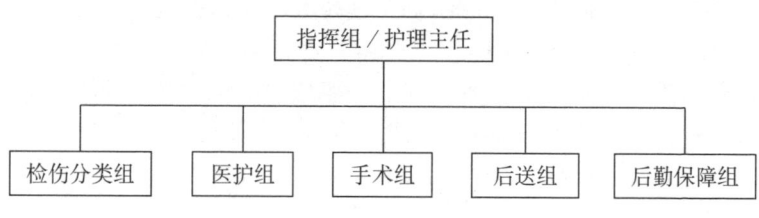

图2-1 灾害救援护理组织结构

第二节 灾害救援护理组织管理

随着医学的快速发展,灾害医学越来越受到重视,成为一门独立的学科。护理组织管理是灾害护理救援中的一项重要的研究课题。经过一系列灾害救援后,管理学家和医学家认识到护理管理在灾害救援中的作用。也认识到护理管理的质量不仅直接影响救治的效率,甚至会影响到整个救援工作的进程。

一、灾害救援护理组织管理的意义

灾害发生后，为了使整个灾害救援工作有序、高效地进行，必须要有经过专门培训的，具有一定组织管理能力的护理人员进行协调、组织、指挥。灾害救援的护理组织管理有两种方法：①按救治流程分为救灾准备阶段的组织管理、实施阶段的组织管理；②按救护地点可分为现场救护组织管理、患者转送组织管理和救护机构内的组织管理。

实践证明，灾害救援急救效果与护理组织管理和管理质量密切相关。为此，需要一支优秀的护理管理团队从事灾前预案的制订，落实护理人员编组，物品准备，组织模拟训练；一旦出现灾害，迅速带领救援队奔赴灾区，寻找合适的救治场地，组织救护工作有序展开，合理调配护理人员等。只有这样，才能使整个救援工作有条不紊地进行，提高救治率，降低死亡率和伤残率。

（一）准备阶段的护理组织管理

灾害发生后，卫生部门临时组成抢救领导小组作为权威机构，负责组织领导工作。对于重大灾害，救援工作需要来自不同单位护理人员参加，各救灾机构之间需紧密联系和协同工作。平时进行组织协调训练，建立分工明确的院前急救网络，制订组织协调预案，并定期组织演练，通过演练发现问题，及时修改和完善预案以便在灾害发生时能够有序开展工作。

（二）灾害现场的组织管理

1. 做好患者分类　现场患者的分类需要选择有经验的护士在现场负责，采取询问伤情和观察体征的方法，区分患者的轻重缓急，协助医师确定救治和后送的患者。对濒死的患者进行现场抢救，对需紧急救治的患者（如窒息、大出血、气胸等），采取必要的救治措施后迅速后送，对于轻患者可以暂缓后送。

2. 合理调配护理人力资源　灾害伤不仅伤情复杂且患者数量多，

需对到达现场的各类护理人员进行统筹安排，根据现场抢救需要进行调整。如安排急诊、ICU的护士配合危重患者救治；安排检伤分类护士在完成分类工作后，参与现场救治工作，以缓解护理人员紧缺。

3. 组织患者安全有序转送　患者经现场救治后，除一些轻患者需要暂时留置观察外，其余危重患者都要转送到专科医院治疗，迅速而安全有序的转送尤为重要。转送工作需要专人负责组织管理，掌握转送的标准，做好转送前的准备工作，对转送工具（车、船、飞机等）进行编号，对伤病员进行编组，按先重后轻的原则有序转送，做好转送途中的伤情观察、治疗和护理。

（三）医疗机构的护理组织管理

医疗机构接收大批患者后要成立灾害救援小组，实施现场指挥。指挥组由院、机关部门、门诊部及科室领导组成。院领导任组长，下设分类、收住院、手术、后勤保障小组。分类组负责患者分类及紧急救治；分类完毕，分类人员即回原科室工作；收住院组负责患者的检查及抗休克治疗；手术组负责紧急救治手术；后勤保障组负责护送患者入院及相应物品器材的保障任务。

二、紧急情况下护理人力资源调配原则

（一）护理人力资源调配方案

为保证伤病员安全，迅速调配护理人员到位，制订紧急情况下护理人力资源调配方案。

1. 建立以灾害救援小组护理主任为组长、护士长为成员的护理人力应急调配领导小组。

2. 当出现人力不足的情况，由护士长在组内先进行适当调配，暂时缓解人力不足的困难。本组无法调配时，及时向护理主任提出用人申请，护理主任根据各组工作情况，将护士进行统筹调配。

3. 护理主任接到报告后，应立即启动护理人力资源调配应急预案，由护理人力应急调配领导小组统一指挥，派专人到现场协调各方面的工作。护理人员应本着以大局为重的原则，服从应急调配领

导小组的调配，不得以任何理由推诿、拒绝。

4.必须保持联络通讯畅通，遇到紧急情况时能及时通知到可调配人员，保证护理人员快速上岗。

（二）应急小组护理人员素质要求

1.政治可靠　参加应急小组的护理人员要有高度的政治敏锐性和大局意识，能够处理好个人与组织、部门与全局的关系，一切行动听指挥，具备坚定的政治素质和过硬的作风纪律，保证应急保障任务的顺利执行。

2.业务能力强　具备系统和扎实的专业知识、过硬的实践技能和突发事件的应急处置和紧急救护能力。

3.适应能力强　平时必须突出适应性训练，尤其加强对地震、海啸等特殊环境的模拟训练，提高应对特殊环境适应能力。

第三节　灾害救援护理工作模式

灾害救援工作是灾害救援护理管理人员对灾害患者救护和转送工作的组织过程，包括救护机构的设置、救护任务和救护范围。

一、灾害救援护理组织岗位职责

（一）护理主任工作职责

1.在指挥小组领导下，负责组织、协调以外伤救治为主的救护任务，完成对患者的护理工作。

2.组织协调患者的收容、救护和后送。组织重大手术、急危重症、疑难病例的护理会诊。

3.督促检查药品器材的储备和管理工作。

4.负责护理人员分工、思想教育和行政管理。

5.参与组织实施突发事件、灾害的医学救援工作。

（二）检伤分类组护士工作职责

1. 协助医生对患者检伤、分类，巡视患者、观察生命体征，通过对患者一看二问三检查，对批量患者按先急后缓、先重后轻的原则分类。必要时对窒息等需紧急处置患者先行急救处置后再分类。

2. 根据伤情进行分类，补充伤票、挂分类牌和佩带伤标（红色-重度；黄色-中度；绿色-轻度；黑色-死亡）。

3. 负责指挥担架员有序进入患者场地并后送。

4. 做好患者的登记工作，姓名、年龄、工作单位以及初步诊断和患者去向，统计后向分类组长报告。

5. 按医嘱护送患者或担架员根据分类牌将患者搬运入病房或手术组。

6. 负责分类组物资准备的展开和撤收工作。

7. 患者分类完毕，协助其他组工作。

（三）医护组护士工作职责

1. 医护组护士长工作职责

（1）在护理部主任和组长的领导下，负责监护、重伤、烧伤、普通、隔离病房的护理管理工作。

（2）协助医生对患者进行二次分类，合理安排床位，休克患者经抢救，生命体征稳定后需手术时，优先转入手术室手术。

（3）对危重患者的临床护理和复杂护理技术进行指导或亲自操作，组织参加危重患者的抢救工作。

（4）检查病历中护理文书的书写质量，检查危重患者的登记及信息传递工作；检查病房的清洁卫生和消毒隔离工作。

（5）检查护理急救设备、器材性能和使用情况；检查急救药品、常规药品的准备情况；负责药品、医用器材、物品的请领、保管和发放工作。

（6）了解救援过程中护士身心状况、合理安排护士班次。负责与其他组间的协调联系工作。

(7) 组织、安排患者转运、后送工作，指导担架员工作。

2. 医护组护士工作职责

(1) 接诊新接收患者，测量生命体征，观察神志、瞳孔等，填写患者登记表（入病房时间、伤票号、姓名、性别、年龄、单位、诊断、伤情、去向等）。

(2) 准备各种治疗药物，处理医嘱，配置静脉输液药物。

(3) 协助医生对手术患者进行检伤、清创伤口、换药、包扎等医疗处置；协助手术医师负责备齐手术患者所需用品，与手术室联系安排患者手术。

(4) 巡视患者病情，观察伤口和伤情变化，并做好记录。对体温、脉搏、呼吸、血压及24小时出入量进行总结并记录，发现异常及时报告医生。负责出院、转科、后送、手术患者病历的处理和登记工作。

(5) 了解患者的饮食、心理问题，做好健康指导、功能锻炼。

(6) 负责物品的清洁消毒和垃圾分类，协助医生做好灾后防疫工作。

(7) 负责转出或后送患者床单位的终末消毒，做好传染病患者的消毒隔离。

（四）手术组护士工作职责

1. 协助医生进行患者的救治分类，核对伤票，尽快安排手术，配合医生完成手术。

2. 观察、记录患者生命体征，检查记录患者止血带结扎时间；立即建立静脉通道，必要时给予留置导尿、氧气吸入。

3. 检查、指导护士做好器械和物品消毒工作，负责手术室的药品、器材、敷料、卫生设备等物品的请领、管理、登记工作。

4. 负责与其他组间的协调、联系工作；负责手术患者的转运，指导担架员工作。

5. 了解患者的病情，监测患者病情变化，注意心理护理。

(五) 后送组护士工作职责

1. 协助医生分类检伤，正确识别检伤分类标识。
2. 运送途中合理安排危重患者体位，防止二次损伤；同时要妥善固定各种引流管。
3. 做好患者及后送医疗文件的交接。

(六) 消毒供应室护士工作职责

1. 对再生医疗器械回收、检查及清洗，以及再生医疗器械保养、调配、包装、灭菌工作。
2. 定期检查高压灭菌器的效能、故障的处理，定期维修保养，进行检测并登记，详细记录修理原因、次数、时间。
3. 做好清洁、消毒、隔离工作，工作间整齐有序，并进行紫外线消毒。
4. 对清洁物品、办公用品等各类物品清点分类、专柜存储、发放。

二、灾害救援各组护理人员工作流程

(一) 检伤分类组护士工作流程

1. 物品准备

（1）检查用物：血压计、体温计、手电筒；急救箱内备齐药品、器材。

（2）分类箱：伤标、伤票、登记本。

2. 病情观察

（1）检伤：核对姓名、受伤部位。

（2）生命体征观察：体温、脉搏、呼吸、血压。

（3）协助医生检伤：必要时行急救处置，同时要注意保暖。

3. 佩带伤标　红色-危重度伤员；黄色-重伤员；绿色-轻伤员；黑色-死亡伤员。

4. 登记　姓名、年龄、工作单位，以及初步诊断和患者去向。

5. 护送　护送患者入手术室或病房。

6. 其他　整理物品，协助其他组工作。

（二）医护组护士工作流程

1. 医护组护士长工作流程

（1）物品准备：急救仪器、设备、各种常用药品和医用耗材；办公用品（如各种表格）；患者被服等。

（2）分类：协助检伤分类组二次分类，并安排床位；同时对重患者组织抢救。

（3）检查质量：主要为四个方面即检查危重患者治疗和护理；检查护士操作，对于疑难操作，护士长需要亲自实施；检查病房卫生、清洁、消毒隔离；检查患者饮食管理。

（4）检查文书：患者病历、特护单、交接班报告；患者登记、工作量统计。

（5）合理排班。

（6）协调医护之间、护护之间以及其他组间工作及关系。

（7）管理患者转运、后送。

2. 主班护士工作流程

（1）物品准备：入院病例、患者登记表、监护仪、血压计、体温计、手电筒等。

（2）接收患者：查伤票、受伤部位，协助医生二次分类；检测体温、脉搏、血压、神志并做好记录。

（3）登记报告：填表，建病例；报告医生。

（4）执行医嘱：通知其他班有关患者治疗、术前准备、辅助检查。

（5）出院登记：办理出院手续、整理病例、停治疗；安排护送患者。

（6）交班：书面交班、床头交班。

3. 治疗班护士工作流程

（1）清点登记：清点登记片剂、针剂。

(2) 查对药物、发口服药；配制静脉药。

(3) 治疗：皮内试验、肌内注射、静脉输液；静脉采血，静脉输血。

(4) 查对：查对医嘱，执行医嘱；备次日药。

4. 责任班护士工作流程

(1) 接诊患者：观察患者面色、神志，测血压、脉搏、体温并做好记录；对危重患者实施抢救。

(2) 治疗：协助医生换药，准备药物，吸氧、灌肠、换尿袋等；做好术前准备，导尿、备皮、抽静脉血。

(3) 生活护理：做好基础护理，协助患者进行功能锻炼，饮食指导并做好健康宣教。

(4) 心理评估：对患者进行灾后心理状态评估，对有心理困扰的患者进行心理干预。

(5) 交班：补充物品，记出入量，床头交班患者皮肤、输液管道护理等。

5. 辅助护士工作流程

(1) 生活护理：卧床患者的生活护理（洗脸、打开水、打饭等）；更换衣服、被服。

(2) 送检：送患者做各项检查、标本送检。

(3) 清洗：对表面有血迹、污渍的器械进行清洗，再送去消毒。

(4) 整理卫生：病房的清洁、床单位的终末消毒、换药室、处置室的卫生。

(三) 手术组护士工作流程

1. 护士长工作流程

(1) 准备：检查设备的安全使用性能、准备充足一次性使用物品、准备器械包。

(2) 救治种类：协助医生检伤、合理安排手术间和护士、进行患者登记。

(3) 协助参加术前准备和手术巡回工作。

(4) 检查术前准备情况、护士查对制度和术中护理质量。

(5) 管理：手术间空气消毒；器械和物品消毒；药品、器材、敷料、卫生设备等物品的清洁消毒。

(6) 患者管理：手术患者的登记、统计、上报；负责患者转送；指导转送工作。

2. 术前准备室护士工作流程

(1) 物品准备：测量生命体征的用物、输液用物、备皮用物、吸氧管、导尿包、胃管、引流袋、剪刀等。

(2) 患者入室准备：核对姓名、伤部；除去衣服，必要时剪去；用棉被或热水袋保温；测量血压、脉搏、呼吸、体温、观察伤情、伤势等。

(3) 治疗：根据伤情建立静脉通道；遵医嘱输入所需液体及数量，调节输液速度；进行皮肤清洁准备；必要时导尿。

(4) 监测：记录生命体征；静脉输液量、尿量、患者登记表。

3. 器械护士工作流程

(1) 物品准备：专科器械、一次性敷料、带线针、无菌吸引管、电刀。

(2) 刷手、术区消毒和铺单。

(3) 配合手术：与巡回护士清点器械、针线、纱布等数目；传递手术器械、协助手术。

(4) 术后整理：初步处理器械，送至供应室。

（四）后送组护士工作流程

1. 物品准备　搬运所需担架、各类急救药品、器材、液体、氧气、切开包、血压计、敷料、固定带等。

2. 协助医生分类检伤，登记编号

3. 合理安排危重患者体位，防止二次损伤

4. 固定　妥善固定各种引流管。

5. 交接　做好患者及后送医疗文件的交接。

6. 清洁消毒

(五) 消毒供应组护士工作流程

1. 污染区护士工作流程

(1) 回收：接收从污染电梯传递下来的手术器械，检查器械的完好度。

(2) 摆放：打开手术器械轴节，按顺序放入清洗机托盘中。

(3) 启动清洗机。

(4) 保养：擦拭工作区，紫外线消毒；按需为清洗机添加器械清洗剂、复合酶液、润滑油等。

2. 清洁区护士工作流程

(1) 打包：从清洗机中取出清洗后的器械，合上轴节，对照器械卡片核对器械的种类、数量，将器械顺序排放在器械盒中，放消毒指示卡，打包，贴上消毒指示胶条，注明器械包名称。

(2) 每日 BD 试验监测。

(3) 装载：检查高压灭菌器，将器械包按要求排放在消毒锅中。

(4) 灭菌：选择灭菌程序进行灭菌，并做好记录。

3. 无菌区护士工作流程

(1) 取包：将无菌器械包从消毒锅中取出，设置消毒有效期。

(2) 存包：按照日期、名称、顺序摆放器械包。

(3) 下送下收：与各部门交换物品。

第3章 灾害医学救援物资保障

灾害医学救援，尤其地震等大型灾害性事件，患者数量较大，短时间内对医疗物资和器材的需求较大，如果缺乏相关物资储备计划，按常规进行供应很难满足需要。因此，在医疗救护中如何将类型复杂、品种多、数量大的医疗器材及时供给医护人员，以保证救护顺利高效进行，必要且重要。

第一节 灾害医学救援物资保障

一、陆地灾害医学救援物资保障管理

1. 灾害救援前的医疗器材准备

（1）制订完善的灾害救援前物资储备方案：按上级下达的储备方案进行物品准备，一般救援配备2支战备医疗队及1支应急小分队的物品。医疗队物资应急储备以常规物资为基础，辅助专科手术所需部分物品，器材储备种类、数量应和医疗队的规模和将要执行的医疗救护任务相适应。制订储备方案时，立足于平时、战时和救灾有机结合，储备、流通和消耗紧密联系。遇特大灾情可根据震情调整人员，组织3支或3支以上医疗队，医疗物资在原有储备方案基础上，重新调配物资，大量补充常规器材（如各种一次性无菌物品、敷料、卫生材料等）；必要时，按小型野战医院要求每支医疗队增加发电机、便携式呼吸机、吸引器、电刀、小型灭菌器等、携带折叠式手术床、无影灯、应急灯、各种专科手术器械，同时配备具有多功能局部止血、清创、切开、缝合及进行胸腔闭式引流等

的组合器械包。

（2）救援前物资、器材的储备与管理：医疗器材的保障供应和适用性管理是陆地（如地震）医疗救护的物质基础，平时物资的储备是保证灾后及时供应的前提。各种类、型号储备物资均按规定数量统一装入指定医疗箱内，各分组的医疗箱放在战备库指定位置进行编号，指定专人负责。在箱外有统一标识，注明物品名称、数量、管理者等信息。医疗队定期组织检查，保证无菌物品的有效期，做好应急准备。

2. 灾害救援现场救援的医疗器材保障

（1）医疗器材的携带与维护：在出发及行进时，各种物品、器材需实行统一管理、分级负责、专人保管。若途中更换交通工具或转运中，将物资分类集中放置，同时反复清点、核对数目，搬运时防止设备损坏，保证器材安全到达目的地。

（2）医疗器材供应与管理：灾害救援常具任务紧急、救护战线长、人力不足、医疗设施不全、工作条件差等特点，实际的救护能力与急剧增长的救护要求间的矛盾突显。其医疗物资的供应模式随灾害救援的不同阶段而适时调整。初期常以自行保障为主。医疗队在应急物资储备基础上，随队携行各类医疗物资，以保证到达灾区初期几天医疗救护所需并迅速展开救护。救援过程中，尽快与当地医疗机构实施联合的物资保障。依托当地医院，对所需器械进行灭菌，提高救治效率。

3. 灾害救援后的医疗器材供应与管理

（1）建立灾后物资供应站，实施灾区统一保障。为确保医疗救护在应急响应阶段的器材供应，通过减少层次、简化手续、快速补给、建立灾区供应站等措施保证医疗器械的及时、充足的供应。

（2）加强消耗物资的供应和管理。灾区供应站建立后，及时清点消耗物资，承担供应的人员熟悉物资的品种、型号、性能、数量和质量情况等并上报所需器材，到供应站请领。同时杜绝浪费和损坏，建立健全登记、统计制度，出入库情况清晰、准确，定时清点、分类，及时整理，便于核算。

二、水系灾害医学救援物资保障管理

水系灾害医学救援物资保障需综合考虑灾害救援现场医疗资源的供给情况和伤情、灾情的差异，针对性地进行医疗物资的准备和管理。一般由于灾害当地医疗资源受损严重，且由于海上高盐、高湿、高温环境，医疗物资的携带与储存存在较大困难。

1. 灾害救援前制订完善的应急医疗救援物资管理制度　灾害救援前指挥但应根据任务的性质和救援的种类，进行针对性的物资准备。

手术组和后勤保障组是物资筹备和管理的主要部门，负责手术器械和灾害救援过程中常见的医疗物资的准备、沟通和供应。每组均应设专人负责。设立专人分别管理手术器械和耗材物资。

2. 灾害救援过程的救援物资保障　水系灾害救援处于海洋高盐、高湿、高温环境，医疗物资的运输和储存困难大，手术护理组和消毒供应室要将医疗物资固定放置，用多层无纺布包裹并安排人员定期清点和检查是否受潮、可用。

物资准备需根据水系灾害种类和伤情的严重程度有计划地进行，任务下达时，需选派两人一组负责收集、统计、打包，耗材携带数量在保证充足的情况下，需预留一定的数量。如水系灾害救援初期，以海上搜救、保暖复温和早期心、肺、脑复苏等紧急救治措施为主，医疗物资以针对性急救器材、药品和复温保暖设备装置为基础，辅助常规一次性医疗耗材，同时注意防潮防湿保存。灾害救援发生后时，医学救援任务以救治骨折、皮肤损伤为多，手术器械以骨折内固定、清创器械及耗材为主，必要时准备一些急诊手术（如阑尾切除、分娩等），同时多备用一定的医疗物资，赠送到当地救护所或其他医疗卫生机构。

3. 灾害救援后的物资供应和处理　灾害救援后，手术器械彻底有效地清洗消毒、灭菌，预防交叉感染。手术铺单、手术衣、手术人员的洗手衣裤均采用一次性无纺布材料，医疗废物进行分类，感染性医疗垃圾严密包装，损伤性废物装入锐器盒，3/4满后即封闭，其他废物装入专用的黄色医疗垃圾袋中，用含氯消毒液喷洒，交由医院船焚烧炉处理。避免医用垃圾流出到受灾国海区和陆地。

第二节　灾害医学救援物资的管理及保养

一、物资管理

1. 建立资产管理清单　根据救灾物资建立清单，方便随时清点查询。

2. 分类存放　物资的保障要依据类别、性质和要求安排适宜的存放场地，并标明品名、规格、数量，便于查找和发放。

3. 专人管理　贵重仪器及药品要专库存放，指定专人保管。

4. 定期维护　定时检查并补充急救物资，做到"六无"保存，即无损坏、无丢失、无锈蚀、无腐烂、无霉变变质、无变形。

二、特殊药品管理

1. 存放　急救药品应保持完整的外包装储存，包装内最好备有说明书，盒内药品的产地、规格、剂量要一致，并按药理性质分类管理。按救灾药品储存条件存放，加强药品效期管理。

2. 特设急救药品库　为方便迅速救治特殊危重患者，特设急救药品库，并将库中所有药品按药理分类顺序登记入卡，分类码放，以备抢救中使用。

3. 加强毒麻限剧药品管理　毒麻限剧药品要设专用药箱上锁储存，并由指定专人负责管理，使用时详细登记药品的使用去向。

三、器材保养维护

灾害救援的急救器材可按A、B、C类储备和管理：A类固定器材，包括各种小型设备、仪器等，做到定期检查、维护；B类为药材，包括急救药品器材、各系统疾病常规用药，根据保质期进行随时清理和更换；C类消耗性物品，包括手术衣和帽、一次性注射器、无菌纱布、无菌绷带、手术用针线等，保证无污染、无破损，按有效期及时进行更换。

第二篇
灾害医学救援护理技术篇

第4章 灾害救援现场救护技术

第一节 检伤分类技术

检伤分类是灾害救援的重要组成部分,是灾害现场医疗急救的首要环节。当医疗救护人员面对现场大批量伤员,首要救援措施即快速检伤分类,将重患者尽快从人群中挑选出来,然后再分别按照伤情的轻重,依先后顺序给予现场紧急救护和转运。

一、检伤分类的意义

1. 在灾害现场,救援力量非常有限,因此必须将有限的急救资源用在关键之处,优先保证抢救重伤员。检伤分类就是要尽快把重伤员从一批伤亡人群中筛查出来,争取宝贵的时机在第一时间进行抢救,从而保证重伤员得到及时救治。轻伤员由于没有生命危险,可以在现场等候稍后的医疗处理。

2. 可将伤病员分为不同等级,按伤势轻、重、缓、急展开现场急救和梯队顺序后送,从而提高灾害救援效率,以达到合理救治患者,积极改善预后目的;同时,检伤分类可从宏观上对伤亡人数、伤情轻重和发展趋势等方面做出全面的评估,以便及时向有关部门汇报灾情,指导整个灾害救援工作的进程。

二、检伤分类的等级标识、现场登记

1. 检伤分类分级 检伤分类分为四个等级:轻伤、中度伤、重伤与死亡统一使用不同的颜色加以标识,必须遵循下列的救治顺序。

(1) 第一优先:危重患者(红色标识)。

(2) 其次优先：(重)患者(黄色标识)。

(3) 延期处理：轻患者(绿色标识)。

(4) 最后处理：死亡遗体(黑色标识)。

2. **检伤分类实施** 检伤分类的分检人员，应当由急救经验丰富和组织能力较强的主治医师以上职称的医师担任，有经验的急救护理人员在旁给予协助。在检伤分类的进行过程中，必须在每一位分类后的患者身上，立即做出分类标识以防止差错，提高效率。完成检伤分类后，由参加急救的医护人员按伤情标识给予相应顺序的急救处理。

3. **检伤分类标志** 采用国际通行"伤情识别卡"，伤情识别卡可用不同材料制作(最好是硬纸卡)，但必须采用国际公认的四色系(如前所述)加以显著区别，整张卡片用一种纯色明显标示；卡片上必须记录患者的重要资料，打钩选择伤情和注明检伤评分分值；卡片一式两联，一联挂在患者身体醒目部位，另一联现场留底方便统计。

4. **检伤分类登记** 检伤分类时，需安排专门护理人员负责灾害现场的登记和统计，边分类、边登记，有利于准确统计伤亡人数和伤情程度，正确掌握患者的转送去向与分流人数，以便及时汇报伤情，有效地组织调度医疗救援力量对患者进行救治。

三、大批患者现场检伤分类流程

1. **评估** 判断环境是否安全，核武器、化学生物和不明气体泄露事件时，救援人员做好个人防护。

2. **第一优先处理** 危重患者挂红色标记牌，如头部严重伤，大出血引起的昏迷、休克，开放性骨折，内脏损伤，严重挤压伤，大面积烧伤(>30%)，呼吸道烧伤，颈部、上颌和面部损伤。其急救措施为开放气道、人工通气，胸腔穿刺减压，开放静脉通道，止血、包扎固定，伤情稳定后优先转送。

3. **次优先处理** 重患者挂黄色标记牌，如胸腔创伤、长骨闭合性骨折、小面积烧伤（<30%）、未引起昏迷或休克的头颅和软组织损伤。其急救措施为开放气道、人工通气，开放静脉通道、止血、包扎固定，生命体征或伤情稳定后次优先转送医院。

4. 第三优先处理　轻患者挂绿色标记牌，如清醒、可以步行者，无严重创伤的一般软组织挫伤者，轻度烧烫伤者。其急救措施为根据现场条件进行简单对症处理，稍延迟转送。

5. 现场处理　致命伤、死亡患者挂黑色标记牌，如致命性损伤，呼吸、心跳已停止。其措施为停放在临时停尸处，妥善保存其所有物品以备后期查验，由殡葬车运送。

第二节　现场救援护理技术

灾害救援五大技术主要包括通气、止血、包扎、固定和搬运。其基本原则是：要迅速、准确、及时地抢救伤员。在救护中要先抢后救，先重后轻，先近后远。加强无菌观念，做到不用手接触伤口，不随便用水冲洗伤口，不随便取出伤口内异物，不准塞回突出的脏器，不轻易放弃和停止抢救时机。

一、现场心、肺、脑复苏（cardiopulmonary cerebral resuscitation）

复苏的完整概念是心、肺、脑复苏(CPCR)，心跳与呼吸骤停为灾害救援最紧急的情况，应立即进行心肺复苏(CRP)。由于脑组织对缺氧最为敏感，循环停止后4～6min即发生严重损害，10min后脑组织基本死亡。4min内复苏者，约50%患者可存活，6min开始复苏者，仅4%有可能存活，10min开始复苏者，几乎无存活可能性。复苏成功的先决条件是及时心脏复苏，而最终关键是脑复苏。

（一）**基础生命支持**（basic life support，BLS）

无论何种原因所致的心搏骤停，现场抢救时基础生命支持措施相同，即 C(circulation) 胸外心脏按压建立人工循环；A(Airway) 保持气道通畅；B(breathing) 人工呼吸。胸外心脏按压法。

1. 体位　置患者仰卧于较为平坦的地面或空旷地带。

2. 部位　操作者位于患者一侧，以一手掌根部置于患者胸骨中下 1/3 交界处（或剑突上二横指宽距离），手掌与胸骨纵轴平行以免按压肋骨，另一手掌垂直压在该手背上。

3. 姿势　操作者身体姿势。操作者肘关节伸直，借助双臂和躯体重量向脊柱方向垂直下压。不能采取过快的弹跳或冲击式的按压，开始的一二次用力可略小，以探索患者胸部的弹性，忌用力过猛，以免发生肋骨骨折、血气胸和肝脾破裂的并发症。

4. 深度　按压深度，每次按压，成人胸骨下压至少 5cm，儿童 5cm，婴幼儿 4cm。按压后放松胸骨，便于心脏舒张，但手不能离开按压部位。待胸骨回复到原来位置后再次下压，如此反复进行。

5. 频率　按压频率为 100 ~ 120 次 /min。

若经标准的胸外心脏按压 10 ~ 15min 无效者，有条件者可配合医师实施胸内心脏按压，以提高救援成功率。

6. 按压心脏有效的表现

（1）大动脉能触摸到搏动；

（2）可测到血压，收缩压 ≥ 60mmHg；

（3）发绀的口唇渐转为红润；

（4）散大的瞳孔开始缩小，甚至出现自主呼吸。

（二）高级生命支持（advanced life support，ALS）

是在 BLS 基础上，应用药物、辅助设备和特殊技术恢复并保持自主呼吸和循环。包括给药和输液（drug and fluids）、心电监测（ECG）、心室纤颤治疗（fibrillation treatment）等手段，为自主心脏复跳和脑复苏提供有利条件。可在灾害救援现场完成，也可在患者转运过程中进行。

（三）持续生命支持 (Prolonged life support，PLS)

持续生命支持 (prolonged life support，PLS) 主要完成脑复苏及重要器官支持。此期包括对病情及治疗效果加以判断 (gauging)、争取恢复神志及低温治疗 (humanization & hypothermia)、加强治疗 (intensive care)，是以脑复苏为核心进行抢救和医疗。在上述两阶段的 CPCR 抢救结果使自主循环稳定的基础上，围绕脑复苏进行治疗，多用于灾害救援后复苏成功转运的后期生命支持。

二、通气

患者呼吸道的梗阻在短时间内即可影响患者的生命。气道阻塞后，在数分钟内患者即会因窒息、缺氧而死亡，抢救时必须争分夺秒地去除各种阻塞原因，畅通气道。

1. 气道阻塞的判断　有受伤史，可见头、面、颈部处有损伤。面色及唇因缺氧致发绀，呼吸困难，呼吸频率加快或减慢，有痰鸣音，吸气时出现"三凹征"，患者呈现痛苦貌，烦躁不安或口腔有创伤所致的血液、血凝块、组织碎屑填塞等，脉快而弱。重型颅脑损伤者呈深度昏迷，呼吸受阻伴有鼾声。

2. 通气方法　灾害现场急救人员对气道阻塞的患者必须果断地做出判断，以最简单、最迅速的方式解除气道梗阻，给予通气，挽救患者生命。常用的通气方法有：

（1）手指掏出法：适用于口腔内气道阻塞。急救者用手指伸入口腔内将碎骨片、碎组织、血凝块、泥土、分泌物等掏出来，有条件时可用吸引器吸净口腔内血液、呕吐物及异物。如果患者牙关紧闭，可用两手从口角处插入口腔内顶住上下牙齿，两拇指与食指交叉用力打开口腔，并一直延伸至上下齿之间，将患者的口张开。若患者有呕吐，在确定没有颈椎骨折的情况下，将患者的头偏向一侧，防止呕吐物、异物吸入肺造成窒息，而导致并发症的发生。

（2）托下颌角法：适用于颅脑损伤深昏迷或舌后坠者。急救时将患者取平卧位，双手同时托起患者两下颌角，一面使其头后仰，

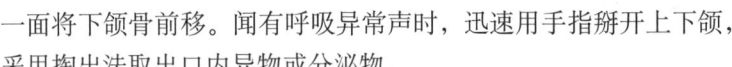

一面将下颌骨前移。闻有呼吸异常声时,迅速用手指掰开上下颌,采用掏出法取出口内异物或分泌物。

(3) 人工呼吸法:见心肺复苏术中口对口呼吸方法(见第二篇第1章第二节护理操作技能训练)。

(4) 口咽通气管通气:口咽通气管是一种"S"形状的塑料管或橡胶管,其两端开口相反,昏迷患者急救时,将导管的一端插入口咽部,以畅通气道。操作者用一手捏鼻,另一手捏住口腔周围,以防止漏气,或以双手拇指的鱼际肌部夹闭鼻孔,双手拇指及示指封闭口周围,其余各指托起下颌骨的上行支,向导管的另一端吹气,代替口对口人工呼吸。

(5) 膈下上腹部推压法(海姆利希手法):此法是排除气道异物梗阻的首选方法,是美国一位医学专家发明的。患者神志清醒时,采取站立或坐位,急救者站在患者背后,用双手臂从患者腋下至胸前,一手握拳将拇指关节朝向患者上腹部正中剑突下,另一手紧握此手,快速用力向上向内推压,连续4~6次。患者神志不清时,将患者平卧于地,急救者跪在患者大腿一侧,或两腿分开跪在患者两侧,用一手掌根按于患者的上腹部正中剑突下,另一手直接放在这只手上,迅速向上向内用力推压4~6次。

(6) 环甲膜穿刺和环甲膜切开:环甲膜穿刺和环甲膜切开可为气管切开和挽救生命赢得宝贵时间。环甲膜位于环状软骨和甲状软骨之间,紧急情况下,急救者用手指在两软骨之间做好定位,另一手用环甲膜穿刺针或粗针头(18号左右)直接穿刺环甲膜通气。环甲膜切开前急救者先用一手固定患者的气管和皮肤,另一手用手术刀在环甲膜上先做1cm长的皮肤横切口,用刀尖穿过环甲膜并旋转90°,以保证环甲膜确实打开,然后插入气管导管或其他可做通气用的导管。

三、止血

(一) 出血的种类与特征

血管受损后,血液从破裂处流出血管,叫作出血。出血过多会引起患者头昏、眩晕、脉搏快而弱、皮肤发凉、烦躁不安,严重者面色苍白、休克或死亡。

1. 按损伤血管类型分类

(1) 动脉出血:血色鲜红,呈现喷射状,威胁患者生命。

(2) 静脉出血:血色暗红,呈缓慢流出,时间长了也有生命危险。

(3) 毛细血管出血:血色鲜红,呈片状渗出,出血点不明显,通常可以自行凝固。

2. 按出血部位分类

(1) 外出血:血液从伤口向外流出称外出血。

(2) 内出血:皮肤没有伤口,血液由破裂的血管流入组织、脏器、体腔等称为内出血。

(二) 止血方法

1. 指压止血法　适用于较大的动脉血管出血。它是一种暂时的紧急止血方法。用手压迫伤口的近心端,使动脉被压在骨面,以达到迅速止血目的。然后再换止血带,而小动脉出血指压后可改用压迫包扎止血法。

2. 填塞加压包扎止血法　较大伤口可先用纱布或急救包填塞,再用棉花团、纱布卷、毛巾、手帕折成垫子,或用石块、小木片等放在出血部位的纱布外面,然后用三角巾或绷带加压包扎即可。这种方法简便易行,是外伤救护中常用的方法之一。

3. 加垫屈肢压迫止血法　适用于四肢无骨折和关节伤时的救护。如上臂出血,可用一定硬度、大小合适的垫子放在腋窝,上臂贴紧胸侧,用三角巾、绷带和皮带等固定在胸部。如小腿、前臂出血,可分别在腘窝(即腿弯)、肘窝外加垫屈肢固定。

第4章 灾害救援现场救护技术

4. 止血带止血法 目前国内已经研发并应用的止血带主要包括充气止血带、旋压止血带、卡扣止血带、橡胶管止血带及临时止血带5种。适用于四肢较大动脉出血。如股动脉、肱动脉出血。

（1）充气止血带。普通医用充气止血带。由止血袖带、气囊、压力条3部分组成。袖带宽7.00cm、长50.00cm，体积270.00cm^3，重量139.32g。可通过挤压气囊进行加压，充气压力可在压力条上显示。研究表明，充气止血带具有较好的动脉血流阻断效果，其下肢动脉血流阻断成功率达100%。但充气止血带体积较大，质量较重，不便于携带，而且缚扎所用时间较长。因此，充气止血带在单兵携带及应用上可能会受到一定限制。

（2）旋压止血带。由天津军事医学科学院卫生装备研究所研制，止血带宽4.00cm，长70.00cm，体积134.75cm^3，重量53.27g。由摩擦带扣、旋棒、固定带、自粘带、C型锁扣5部分组成，使用时将止血带环套于肢体，拉紧自粘带，转动旋棒加压并固定于C型锁扣内。研究表明，虽然旋压止血带具有较理想的止血效果，上肢动脉血流阻断成功率达80.00%，下肢达到100%，但是受试者应用旋压止血带出现轻微麻木，且其应用容易程度和携带便捷程度评价均不高。这可能与绞棍的独特设计有关，这种装置可增加止血带重量，增大应用难度。

（3）卡扣止血带。由天津军事医学科学院卫生装备研究所研制，止血带宽2.50cm，长55.00cm，体积84.00cm^3，重量38.35g。由阀卡、卡扣和松紧带3部分组成，使用时将卡扣插入卡口内并围绕肢体拉紧即可。卡扣止血带使用方便，用时较短。伤员单手在较短的时间内即可快速完成缚扎操作，比较适用于战时伤员的自救。

（4）橡胶管止血带。传统止血带产品，宽2.00cm，长50.00cm的橡胶管，体积72.00cm^3，重量17.45g。可直接缠绕于肢体加压止血。橡胶管止血带的应用历史久远，成本低廉。缺点在于与皮肤接触面积小，局部压力大，结扎部位疼痛明显，容易引起皮下瘀血、肿胀、神经麻痹等并发症。使用止血带应注意：松紧要适宜，以伤口不出血为度；注明上止血带的时间，每隔1h放松1～2min；用时应在缚扎处垫上1～2层布；上臂止血带不应缚在中1/3处，以免损伤桡神经。前臂、小腿不适用止血带，因有两根长骨使血流阻断不全。

(5) 临时止血带。采用宽2.50cm，长80.00cm，帆布材质的军用背包带替代止血带作为现场救护临时止血带，体积75.63cm³，重量25.90g。研究表明，临时止血带不能有效阻断动脉血流，而且缚扎用时较长，是比较不成功的止血带。虽然过去曾认为临时止血带是现场急救的措施之一，在遇到肢体大出血等紧急情况时可就地取材应用。但临时止血带止血效果差，如作为急救手段，在紧急情况下可能会延误救治时机，增加伤员的死亡率。

有学者通过现场调研及实验研究对上述5种止血带动脉血流的阻断效果、缚扎止血带所用时间及受试者的主观感受进行评价。在所评价的5种止血带中，充气止血带和旋压止血带阻断血流效果较好，但相比较而言，充气止血带气囊受力均匀，局部压迫轻，且充气压力容易控制，较为安全、舒适。护理人员应根据5种止血带特点合理选择，以提高灾害救援救护水平。

四、包扎

包扎是为了保护伤口，减少感染，固定敷料，加压止血。对包扎的要求是动作准确、迅速、轻巧敏捷，松紧适宜，牢固严密。

1. 绷带包扎法　主要有绷带环形包扎法、螺旋反折包扎法、绷带帽式包扎法三种方法。

(1) 绷带环形包扎法：适用于颈部、腕部、额部等处。方法是每圈完全重叠环线数周。

(2) 螺旋反折包扎法：主要用于前臂、小腿。方法是每周缠绕时均将绷带向下反折，并遮盖上1周缠绕绷带1/3～1/2，反折部位应位于相同部位，使之成一直线。

(3) 绷带帽式包扎法：适用于头部。方法是自右耳上开始，经额、右耳上面枕骨外粗隆下回到右耳上的始点，重复一周固定。二次绕到额中央时，将绷带反折，用右手拇指、示指摁住，绷带经过头顶中央而到枕骨外粗隆下面，由助手按住此点，绷带在巾带两侧回返，每周压盖前周1/2，直到完全包盖头部，然后绕行2周固定。

2. 三角巾包扎法　此法操作简单，易于掌握，包扎迅速，应用灵活。可包扎面部、肩部、腋窝、胸背、腹股沟等部位。

（1）头部包扎法：头部包扎法是先在三角巾顶角和低部中央打一结。形似风帽。把顶头结放于前额，底边结放于脑后下方，包住头部。两角向面部拉紧，向外反折3～4横指宽，包绕下颌，拉至脑后打结固定。

（2）胸背部双巾包扎法：用三角巾斜边围绕一周，顶角与底角在一侧腰部打结，再用另一条三角巾照样在对面包绕打结，然后打起两条三角巾的另一底角，各翻过肩头与相对的底边打结。操作要领是两顶角的位置要相反，底角与另一条三角巾的底边打结。

（3）三角巾腹部包扎法：三角巾顶角朝下，底边横放腹部，拉紧底边至腰部打结，顶角经会阴部拉至后方，同底角余头打结；或将一边与顶头打结，另一底角围绕与底边打结。

3. 包扎注意事项

（1）伤口和覆盖伤口的敷料严禁与其他脏物接触，以免造成伤口感染。

（2）包扎时压迫重心应在伤处。

（3）包扎时的松紧度要适宜，过紧会影响血液循环，过松又易脱落或移动。

（4）包扎动作要轻巧，防止碰撞伤口，以免加重伤口处的疼痛和出血。

五、固定

骨折是常见的外伤之一。骨折后如得不到及时与正确的固定，不仅会因为剧烈疼痛而引起休克，而且会影响伤侧肢体功能的恢复。

严重时，可因刺破血管、离断神经而造成大的出血和残废，所以在外伤救护中做好骨折固定非常重要。

1. 骨折的分类　骨折可分开放性骨折与闭合性骨折两种。凡骨折断端刺破人体皮肤与外界相通的称为开放性骨折。骨折断端未刺破人体皮肤，不与外界相通的称为闭合性骨折。

2. 骨折的特征

（1）疼痛剧烈，在骨折处有明显的压痛。

（2）功能受限，不能活动。

（3）局部肿胀。

（4）完全骨折时，因断端移位而发生肢体畸形（常表现为：缩短或伸长、弯、屈曲、旋转、错位、重叠），并在断端移动时可听到骨摩擦音。

3. 骨折固定的原则

（1）伤口出血时，应先止血，然后再包扎固定。如有休克时首先或与止血同时进行抗休克急救。

（2）就地固定。要注意功能位置，切勿整复，更不允许任意挪动伤员和受伤肢体。为了暴露伤口可剪开衣服。如受伤肢体重度畸形，不宜固定时，可依受伤肢体长轴方向，稍加调整，但动作要轻。

（3）固定时要先加垫后固定，先固定骨折的两端，后固定上下关节。固定的材料与受伤肢体长短适宜，固定的松紧要适度。四肢固定时，要留出指（趾）尖，以便观察血液循环情况。

（4）骨折固定后应给伤员佩戴标志，迅速后送。

4. 骨折固定的方法

（1）锁骨骨折固定法：两腋下加垫，用两条三角巾折成带状，分别在肩关节环绕1～2圈，于肩后打结，留有余端，将余端缓缓用力拉紧，使肩关节外展，然后打结，最后使肘关节屈曲，两腕在胸前交叉，用绷带或三角巾固定于胸廓上。

（2）前臂骨折固定法：前臂屈曲，平托前臂，用两块夹板放在伤处两侧，然后固定，用大悬臂带吊于颈部。

(3) 小腿骨折固定法：两块相当于股下 1/3 至脚跟长的木板，放于受伤肢体外侧，另一侧则用健侧肢体代替。如无夹板时亦可用树棍代替。

六、搬运

对骨折，在特别是脊柱损伤的患者，搬运时必须保持伤处稳定，切勿弯曲或扭动。对昏迷患者，搬运时必须保持呼吸道通畅。

1. **徒手搬运** 单人搬运可采取扶、抱、背的方法进行搬运。双人搬运时可采取椅式、拉车式、平托式方法搬运。

2. **担架搬运** 先把担架放在患者的伤侧，然后两个救护人员在患者健侧单膝跪地，解开患者的衣领后，第一人右手平托患者的肩和头部，左手托着患者的下肢，把患者轻轻地放在担架上。患者在担架上的体位，除贯通伤外，要健侧朝着担架。患者躺好后，要用衣物等柔软物把空隙垫好，防止震动。担架行进时，患者头部要向后，以便后面的人员随时观察伤情。伤情恶化时，要停下来进行急救。抬担架时要尽可能保持平稳。搬运脊椎骨折患者，必须用木板做担架，不能用普通的帆布做担架。冬季要防冻保暖，夏季要防暑遮阴。

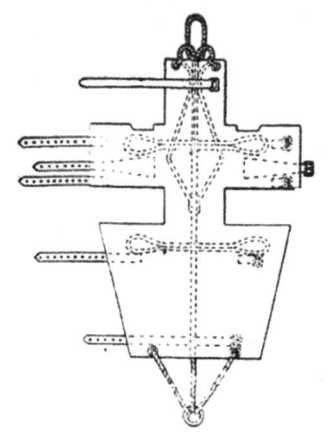

图 4-1　罗宾逊担架

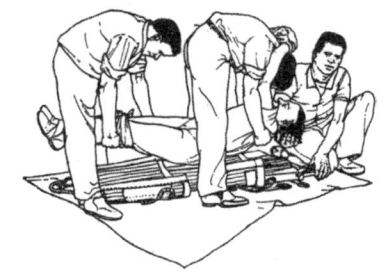

图 4-2　罗宾逊担架患者固定

3. 海上专用工具搬运法

（1）多人换乘吊篮是一种专门研制的由不锈钢制作的可同时换乘多名卧位伤员的吊篮。伤员需放置在 68-Ⅱ 型担架上，可同时换乘 2 名或 4 名卧位伤员；换乘 1 名或 3 名卧位伤员时，吊篮稍有倾斜，但不影响安全。

（2）单人换乘吊篮是由铝合金制成的只能用于换乘 1 名卧位伤员的吊篮，内部能放置 1 副罗宾逊担架及 1 名卧位伤员；也可同时换乘 2 名坐位伤员。罗宾逊担架伤员固定、搬运和悬吊转运方法（见图 4-1 至 4-6）。

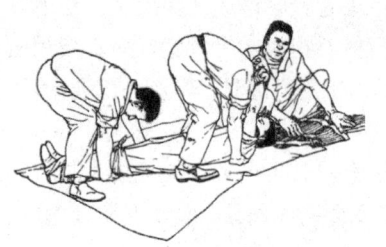

图 4-3　罗宾逊担架患者固定

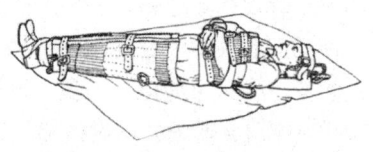

图 4-4　罗宾逊担架患者固定

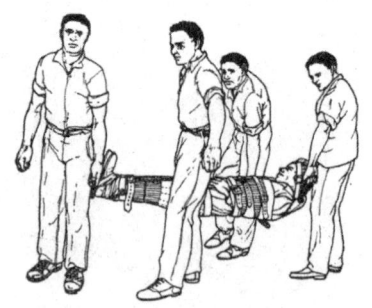

图 4-5　罗宾逊担架患者搬运

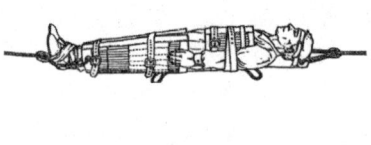

图 4-6　罗宾逊担架患者悬吊转运

七、清创术

在救治条件允许的情况下,对任何开放性伤口均应采取彻底清创的措施以减少患者急、慢性感染的机会。

1. 清除由肌肉挤压和皮肤撕脱引起的开放性伤口的细菌污染,应由外缘逐步向内清除,要剔除所有异物,使皮肤边缘呈新鲜渗血样。根据出血、肌肉收缩情况和外观(坚松度和颜色),切除所有坏死的肌肉。

2. 伤口若是纵向延伸,通常必须进行充分的清创处理,且为最后重建还应考虑增加切口。

3. 去除无血供的骨碎片,因为其坏死表面可助长细菌繁殖。

4. 应用大量生理盐水冲洗伤口,并覆盖无菌纱布。如无生理盐水或蒸馏水,则用清水冲洗伤口。

5. 对伤口进行开放处理,以防止由于存在泥土里的荚膜杆菌感染引起致命的干性坏疽。

6. 合理应用抗生素可防止革兰氏阳性和阴性细菌的感染。如有明显的泥土污染,则应加大青霉素的用量。

7. 如果最后一次破伤风抗毒素(用以加强前次疫苗注射效力)使用日期不详,则应加用破伤风抗毒素。

第三节 灾害救援护理操作技术

一、静脉输液

密闭式周围静脉输液法是利用大气压和液体静脉压形成的输液系统内压高于人体静脉压的原理,将无菌液体或药物由浅静脉输入体内的方法。

(一)目的

1. 纠正体内水、电解质失调,维持酸碱平衡。

2. 供给热能和养分。

3. 控制感染、解毒，治疗疾病。

4. 增加有效循环血容量，改善微循环，维持血压及微循环灌注量。

（二）评估

1. 评估患者的年龄、生命体征、心脏功能情况。

2. 评估患者穿刺部位的皮肤、血管情况、肢体活动度。

3. 评估患者意识状态、心理状况配合程度。

（三）操作准备

1. 护士准备　着装整洁，洗手，戴口罩。

2. 物品准备　治疗盘1个、复合碘医用消毒棉签1包、污物罐1个、0.9%氯化钠注射液250ml、输液标签贴1张、一次性输液器1套、一次性头皮针1个、一次性垫巾1块、治疗巾1块、无菌纱布1包、止血带1根、输液贴1包、输液架1个、手消液1瓶、锐器盒1个、小桶1个（盛用过的止血带）、输液车1台（带有垃圾分类桶）。

3. 环境准备　安静、整洁，光线充足，调节室温。

（四）实施

1. 取患者适宜体位，如病情允许，协助患者取仰卧位或坐位。

2. 输液肢体下垫垫巾，穿刺上方10cm处扎止血带，选择穿刺静脉，松开止血带。消毒。

3. 取出输液器，将输液器针头完全刺入输注管胶塞内，关闭调节夹。

4. 排气，就地取材，将输液瓶（袋）悬挂稳妥，液面至莫菲氏滴管内2/3以上，缓慢流向输液软管接头处。取复合碘医用消毒棉签消毒穿刺部位直径6cm。

5. 备输液贴贴于垫巾一侧。扎止血带，嘱患者握拳，使局部血管充盈。

6. 将头皮针连接于输液器接头上,取下保护套,打开调节夹排气,检查无气泡后,关闭调节夹。

7. 再次核对患者。采取适合的体位为伤员进行静脉穿刺。医院船船体摇摆环境时,护士取坐位或半跪位,两肘及持针手的手掌尺侧支撑床面,形成"多点支撑",进行穿刺。

(1) 左手绷紧穿刺部位下端皮肤,右手持头皮针针翼,利用震荡相对稳定时进针,针头斜面朝上与皮肤呈15°~30°,与血管平行方向直刺。

(2) 见回血后松开止血带,嘱患者松拳,打开调节夹观察滴管内液体是否流畅。

8. 固定,先固定针翼,再固定穿刺点,余输液贴整理固定头皮针和输液软管。

9. 调节输液速度,再次查对,取出垫巾及止血带。

10. 记录输液时间、药物名称、剂量、滴速及患者输液后的反应。

11. 保持静脉管路通畅,随时观察患者伤病情变化。

(五) 评价

1. 静脉选择合理,固定牢固。
2. 输液管路内无气泡,液体输入通畅。
3. 穿刺局部无红肿、疼痛,无渗液。

(六) 健康教育

1. 告知患者及家属不可随意调节滴速。
2. 告知患者输液过程中不可过度活动输液肢体,避免针头脱出。

(七) 注意事项

1. 若为水系灾害医院船环境救援,在实施静脉输液时,应注意:

(1) 选择血管应由远心端到近心端,并视所输药物的性质、量,选择合适的血管穿刺。当船体摇摆度二级及以上时,最好选择下肢(腹部手术除外),以利舰船摇摆时患者用双手抓物或支撑床面协调身体固定。

(2）输液器输液管长度应＞1.5m，使其有足够的缓冲余地，防止船体摇摆、颠簸、患者体位移动造成的输液针头脱出。

（3）在排净空气时，莫非氏滴管内有2/3以上液体，防止船体摇摆时空气进入输液管，进入血管形成空气栓塞，严重者可危及生命。

2. 掌握输液速度　成人一般为40~60滴/min，小儿或老年一般为20~40滴/min，对严重脱水、休克患者可加快输液速度。对有心、肾疾患，老年、小儿患者输液速度宜慢。根据不同药物作用遵医嘱调节速度。

二、静脉输血

静脉输血是将全血或成分血通过静脉输入人体内的护理技术。

（一）目的

1. 补充血容量，改善血液循环。

2. 补充红细胞，纠正贫血。

3. 补充各种凝血因子、血小板，改善凝血功能。

4. 补充抗体及白细胞，增加机体抵抗力。

5. 增加白蛋白，纠正低蛋白血症。

（二）评估

1. 评估患者血型、输血史、过敏史及治疗措施。

2. 评估患者穿刺部位的皮肤、血管情况及肢体活动度。

3. 评估患者意识状态、心理状况及配合程度。

（三）操作准备

1. 护士准备　着装整洁，洗手，戴口罩。

2. 物品准备　治疗盘1个、复合碘医用消毒棉签1包、无菌纱布1包、污物罐1个、止血带1个、锐器盒1个、输液贴1个、手消液1瓶、输液架1个、垫巾1块、0.9%氯化钠注射液（100ml）2袋、安全性留置针1套、血制品1袋、一次性输液器1个、一次性输血器1个、小桶1个。

3. 环境准备　安静、整洁、调节室温。

（四）实施

1. 二人持患者病历、交叉配血报告单、血袋共同核对患者姓名、住院号、血型、血液成分、输入量、交叉配血结果、献血者血型及血液有效期。

2. 询问患者姓名及血型。

3. 操作方法同静脉输液法或静脉留置针法。

4. 调节0.9%氯化钠注射液100ml滴速。

5. 遵医嘱莫菲氏管入抗过敏药物（地塞米松等）。

6. 一次性输血器连接另一袋0.9%氯化钠注射液100ml，排气，备用。

7. 分离输液器与留置针，将排气后的一次性输血器与留置针连接并拧紧，0.9%氯化钠注射液冲管。

8. 再次查对。

9. 以手腕旋转，动作轻柔，摇匀血袋内血液，打开血袋导管下端塑料小帽，用复合碘医用棉签消毒。

10. 关闭一次性输血器调节夹，将一次性输血器针头平行插入血袋，将血袋挂于输液架上，调节输血速度。

11. 再次核对。

12. 协助患者取舒适卧位，整理床单位。

13. 输血完毕，一次性输血器连接0.9%氯化钠注射液，冲管后，封管。

14. 整理用物，洗手，记录输入血制品的时间、名称、剂量及患者输血后的反应。

（五）评价

1. 患者无寒战、发热、荨麻疹等输血反应发生。

2. 穿刺局部无红肿、疼痛，无渗血。

（六）健康教育

1. 告知患者及家属不可随意调节输血速度。
2. 告知患者常见输血反应的临床表现，出现不适及时告知医护人员。

（七）注意事项

1. 血液取回后勿振荡、加温，避免血液成分破坏引起不良反应。
2. 因故不能及时使用的血制品，应根据血液成分按要求保存。
3. 从血库取出的冷藏血液应置于室温下15min后再给患者输入。
4. 输血时，血液内不得随意加入药物，如含钙制剂、酸性或碱性药物、高渗或低渗液，以防血液凝集或出现溶血反应。
5. 输入两个以上供血者的血液时，在两份血液之间输入0.9%氯化钠注射液，防止发生反应。

三、简易呼吸器

简易呼吸器是产生通气，代替、控制或改变患者的自主呼吸运动的人工装置，可达到增加通气量，改善换气功能，减轻呼吸肌做功的目的。

（一）目的

1. 辅助通气，维持和增加机体通气量。
2. 纠正威胁生命的低氧血症。

（二）评估

1. 评估患者有无自主呼吸，观察呼吸形态是否正常。
2. 评估患者意识状态、生命体征、血气分析等情况。
3. 评估患者有无使用简易呼吸器的禁忌证，如中等以上活动性咯血、心肌梗死、大量胸腔积液等。

（三）操作准备

1. 护士准备　着装整洁，洗手，戴口罩。
2. 用物准备　简易呼吸器1个、吸氧装置1套、氧气连接管1根。

3. 环境准备 病室安静、光线充足、环境宽敞，请无关人员回避。

（四）实施

1. 判断患者意识及呼吸，患者是否意识不清、呼吸减弱或不规则。

2. 迅速置患者去枕平卧位，解开患者衣领。

3. 将患者头偏向一侧，清理口腔分泌物，取出义齿，必要时吸痰。

4. 调节氧气流量 8～10L/min。

5. 操作者站于患者头侧，右手托起下颌，使头后仰，将面罩扣紧口、鼻部。

6. 右手 EC 手法固定面罩，左手挤压球囊的后 2/3 部，使气体自气囊进入肺部。放松气囊，肺内气体经活瓣排出，反复有规律地挤压与放松。

7. 观察患者胸廓起伏情况，听诊双肺呼吸音是否存在。

8. 必要时，行气管插管或喉罩置入代替面罩给氧。

9. 协助患者取舒适卧位，整理用物，洗手，记录简易呼吸器使用时间及效果。

（五）评价

1. 患者胸廓有起伏，双肺闻及对称的呼吸音，氧饱和度改善。

2. 护士操作方法正确，物品用完后消毒及时。

（六）健康教育

告知护士定期检查简易呼吸器性能，保持备用状态。

（七）注意事项

1. 使用时注意潮气量、呼吸频率、吸呼比。

（1）一般潮气量 8～12ml/kg。

（2）呼吸频率：成人 12～16 次/min（婴幼儿 16～20 次/min）。

（3）吸呼时间比成人一般为 1∶1.5～2。

2. 使用过程中，应密切观察患者对简易呼吸器的适应性、胸廓起伏、皮肤颜色、听诊呼吸音、生命体征、氧饱和度。

3. 挤压呼吸囊时，儿童按捏呼吸囊的前 1/3；成人按捏呼吸囊的后 2/3。

4. 用后及时消毒，将简易呼吸器各配件依顺序拆开，置入 2% 戊二醛溶液中浸泡 4～8h 取出，使用清水冲洗所有配件，去除残留的消毒剂，晾干备用。

四、喉罩的使用

喉罩是用于仅有微弱呼吸或无自主呼吸患者建立人工气道以维持有效呼吸的装置。

（一）目的

1. 保持呼吸道通畅。
2. 维持患者有效的呼吸循环。

（二）评估

1. 评估患者年龄、意识状态及呼吸情况。
2. 评估患者是否符合喉罩置管的指征和适应证。
3. 评估喉罩的性能是否良好。

（三）操作准备

1. 护士准备　着装整洁，洗手，戴口罩。
2. 物品准备　喉罩 1 个（成人 4 号、儿童 2 号）、简易呼吸器 1 个、20ml 一次性注射器 1 个、牙垫 1 个、胶布 1 卷、无菌纱布 1 包、石蜡油 1 瓶、听诊器 1 副、弯盘 1 个、手套 1 双、污物杯 1 个、笔 1 支、记录单 1 张、负压吸引装置 1 套、吸痰管数根、灭菌注射用水 500ml、吸氧装置 1 套、氧气连接管 1 根。
3. 环境准备　病室安静、光线充足、环境宽敞，请无关人员回避。

（四）实施

1. 观察患者意识及呼吸。
2. 迅速置患者去枕平卧位，解开患者衣领、前胸衣扣。

3. 将患者头偏向一侧，清理口腔分泌物，有义齿协助取出，必要时吸痰。

4. 开放气道，左手按前额，使头后倾，右手托起下颌。

5. 抽尽气囊内的空气，用石蜡油润滑喉罩前端及背部。

6. 操作者站于患者头侧，左手托起下颌，大拇指推开患者口唇。

7. 喉罩通气罩面向前，经口腔插入咽喉部。

8. 按喉罩规格大小，用一次性注射器经充气阀向气囊注入一定量空气，充胀喉罩气囊。

9. 将氧气与简易呼吸器连接，打开氧气8～10L/min。

10. 将喉罩与简易呼吸器连接。

11. 挤压简易呼吸器呼吸囊，观察患者胸廓起伏情况，听诊双肺呼吸音是否存在，用牙垫、胶布固定喉罩。

12. 协助患者取舒适卧位，整理用物，洗手，记录喉罩使用时间及效果。

（五）评价

1. 患者胸廓有起伏，双肺闻及对称的呼吸音，氧饱和度改善。

2. 护士操作方法正确，物品用完后消毒及时。

（六）健康教育

告知护士放置喉罩和取出喉罩时务必小心，防止被患者牙齿等硬物划破气囊。

（七）注意事项

1. 喉罩不能替代气管插管，因而不能长时间使用。

2. 取出喉罩时应完全抽净气囊内的空气后再拔出。

3. 用酶制剂泡30min，然后清洗晾干，气囊充气，送消毒供应室塑封环氧乙烷消毒后备用。若遇特殊感染患者，如艾滋病、乙肝等，喉罩应一次性使用。

五、开放性气胸的护理

开放性气胸是由刀刃、锐器、弹片或火器造成胸部穿透伤,胸膜腔经胸壁伤口与外界大气相通,以致空气可随呼吸自由出入胸膜腔。

(一) 病因

多并发于因刀刃、锐器、弹片或火器等导致的胸部穿透伤。

(二) 临床表现

1. 症状　气促、明显呼吸困难、鼻翼翕动、口唇发绀,重者伴有休克症状。

2. 体征　可见患者胸壁的伤道,呼吸时可闻及空气进出胸腔伤口的吸吮样音,胸部和颈部皮下可触及捻发音,患侧胸部叩诊呈鼓音,听诊呼吸音减弱甚至消失,心脏向健侧移位。

(三) 治疗

1. 紧急封闭伤口　使开放性气胸立即转变为闭合性气胸,赢得抢救生命的时间。可用无菌敷料如凡士林纱布、纱布、棉垫或其他清洁用物封盖伤口,再用胶布或绷带包扎固定,然后迅速转送至医院。

2. 减压　行胸膜腔穿刺抽气减压,暂时解除呼吸困难。

3. 清创　清创、缝合胸壁伤口,并做胸膜腔闭式引流。

4. 开胸探查　对疑有胸腔内器官损伤或进行性出血者,经手术止血、修复损伤或清除异物。

5. 预防与处理并发症　吸氧,补充血容量,纠正休克,应用抗生素预防感染。

(四) 护理

1. 维持有效气体交换

(1) 维持呼吸功能:立即用敷料(最好是凡士林纱布)封闭胸壁伤口,使之成为闭合性气胸,阻止气体继续进入胸腔。

(2）供氧：及时给予气促、呼吸困难和发绀患者吸氧。

(3）体位：病情稳定者取半坐卧位，以使膈肌下降，有利呼吸。

(4）人工呼吸机辅助呼吸：密切观察各项参数，根据病情及时调整参数。

(5）加强观察，记录生命体征，观察有无气促、呼吸困难、发绀和缺氧等症状；呼吸的频率、节律和幅度等；气管移位或皮下气肿有无改善。

2. 减轻疼痛与不适

(1）当患者咳嗽、咳痰时，协助或指导患者及其家属用双手按压患侧胸壁，以减轻咳嗽时疼痛。

(2）必要时，遵医嘱使用止痛药。

3. 预防肺部和胸腔感染

(1）密切监测体温。

(2）严格无菌操作。

(3）指导患者有效地咳嗽、咳痰。

(4）遵医嘱合理使用抗生素。

4. 胸腔闭式引流管的护理

(1）保持管道密闭：

①随时检查引流装置是否密闭、引流管有无脱落。

②用纱布严密包盖胸腔引流管周围。

③搬动患者时，应双重夹闭引流管，防止空气进入。

(2）严格无菌技术操作，防止逆行感染。

①保持引流装置无菌。

②保持胸壁引流口处敷料清洁、干燥，一旦渗湿应及时更换。

③引流瓶（袋）应低于胸壁引流口平面60～100cm，防止瓶（袋）内液体逆流入胸膜腔。

④按常规定时更换引流瓶（袋），更换时严格遵守无菌技术操作规程。

(3)保持引流通畅

①体位：患者取半卧位，经常更换体位，依靠重力引流。

②定时挤压胸腔引流管，防止其阻塞、扭曲和受压。

③鼓励患者咳嗽和深呼吸，以利胸腔内气体和液体排出，促进肺扩张。

④观察并准确记录引流液的颜色、性质和量。

(4)拔管

①拔管指征：置管引流48～72h后，观察引流瓶中无气体溢出、颜色变浅，24h引流液量<50ml、脓液<10ml、胸部X线片显示肺膨胀良好无漏气，患者无呼吸困难或气促，即可终止引流，考虑拔管。

②协助医师拔管：嘱患者先深吸一口气，在其吸气末迅速拔管，并立即封闭胸壁伤口并包扎固定。

③拔管后护理：拔管后24h内应密切观察患者是否有胸闷、呼吸困难、发绀，切口有无漏气、渗液、出血和皮下气肿等，若发现异常及时通知医师。

(五)出院指导

1.养成良好的生活习惯，劳逸结合，每日坚持进行呼吸功能锻炼。

2.室内定时通风换气，保持空气新鲜，预防呼吸道感染。

3.戒烟。

4.定时门诊复查，一般术后2周复查一次，以后每个月1次，直至痊愈。如出现胸闷、气短、胸痛等症状，应及时就诊。

六、尸体护理

尸体护理是对临终患者实施整体护理的最后步骤，也是临终关怀的重要内容之一。做好尸体护理既是对死者的同情和尊重，也是对家属最大的心理安慰，是一项必不可少的护理技术。

（一）目的

1. 保持尸体清洁，使死者得到尊重。
2. 使家属得到安慰，减轻哀痛。

（二）评估

1. 评估患者的死亡原因及时间。
2. 评估患者的遗愿、民族和宗教信仰。
3. 评估家属对患者死亡的态度及合作程度。
4. 评估尸体的清洁程度、有无伤口及引流管等。

（三）操作准备

1. **护士准备** 着装整洁，洗手，戴口罩、手套，取下手表。仪表端庄，严肃认真。

2. **用物准备** 平车1个，尸体识别卡3张，尸单1条，衣裤1套，弯盘1个、不脱脂棉数个、弯止血钳2把、绷带1卷、梳子1把、手消液1瓶，生活垃圾桶1个，医疗垃圾桶1个。按需要准备清洁敷料数张、胶布1卷、松节油1瓶、剪刀1把、擦洗用具1套。必要时备隔离衣及手套。

3. **环境准备** 安静、肃穆，关闭门窗或屏风遮挡。

（四）实施

1. **伤亡尸体护理**

（1）确定患者已死亡。

（2）后期处置组对患者遗体进行病理标本采集、拍照、保存身上遗物、撤去一切治疗用物，拔除输液、鼻饲、给氧、导尿等各种管道。

（3）将床放平使尸体仰卧，头下置一枕头，脱去衣裤，双臂放于身体两侧。

（4）有伤口者缝合处理开放性伤口，更换敷料。引流管拔除后缝合创口或用蝶形胶布封闭，再用敷料覆盖并包扎好。

（5）擦洗面部，闭合眼睑，有义齿者代为装上，闭紧下颌。

擦净全身，更衣梳发，用松节油擦净胶布痕迹。擦洗顺序为胸部-腹部-双上肢-背部-双下肢-会阴部。

（6）用止血钳夹棉球填塞口、鼻、耳、肛门等孔道。如为女性需填塞阴道。

（7）穿上衣裤，将第一张尸体识别卡系在尸体右手腕部，撤去被套，用尸单包裹尸体，用绷带固定胸、腰、踝部。

（8）再次核对死者姓名，将第二张尸体识别卡系于尸体腰前的尸单上。将尸体放置于尸料袋中，平车送至太平间。将尸体置于冰柜内，第三张尸体识别卡放于冰柜外面。带回大单放入污物袋内。

（9）清理死者遗物交给家属。若家属不在，应由两人清点后列清单并签字交护士长保管。

（10）撤除大单、枕套，消毒液擦拭病床、床旁桌椅，取下床头牌，进行病室空气消毒。非传染病患者按一般出院患者方法处理，传染病患者按要求以终末消毒方法处理。

2. 海难尸体护理

（1）急救组确定患者已死亡。

（2）海水浸泡时间过长的尸体，一般缺乏完整性，尸体腐烂且姿态各异，由后期处置组成员对遇难遗体进行 2000mg/L 含氯消毒液喷洒消毒，协助拍照和病理标本采集；特征描述并记录，如性别、身高、五官有无缺失、皮肤性状、着装等。取下尸体上的佩戴物（如手表、项链等饰品），做好登记。

（3）将肢体尽可能摆放成自然体态，把第一张尸体识别卡或编号系在尸体右手腕部。用尸单包裹尸体，绷带固定胸部、腰部、足踝部。

（4）再次核对死者姓名或编号，把第二张尸体识别卡系于尸体腰前的尸单上。将尸体放入尸体料理袋，第三张尸体识别卡置于尸袋外，尸体置于冰柜内。

（5）清理死者遗物交给家属。若家属不在，应由两人清点后列清单并签名交专人保管。

(6) 根据所处理尸体性质，做好防护和消毒。处理高度腐烂、有恶臭异味、疑有传染性疾病的尸体，应穿着一次性防护服，戴好口罩、帽子，必要时戴上护目镜。固定一处船舷甲板进行操作。尸体处理完毕后，在船舷甲板脱去防护服，放于黄色医疗垃圾袋中焚烧处理。操作用物及甲板以 500mg/L 浓度含氯消毒液喷洒消毒，必要时船舱同时消毒。

（五）评价

1. 尸体清洁，外观良好。
2. 家属对尸体护理满意。

（六）健康教育

1. 教育护士尸体护理过程中，态度严肃、认真、细致。
2. 告知护士认真填写尸体识别卡，避免认错尸体。

（七）注意事项

1. 患者经抢救无效、医师确认已死亡方可进行。
2. 患者死亡后应尽快进行尸体护理，以防尸僵。
3. 传染病患者尸体护理，操作者应按隔离技术进行，尸体应用消毒液擦洗。

第四节　患者后送技术

在应对突发事件及自然灾害时，患者在执行外科为主的救治任务及医学救援的紧急现场处理和急救后，当病情稳定需将患者后送继续治疗。要圆满完成患者后送任务，应根据患者伤情及可能发生的情况，建立完整的后送护理计划，周密制订后送方案，实施中能及时进行有效调整，以有限的卫生资源高质量地完成患者后送保障任务。

一、后送前的准备工作

设有专人负责后送工作，接到指挥组组织后送的命令，各医疗组长和护士长立即根据指挥组制订的应急预案和本组医护人员的技术力量将人员分组，细化工作职责，责任落实到人。

（一）护士素质

负责后送患者的护理人员须具备较高的技术水平和应急处置能力，应选用急诊、ICU 或有经验的高年资的护理人员承担危重患者的后送工作。

（二）人员编组

1. 医护人员编组　分为陪护组和搬运组。陪护组一部分由 1 名医师 1 名护士负责陪护重患者；另一部分则由 1 名医师或护士护送一组轻患者。其余医护人员为搬运组，负责搬运护送患者至后送地点；每名医护人员有一份自己所负责患者的名单，主任和护士长有总名单。

2. 患者编组　每组护士长按伤情对患者进行统一编组，危重患者 1 人一组。

3. 数量　分别统计需用担架患者、轮椅患者及轻患者的数量。

（三）物品准备

1. 准备担架、头部固定器、急救箱、常用急救药品和器材、氧气袋等。

2. 收齐患者的各种医疗、护理病历资料，分别装入病历袋中，专人负责保管。

3. 协助患者准备好个人必带物品。

（四）患者预处理

1. 评估患者伤情及心理状况，告知患者后送途中的注意事项。

2. 遵医嘱酌情停止患者的部分治疗，清空尿袋及各种引流袋，酌情夹闭引流管。呼吸困难患者保持呼吸道通畅，随时做好吸痰准备,必要时预先气管插管;有静脉通路的患者,准备足够的液体;妥善约束烦躁或神志不清的患者,适当应用镇静药。

二、后送中的护理

(一)后送路线

护理人员应熟悉后送路线,按照指定路线和适于患者的搬运工具,将患者送至相应的集合地点。

(二)后送响应

1. 人员就位　接到后送指令,护理人员按照后送预案迅速到达自己所分管患者的位置。

2. 后送顺序　遵照先重后轻、先普通后隔离的后送原则和患者伤情特点,带齐病历资料及必需的急救药品、器材;携带的材料应尽量为一次性物品,以减少清洗消毒环节。

3. 清点人数　医护人员护送患者到达指定位置后,各组清点患者数量上报护士长,护士长将患者数上报后送负责人,负责人将总数上报指挥组。

4. 合适体位　应充分考虑救援现场环境与伤情的关系,重患者取仰卧位,胸部损伤患者呼吸困难者,取半卧位并给予吸氧;颅脑损伤和呕吐患者应头偏向一侧,以防误吸;长骨骨折患者应将受伤肢体放在合适位置,背部及两侧用被褥垫好,固定牢靠,防止颠簸、摩擦产生疼痛及再次损伤,并注意观察肢体远端末梢血运情况。

5. 严密观察伤情　转运途中护理人员应加强责任心,勤询问、勤巡视、勤检查患者,注意患者面色、表情、呼吸深浅的均匀度、呕吐物、分泌物及各种引流液的颜色及量,患者伤口敷料浸染程度等情况,发现异常情况及时通知医师立即处理,详细记录相关内容。

6. 在转运过程中引流管的护理　为患者创造良好的转运环境,携带的各种物品放置相对稳定处。换乘转运时,搬运前预先夹闭引流管,增加胶布、纱布等固定管道。脑室引流管除在头皮固定外,包扎后在敷料外侧仍需用胶布绕管两周加强固定；胸腹腔引流管、留置尿管分别固定于患者的胸腹壁、大腿内侧的皮肤上；必须移动患者时，专人负责保护导管，2人以上共同搬动患者，严防导管脱出。

三、后送后整理

1. 交接　认真与接收人员进行口头及书面详细交接，包括患者的情况、运送途中的有关处置、病历资料、患者个人物品及患者后送总数量等。

2. 人员收拢　后送人员整理所携带的医疗物品及一般物品，负责带回原单位；全体人员到指定地点集合。

3. 汇报　后送负责人清点医护人员人数，向指挥组汇报后送工作完成情况，组织人员返回。

四、担架转运法的注意事项

1. 告知患者搬运过程中仰卧于担架中央，四肢不可靠近担架边缘，以免碰撞造成损伤。

2. 注意观察运送途中患者的病情变化，保持呼吸通畅，防止舌后坠阻塞呼吸道，或分泌物、呕吐物吸入气管引起窒息。

3. 如为帆布担架，患者应俯卧使脊柱伸直；胸、颈椎损伤的患者使用硬板担架；疑似颈椎损伤的患者注意保持头颈中立位，防止头颈左右转动。

第5章 灾害救援特殊护理技术

第一节 护理套餐技术

护理套餐是指由医学专家和护理专家共同制订的针对同种批量患者救治的一套基本处置方案,由护士负责执行。

一、批量患者护理套餐

批量患者护理套餐的制订是根据军队《海上医疗救护训练教材》模拟病历和大批量患者救治原则,在某两所医生大学卫勤专家指导下,根据海战伤的特点,由海军总医院灾害救援医疗队医疗、护理专家共同研究制订,内容包括:心电监护、迅速建立2条静脉通路、吸氧、采血、导尿、记出入量等(表5-1)。

表5-1 大批量重患者护理套餐表

护理套餐内容	备注/护士签字	医师医嘱/签字
心电监护		
迅速建立2条静脉通路		
吸氧		
采血		
导尿		
记出入量		
…		

二、开放性损伤合并海水浸泡患者护理套餐

开放性损伤合并海水浸泡患者套餐的制订是根据有经验专家指导及灾害救治原则，根据开放性损伤护理的特点，由海军总医院灾害救援医疗队医疗、护理专家共同研究制订，内容包括：复温心电监护、吸氧、迅速建立2条静脉通路、采血、导尿、记出入量等（表5-2）。

表5-2 开放性损伤合并海水浸泡患者护理套餐

护理套餐内容	备注/护士签字	师医嘱/签字
复温		
吸氧5L/min		
心电监护		
迅速建立2条静脉通路		
采血		
导尿		
记出入量		
…		

三、冲击伤护理套餐

冲击伤护理套餐的制订是根据军队《海上医疗救护训练教材》模拟病历和大批量患者救治原则，在卫勤专家指导下，根据冲击伤护理的特点，由海军总医院灾害救援医疗队医疗、护理专家共同研究制订，内容包括：心电监护、吸氧、采血、迅速建立2条静脉通路、导尿、记出入量等（表5-3）。

表 5-3 冲击伤护理套餐

护理套餐内容	备注/护士签字	医师医嘱/签字
复温		
心电监护		
吸氧		
采血		
迅速建立 2 条静脉通路		
导尿		
记出入量		
...		

四、挤压伤护理套餐

挤压伤护理套餐的制订是根据军队《海上医疗救护训练教材》模拟病历和大批量患者救治原则，在某两所医生大学卫勤专家指导下，根据挤压伤护理的特点，由海军总医院灾害救援医疗队医疗、护理专家共同研究制订，内容包括：心电监护、迅速建立 2 条静脉通路、吸氧、采血、准备床旁连续性血液滤过、导尿、记出入量等（表 5-4）。

表 5-4 挤压伤护理套餐表

护理套餐内容	备注/护士签字	医师医嘱/签字
心电监护		
迅速建立 2 条静脉通路		
吸氧		
采血		
准备床旁连续性血液滤过		

(续表)

护理套餐内容	备注/护士签字	医师医嘱/签字
导尿		
记出入量		
...		

第二节　心理护理技术

一、灾害对人类心理造成的影响

灾害破坏力强大，给幸存者内心留下不可磨灭的心理伤痕。灾害可以分为"天灾"和"人祸"。天灾主要指自然灾害，是人类无法抗拒和避免的。自然灾害包括地震、水灾、海啸、冰雪灾害、沙尘暴、泥石流等。灾害的不可预期性、无法掌控性、超出平常的经验性、时间不确定性和灾害期间生活的多变性等都给人们带来巨大的心理影响和伤害。

灾后的心理反应

1. **恐惧和担心**　灾害会再发生；自己或亲人会受到伤害，害怕只剩下自己一个人；自己崩溃或无法控制自己。

2. **无助感**　觉得人是多么脆弱，不堪一击；不知道将来该怎么办，感觉前途茫茫；觉得世界末日到来或一切转眼成空。

3. **悲伤**　这是最常见的感觉和情绪，为亲人或其他人的死伤感到很难过、很悲痛；大多数人会以大声号哭或不断啜泣来宣泄或疏解；少数人以麻木、冷漠无情来表达。

4. **内疚感**　恨自己没有能力救出家人，希望死的是自己而不是家人；因为比别人幸运而感到罪恶；感到自己做错了什么，或者没有做应该做的事情能够避免亲人的死亡。

5. **愤怒** 觉得上天怎么可以对自己这么不公平；救灾的动作怎么那么慢；别人根本不知道自己的需要，不理解自己的痛苦。

6. **强迫性的重复回忆** 一想到逝去的亲人，心里觉得很空虚，无法想别的事；创伤性的画面在脑海中反复出现，一闭上眼就会看到最恐惧、最悲伤的画面。

7. **失望和思念** 不断地期待奇迹出现，却一次一次地失望；一种爱的失落感；对死亡亲人的怀念常有如针扎心般的感受。

8. **过度反应** 对于灾害相关的声音、图像、气味等感觉过敏，反应过度；感到没有安全感，易焦虑；失眠，做噩梦，经常从噩梦中惊醒。

二、灾害救援常用的心理评估工具

（一）应用于成年人的灾后心理状况评估工具

1. **埃森创伤问卷** 依据埃森创伤问卷（成人版），以《美国精神疾病诊断分类手册（第四版）》有关创伤后应激障碍（PTSD）以及急性应激障碍（ASD）标准为指导研究得来的，共58个条目，分五大部分：第一部分为预设的创伤事件列表，共14个事件；第15题是让受试者写出未列举的事件，第16题是让受试者选择最严重的应激事件，其后是有关该应激事件的问题。第二部分有6个问题，分两个维度：客观描述和主观评价。第三部分有23个问题，是有关当前的创伤后症状，包含闯入症状（B标准，5个条目）、回避（C标准，7个条目）和激惹性增高（D标准，5个条目），另外还询问急性应激障碍有关的分离症状（6个条目），采用4级评分：0～3分（0分表示完全没有、1分表示很少、2分表示经常、3分表示经常多，总分为23个条目评分之和）。第4部分有3个问题，是有关躯体症状以及目前症状所带来的痛苦。第5部分有8个是非问题，关于症状给日常生活（如社交活动或工作能力）所带来的不良影响。总量表信度为0.94。

2.《应急救援人员心身健康调查表》 该问卷由躯体症状和心理症状构成,躯体症状包括肌肉骨骼、呼吸系统、心血管系统、神经系统、消化系统和生殖泌尿系统等6个因子;心理症状包括睡眠状态、情绪状态、焦虑状态、行为状态、情感状态及言语状态等6个因子。采用2级评分,回答"是"记1分,回答"否"记0分,各条目累计分为躯体症状总分(PS)、心理症状总分(MS)和心身健康总分(TS)。分值越高提示心身障碍越严重,心身健康水平越低。该问卷的信度检验为0.82和效度检验各因子r为0.60~0.78。测评前由受过心理专业培训的医师对受试者进行详细讲解,在统一指导语下进行测评(详见附录三)。

(二)应用于儿童/青少年的灾后心理状况评估工具

1. 儿童PTSD临床监测量表(CAPS) 基于《美国精神疾病分类统计手册》而设计、使用标准化的提问方式对PTSD进行综合全面的诊断和严重程度评估的结构化访谈,由8个相关症状,3个分量表(反复体验、回避和警觉增高)和17个核心症状量表组成,对每个症状的严重性评估包括程度评估和频度评估,同时还对抑郁、焦虑、自杀可能、社会职能、职业影响状况等进行综合考量,内部一致性为0.93~0.98。具有对PTSD临床诊断的实用性和疗效变化的敏感性,可用于确定PTSD临床诊断和对干预治疗效果进行评估,且有较高的信度和效度,但评估所需的时间较长。近年来,CAPS成为PTSD评估领域的金标准测量工具。

2. 儿童版事件影响量表(CRIES-13) 基于创伤经历者普遍存在的2个主要症候群(闯入性回忆和回避性症状)的假设,纳入包括闯入(4个项目)、回避(4个项目)和唤起(5个项目)3个维度,主要项目得分为0分,1分,3分和5分,最高分65分,分数越高,表明存在PTSD症状更多。适用于8岁以上的儿童。

3. 儿童PTSD反应指数量表(CPTSD-RI) CPTSD-RI是测量自然灾害后儿童PTSD最普遍使用的工具之一。该量表包括20个条目,最初为一个半结构式的访谈量表,后将之修订为自评问卷，其最高得分80分，分0～11分、12～24分、25～39分、40～59分、60～80分5个评估区间，分别为没有、轻度、中度、重度、非常严重的PTSD。

4. 加州大学洛杉矶分校的创伤后应激障碍指数（PTSD-RI）包括22个条目的青少年自我报告式问卷，是目前最广泛应用的评估儿童和青少年PTSD症状的工具，具有良好的心理属性描述条目，并且已在不同背景环境下应用，效果较好。

5. 儿童PTSD症状评估量表（CPSS） 根据《美国精神疾病诊断分类手册（第四版）》中PTSD诊断标准制订的用来评估PTSD出现频率和严重程度的工具，属于自评量表，具有良好的信效度。CPSS（the Child PTSD Symptom）作为半结构化量表广泛应用于PTSD诊断和严重程度的评估，虽在儿童、青少年中应用，但有效度未得到确证。

三、灾害救援常用的心理护理干预技术

（一）灾后心理康复的方法

灾后需接受心理干预的人员不仅包括各个年龄段受灾的人员，特别是那些劫后余生的幸存者，也包括参与救援的各类人员。这是因为不仅身处灾害现场的灾区受害者在心灵上受到重大的创伤，那些与他们感同身受的救援者同样也经历着相似的痛苦，同时他们还要担负着安抚、帮助幸存者的工作。可以说，与灾害有关的每个人内心都承受着重大的心理压力，都需要心理干预协助他们恢复内心的平衡。

1. 减轻压力、倾诉及时间的流逝经常能让人重建平衡状态 传媒对于灾后的正常反应、如何面对及处理早期症状方法予以指导，可以加速康复及避免长期问题的产生。

2. 冲击、适应、康复是灾害发生后人们心理反应与康复的三部曲 由于灾害造成的不仅有个人心理创伤，更有集体创伤，因此灾后长期的心理康复工作，不仅应注重个人层次的心理辅导，同时也

要注重团体、社区层次的心理重建。例如，让幸存者有机会把负面情绪宣泄、释放，甚至是攻击性情绪发泄出来，学习接纳和了解这是一种正常的情绪反应，绝对不是软弱、不坚强的表现。个人和团体辅导中要尊重个体的差异性，强调挖掘个人的优点与提升能力。

3. 小组辅导在灾后心理康复中具有独特、重要的作用　灾害危机小组辅导是一种灾后全面性实施心理重建的救助方法，其作用主要表现在：通过团体成员共同经验可以疏解创伤情绪；培养和强化成员的安全感和归属感；有助于建立良好的社会支持系统；可以发现需要个别干预的对象。

在危机处理时，提供危机小组辅导，作为一种心理急救，用以处理心理创伤非常有效。灾害事件的受害者反映的强弱因人而异，而直接经历者和受到严重打击者，是最可能发展成为灾害后遗症状的人群。此时，社会支持最有助于减少发展症状和恢复心理健康。

危机小组辅导主要采用"认知-情感-行动"的模式。即由处理认知开始，继而进入情绪表达和宣泄阶段，最后学习应对技巧，用以管理危机，协助受助者重新面对灾后生活。团体心理辅导模式在灾后心理卫生干预中应用广泛，具体操作如下：

（1）确定目标：公开讨论内心感受，支持与安慰，帮助当事人在心理上消化创伤体验。通常在伤害事件发生后24～48h内实施。

（2）干预者：受过训练的专业人员实施，如心理卫生工作者、心理咨询师。

（3）时限：根据参加人员的数量，整个过程大约需要2～3h。

（4）参与人数：8～12人为宜。

（5）注意事项

①那些处于抑郁状况的人或者以消极方式看待晤谈的人，可能会给其他参加者增加负面影响。

②建议晤谈与特定的文化相匹配，或以文化仪式替代晤谈（如哀悼仪式）。

③急性悲伤的人，并不适宜参加团体心理辅导，他们的时机不

好，晤谈可能会干扰其认知过程，引发精神错乱。如果参加晤谈，受到高度创伤者可能给同一晤谈中的其他人带来灾害性的创伤。

④不支持者只在受害者中单次实施。

⑤受害者晤谈结束以后，训练危机干预团队要组织成员急性团队晤谈，以缓解干预人员的压力。

⑥不要强迫被干预者叙述灾害细节。

(6) 专业技术操作

①介绍期实施者进行自我介绍，介绍团体心理辅导模式的规则，仔细解释保密原则。

②事实期请参加者描述危机事件发生时或者发生后他们自己及事件本身的一些实际情况，询问参加者在这些事件过程中的所在、所闻、所见、所嗅和所为，每个参加者都要发言，最后参加者会感到整个事件由此真相大白。

③感受期询问有关危机事件发生时或发生后的感觉。

④症状描述期请参加者描述自己的应激反应综合症状，询问危机事件发生时或发生后参加者有何不寻常的体验，目前有何不寻常的体验，事件发生后生活有何改变，参加者讨论其体验对家庭、工作和生活造成的什么影响和改变。

⑤辅导期介绍正常的反应，介绍正常的应激反应表现，提供准确的信息，讲解事件、应激反应模式，应激反应的常态化，动员自身和团队资源相互支持，强调适应能力，讨论积极的适应与应对方式，提供有关进一步服务的信息，提醒可能的并存在的问题，根据各自情况给出减轻应激的策略，自我识别症状。

⑥恢复期澄清、总结晤谈过程，回答问题，提供保障，讨论行动计划，重申共同反应，强调小组成员的相互支持，可利用的资源，心理危机干预者总结，需要 2~3h。严重者，数周或者数月进行随访。

(二) 灾害心理卫生工作主要流程

灾害心理卫生重建工作对受灾人群及参与灾害救援的各类人员具有非常重要的意义，其主要流程分为：紧急期、冲击初期、重建恢复期3个阶段（图5-1）。每个阶段具有不同的工作任务与重点，主要的干预方法也不尽相同。

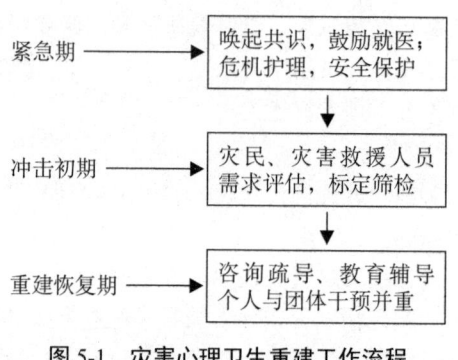

图 5-1　灾害心理卫生重建工作流程

第三节　灾害救援护理新装具

一、灾害救援便携式双肩急救背囊

灾害救援便携式双肩急救背囊设计定位于护理人员运用模块化理论，即从系统整体功能中分解出功能子系统或功能单元，以结构功能为前提、功能单元划分为基础，组合或整合成整个设备提高效能来应对非战时各种灾害救援的前接后送及现场急救，包括灾害现场患者的包扎、固定、止血、止痛以及防治休克等早期紧急救治的需要。

便携式双肩急救背囊（图5-2，图5-3），已经获得实用新型发明专利。背囊外观颜色为充满生命力的海军蓝迷彩，背部2条背带设计为可自行调节式D型环带，下部附体腰带1条，同时肩带和腰带内部填充泡沫塑料以增加舒适性。型号依据护理人员身高和体能特点分S、M、L三种。背囊的内部设计分区明确、规划合理，由三大、两小功能模块组成。第一大模块为通用灾害救援物品放置区，该区可以放置常见灾害救援的医疗用物，即护理人员应对各种灾害时使用最多的医疗用物，此区所占区域较大。第二大模块为特定灾害救援物品放置区，该区根据所要执行的灾害救援任务放置救援物品。如地震救援、洪水救援、冰雪救援时有针对性的放置救援物品。第三大模块为护理人员自身保障物品放置区，该区所占背包比例较小，可根据各护理人员的具体情况，放置一些个人保障必须用物。

1. 背囊优点

（1）灵活性、便携性：该背囊携带方便，附体性好，相比手提箱（包）可腾出双手，便于操作或在路况差的环境中行走。如执行山区救援，在地震废墟上救援。

（2）规范化：代替了传统灾害救援的各式各样的零散装具，更为规范统一。

（3）结构合理、实用性强：分三大、两小功能区域，各区物品放置合理有序，取放快捷，节省时间。

（4）结实耐用、造价低廉：材质具耐磨、防水性，可保证短时间淋雨或漂浮状态下，不漏水且相对市场价低廉。

（5）人性化：护士可根据自身的体能特点选择适合自己型号的背囊，克服了以往包比人大的缺点。

2. 主要技术参数

外形尺寸：32cm×22cm×47cm，包体容积：30 000 cm³，空包重量：1.8 kg，最大承重：10 kg。

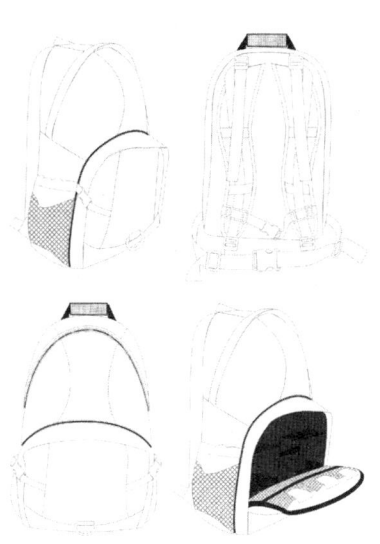

图 5-2 背囊机构

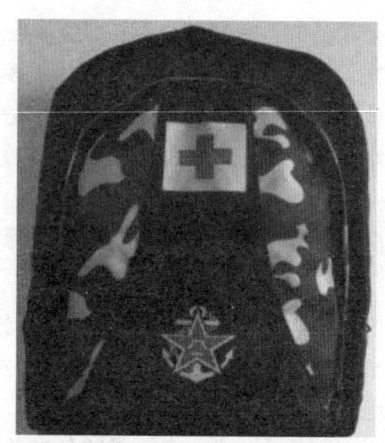

图 5-3 背囊外观

二、一种多功能便携式野战输液架

在灾害救援、战伤等突发事件中,患者发生密集、伤情严重,患者所处的地理环境复杂,需及时进行大批量患者的救治,其中输液治疗是危重急症患者救治的基本措施之一。目前现有的输液架一般只用于室内输液患者使用,无法满足野外救治的需要。少数用于野外的输液架其功能单一,又不利于携带。为了适应野外医疗救治工作的需要,经研究发明了一种多功能便携式野战输液架,已经获得了实用新型专利(图 5-4)。输液架的优点:

1. 多功能 具备了野外救治的多种需要,输液架打开应用时,可解决在野战时的救治输液。

2. 辅助功能 需要收拢时,可用于救治人员在复杂救治环境中辅助其行走,如爬山;同时在光线差及夜晚可用于输液照明或救援人员照明使用。

3. 便于携带 输液架的结构简单,收拢后体积小,采用的材质轻,因此具有携带方便的特点,适合救援人员使用,特别是女性救援人员。

第5章 灾害救援特殊护理技术

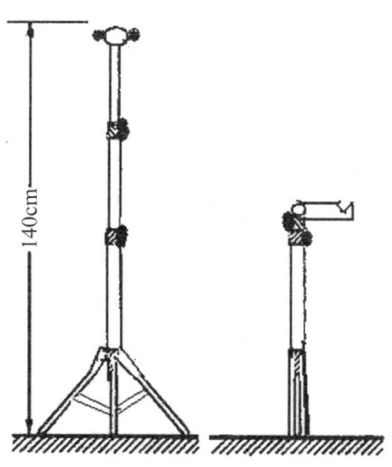

图 5-4 多功能便携式野战输液架

三、水系灾害救援护理马甲

防弹背心是一种具有能吸收和耗散弹头、破片动能，阻止穿透，有效保护人体防护部位的服装，广泛应用于军事及警用行业。现有的防弹背心，通常包括前片和后片，并通过魔力贴相连，前片和后片设置有防弹层，结构简单，容纳体积小。医务人员穿戴时，需携带大量医疗器材，使用多有不便。另外，在海洋医学救援实施过程中，救援人员的救援物资携带及自身生命安全的防护也是一项亟待解决的问题。

1. 马甲优点 新型医用水系灾害救援背心，开创了防弹背心技术新领域，是一种新型医用防弹背心，容纳体积较大，方便医护人员穿戴，前片和后片上分别设置有前兜和后兜，前兜包括第一前兜和第二前兜，平行排列在前片的胸部，前兜的内侧面设置有插袋。

本实用新型医用防弹背心（图5-5，图5-6）包括前片1和后片2，前片和后片的顶部通过背带相连。前片和后片上分别设置有第一前兜3，第二前兜4和后兜8。第一前兜3内侧面设有插袋5，插袋内可放置医用刀、剪等工具。第二前兜 4 的外侧面设有杂物袋 6，可放置弃用的杂物。后兜 8 外侧面设有醒目红十字标，可有效提醒作业性质。

背心设计环环紧扣，有利于提高医护人员运动能力；前片 1 和后片 2 设置挂环或魔力贴，可贴标识或外挂各种用具。前片和后片均包括防水层、防弹层和内衬层，防弹层为 PE 复合轻体防弹布，达公安 3 级标准，对远距离杀伤防护效果更好；防水层为尼龙牛津耐磨布；内衬层为涤纶防水布。前片和后片之间通过卡扣、捆扎带等固定安装防弹漂浮板，提高水系灾害救援人员的生存概率。

2. 主要技术参数

大兜：24cm×18cm×5cm=2160cm³

　　　2160×2=4320cm³

小兜：15cm×10cm×4cm=600cm³

后背：30cm×25cm×4cm=3000cm³

共：7920cm³

漂浮板标准漂浮能力：淡水环境下 150kg 重量。

3. 一种便携式输液贴　实用新型专利，专利号：ZL201320262357.8

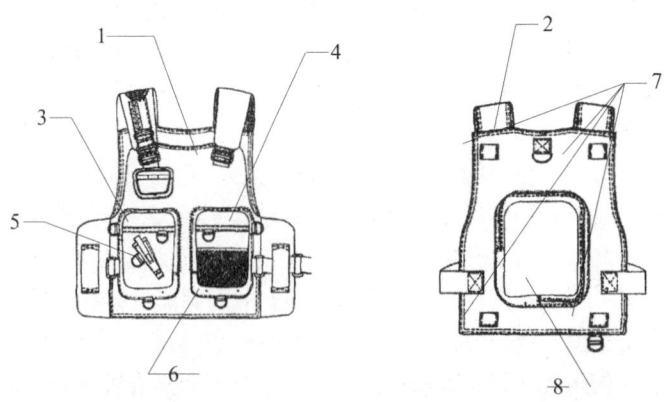

图 5-5　水系灾害救援护理马甲正面　　图 5-6　水系灾害救援护理马甲背面

（1）输液贴优点：便携式输液贴材料主要包括：ABS 工程塑料、无纺布、医用压敏胶材料、白板纸材料或塑料膜、无纺棉材料。由便携式输液贴外壳（含底部平板）、便携式输液贴粘贴胶带构成。

直径为 7cm、厚为 2.2cm，柱体侧开口的中空圆柱形外壳，开口处采用卡式开关，中空直径 1cm，便于输液贴粘贴胶带卷放。为便于放置，底部有一平板，长 2.2cm，宽 2cm，厚 0.1cm；卡式开关开口处长 2.2cm，宽 0.1cm，不锈钢薄片，既可用于卡住外壳开关，又便于撕下单贴输液贴。选用具有耐热、耐低温、耐化学药品、无毒、无味的 ABS 工程塑料，具有易涂装、着色，表面光泽性好且易于加工等优点。可根据使用地点、情况不同将外壳着不同色彩。如普通病房使用，可制成白色或粉色；战地救护可制成迷彩色，便于隐蔽；灾害救援时可将外壳圆柱体圆面制成反光玻璃或红色等鲜明的色彩，便于求助。

便携式输液贴粘贴胶带：无纺棉材料的粘贴胶带，以贴为单位，每帖长 7cm，宽 2cm。分为四部分：a－粘贴部，粘于患者皮肤，固定头皮针左侧针柄；b－吸水层和隔离层，覆盖于穿刺点，保证穿刺点无菌及方便拔针后按压；c－较长粘贴胶带，固定头皮针右侧针柄及头皮针连接管路；d－最长粘贴胶，与 a、b、c 部分半连接，用于加固 a、b、c 部分对皮肤及头皮针的粘贴。每帖输液贴之间间隔 0.2cm，中线为半连接，方便撕开。20 贴为一卷，放置于便携式输液贴外壳中。

静脉输液穿刺前，先取出一贴输液贴，撕下 e 部分左侧背面的白板纸，将输液贴粘于输液盘或方便的地方待用，穿刺后，将输液贴被面剩余的白板纸揭掉，先固定头皮针左侧针柄，由 a 部分开始粘贴，c 部分粘贴一半时将头皮针连接的管路 180°半环型固定于皮肤，在粘贴另一半，注意头皮针连接的管路之间间隔 0.5～1cm，以牢固固定，拆封后禁用手接触 b 部分，拿出的输液贴禁止再次放回。本品采用环氧乙烷消毒，事宜避光保存于通风良好的室内，保质期两年。发现过敏现象,应立即停止使用。

(2) 节约成本、价格低廉:传统输液贴为单个纸质包装,每个包装中有 4 条粘贴胶带,但使用过程中,3 条胶带就可以将头皮针固定牢固,往往造成不必要的浪费;常规输液贴的纸质包装袋撕开后就再无任何价值,也造成资源的浪费;本设计仅需两条胶带,且在使用过程中有 d 部分半连接帮助加强固定,更加安全有效。且便携式输液贴外壳使用后可消毒重新利用,不仅利于环保、节约成本,还使得医疗资源得到合理利用(图 5-7、图 5-8)。

(3) 主要技术参数:

外壳:直径 7cm,厚 2.2cm,卡式开关直径 1cm

底部平板:长 2.2cm,宽 2cm,厚 0.1cm

胶贴长:7cm

4.患者用直型约束手套

(1) 采用的材料:手套外囊使用纯棉布料,吸汗透气;手套内囊球使用塑料球。

患者用直型约束手套主要由手套主体(指节部、手掌部和手腕部)、指端开口、手背开口、掌根端开口及手套内囊掌心球五部分(见图 5-9,图 5-10)构成。

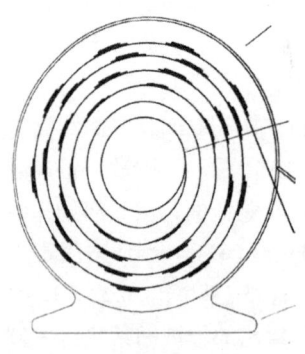

图 5-7 便携式输液贴横切面

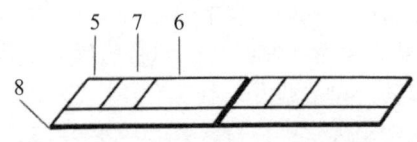

图 5-8 便携式输液贴单元

第 5 章 灾害救援特殊护理技术

(2) 使用方法:将需手部约束的患者安置合适体位,协助其佩戴直型约束手套并将荷包式棉带拉紧系于手腕之上,松紧程度以放入一横指为宜。手套指端鱼嘴状开口可供患者佩戴并监测血氧饱和度,手背二层开口反折与手腕部魔力贴粘贴后供患者进行静脉输液或观察手背部皮肤情况,保证患者安全。优点是患者用直型约束手套,设计以患者安全为中心,注重细节,纯棉材质透气性好,制作简便,成本低廉;可有效防止患者躁动、无意识拔管、拔针及抓伤躯体。

(3) 技术参数

内囊塑料球:直径 5cm

鱼嘴状开口:长约 3cm

掌根处棉带:长 20cm,宽 1cm

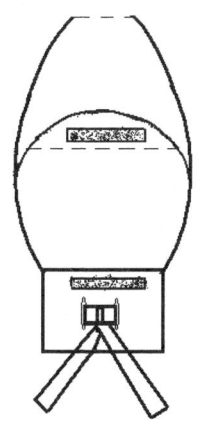 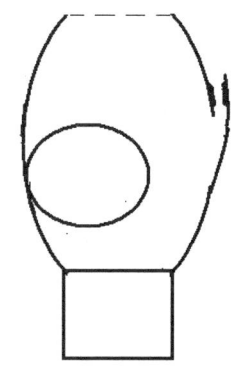

图 5-9　约束手套手背面　　图 5-10　约束手套手掌面

第6章 水系灾害医学救援护理技术

第一节 水系灾害医学救援概述

一、水系灾害概述

水系灾害主要包括洪涝、冰雹、泥石流、台风、海啸以及海难等，具有明显区域性和季节性，且分布广泛。新中国成立以来，我国除台湾省以外地区因台风袭击造成的死亡人数11万以上，自1954～2005年统计的19次重大灾害中，有16次属于水系灾害，虽然总死亡人数少于唐山大地震等地质灾害，但受灾范围和人数及造成的经济损失远超过地震、火灾等其他灾害。水系灾害已成为常态化的灾害，人类还无法控制其发生，只能防范其造成的损失。

由于水系灾害发生的特殊环境背景，海上的气象、物理环境等以及实施救援必须依托的舰船作业环境，加上海上环境对救援人员本身的影响等因素，造成水系灾害救援具有特异性。另外，海上伤情也明显区别于陆地环境，患者生成迅速、集中，伤类、伤情复杂；机体各部位发生率以头颈部、四肢及多处伤比例较高；舱面、后甲板及驾驶台等部位为患者集中发生区域；开放性损伤合并海水浸泡可加重伤情以及淹溺、低体温造成的死亡率更高。

患者的收容需通过换乘的方式完成，换乘的难度大而影响收容时间，并要参与落水人员的收容搜救，甚至出现短时间批量收容的现象，对救援人员也是一项极富挑战的任务。

二、水系灾害医学救援的特点

(一) 海上气候复杂

海上患者转送与陆地、空中相比，具有很多不同的特点，受到海洋地理、水文、气象等多种因素影响，对水系灾害救援带来了一系列困难。比如：不同级别的海况使船体产生不同程度的摇摆，海况 6 级船体摇摆 11~15°时，静脉穿刺一次成功率为 92%；海况 7 级船体摇摆 15~20°时，一次成功率为 88%；海况 8 级船体摇摆 > 20°时，一次成功率 67%。静脉输液、肌肉注射、男性导尿，船上操作时间明显长于陆地。

(二) 远离陆地，补给困难

近海的卫生支援，可以通过救护艇、救护直升机等完成。远海行动时各类物资的补给成为一大难题：船员、医护人员、患者，每天需要大量淡水、主副食、被服；救治需要药品、血液、氧气、高值及低值耗材等。上述物资主要立足于自身储备，得到补给的可能性不大，编队的补给船只更关注整个编队所需的燃料、淡水、食品及其他对海上事件全局产生重要影响的物资，即使携带了医疗物资，其种类、数量不一定能满足需求。

(三) 伤员集中，病情复杂

海上伤员发生有突变、集中的特点。患者大量涌至，战时常发生于船舶起火、爆炸、沉没等极端情况，平时因起锚、解缆、摇晃而发生磕碰、砸伤、落水等；病员可常出现传染病、营养素缺乏症、毒气体吸入、高温气体吸入、复杂的炸伤烧伤、海水浸泡伤、减压病、海水低温伤害等伤病。

三、水系灾害医学救援护理工作特点

(一) 空间限制，救护平台展开难，无菌操作难度高

面对水系灾害医学救援特殊的工作环境，护理人员应尽快适应舰船环境，合理使用有限空间：舰船的每个医疗舱室内的器材、物

品（如救捞设备、抢救室、手术室等）应合理设置和摆放以节约使用空间，提高医疗救治的时效性。

由于舰船晃动会引起物品的移动，可能导致仪器、器械及药品的损坏，对仪器设备、器械箱等采用卡格、卡槽、挡板、螺栓、拦网等措施加以固定，以防滑脱、散落，保证所有仪器设备均能正常工作；克服嘈杂的环境：甲板嘈杂的环境，在海上模拟急救演练时，针对可以采用医师在写字板上标注需执行的医嘱来代替口头医嘱，保护护士能及时、准确执行；在甲板上实施无菌操作技术时，应加强无菌操作意识，如患者病情适合搬运应尽快送至抢救室相对封闭、安静的环境抢救，实施无菌操作技术。

（二）救援现场环境复杂，施救难度大

由于受海情、气象的影响，舰船在海上航行产生的颠簸、摇摆、震动会使人员站立不稳、物品难以固定、无菌区域难以保持、生命体征难以监测、护理技术操作难以成功。医院船在执行水系灾害救援任务期间，海况平稳（1～2级）条件下，船体摇摆度在5～10°，最大达40°，绝大多数人员出现晕船、呕吐现象；如救治活动发生在夜间，船上照明条件有限，给手术缝合、静脉穿刺等精细操作带来更大困难。

（三）护理任务重，护士担任多重角色

人－机－环境的不适应性不仅可能影响护理工作质量与效率，甚至可能造成非战斗性减员，导致护理工作人力资源紧缺，每位护理人员承担的工作增加，难度也相应增加。受执行任务编制及船载量和空间制约，人员配置受限，水系灾害发生时，救护工作需迅速展开，一名护士可能身兼内、外科和手术室护士的多重角色。

四、水系灾害救援护理人员的能力素质要求

（一）护理人员身体素质和适应能力

1.身体素质要求　应对水系灾害救援等高强度的工作任务，护

理人员需具备强壮的身体素质,平常组织参加各种体育锻炼,如游泳、爬山、打球、跑步等,锻炼护理人员的体力和耐力,以适应各类突发事件的应急救援任务。

2. 抗晕船能力　护理人员晕船是影响海上伤员护理任务完成的首要因素,在人员选拔时应重视对前庭功能和晕船敏感性的检测,如 Corolis 加速度耐力试验。通过反复锻炼,提高机体适应能力;减少晕船的诱发因素和药物防治等方法不断提高护理人员的抗晕船能力。

3. 心理应对能力　水系灾害发生,批量患者的产生、伤情复杂、伤势严重以及存在大量打捞上的尸体等情况,对处于和平年代成长的护理人员可能会造成巨大的心理压力。故应加强护理人员面对突发水系灾害的高强度应激原适应能力的锻炼,以形成斗志旺盛、反应灵敏、工作能力增强的心理适应状态。

(二) 全面的护理专业知识

水系灾害一旦发生,伤情复杂,护理任务重且涉及多专业,护士应具有较丰富的临床经验和较强的应急及独立工作能力,掌握院前急救的原则和技术;接受航海医学知识培训,能完成多种创伤、休克、出血、中毒、重要脏器衰竭等急危重症的现场救护和运送途中的救护工作。要求护士由医院的"专科型"向"全科型"转变,即"专科专用,关键时候顶用"。

(三) 扎实的海上卫勤救护能力

在平时,医院主管部门应加大对护士卫勤战救技能的组训力度,指导参训人员加强海上医疗救护训练,指导护士平时加强卫勤、军事方面的知识储备。由于海上的状况,在抢救中可采用不同于陆地的操作技术和方法,放弃一些高难度操作技术,选择相对安全可靠的操作方式。对水系灾害医学救援中可能出现的伤情严格按医疗救护流程进行操作,组织培训,模拟演练,采取理论授课与操作相结合,集中训练与分组训练相结合,阶段讲评与考核验收相结合的方法进行。储备"一专多能"的"全科护士"，提高综合卫勤保障的护理技能。

第二节 水系灾害救援护理组织管理

由于海洋环境恶劣，很多环境因素都威胁落水者生命。美军20世纪70年代资料显示：海难1h内获救人数达50%，4h内获救人数达97%。海难救援区别于其他类型的陆地灾害及临床护理，存在很大的差异性，且海上救援环境相对较偏远，远离陆地的物资支援，因此救援人力资源配置、救援物品、药品供应等因素成为海上救援成功与否的关键因素。

一、水系灾害救援准备

1. 水系灾害救援护理人员准备　水系灾害救援依托医院自身平台展开工作，在护理主任领导下，护理人员主要分为8组。医院船直升机搜救组、舰船搜救组、卫生运输船救护组；医院船检伤分类组、手术组、病房护理组、后期处置组和转运后送组。根据搜救任务类型、规模动态调整各组护理人力资源配置，具体分组（图6-1）。

2. 护理人员心理准备　患者落水后，身体被水浸泡后变形，一部分患者遗体被海洋生物咬食后对救援护士心理冲击很大。因此做好参加水系灾害救援护理人员的心理疏导和干预非常重要，能有效避免护理人员恐惧和焦虑发生，保障救援工作顺利进行。救援任务前心理医师对护理人员进行心理辅导，执行救援任务期间，心理医师通过发放调查问卷的方式了解护理人员的心理状况，对存在问题的人员立即进行一对一的心理辅导，鼓励其说出自己的真实感受，指导如何进行自我放松以及转移注意力的方法。在任务结束后告知护理人员自我观察的时间，是否存在焦虑、失眠、情景不断在头脑中闪回等情况，如存在问题需继续进行心理辅导和干预，以维护护士的心理健康。

第6章 水系灾害医学救援护理技术

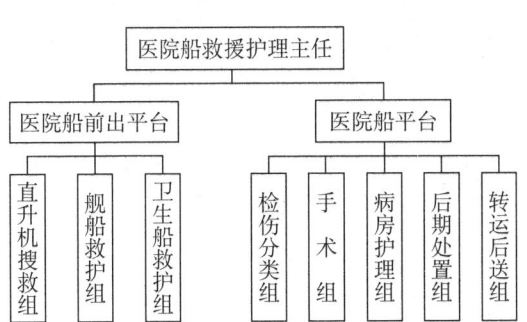

图 6-1 水系灾害救援护理分组

3. 物品准备

（1）医院船平台物品准备：

①急救药物：准备急救药物共10类22种，其中血管活性药7种、呼吸兴奋药2种、强心药1种、止血药2种、解痉药2种、抗过敏药1种、平喘药1种、激素类药2种、镇静药2种、其他类药2种。

②急救器材：心电监护仪、除颤仪、呼吸机、气管插管用品、复温毯（淹溺患者的低温抢救）、氧气、便携式血液净化机。

③物品：除一般护理用品外另备一次性手术衣、一次性中单、长塑胶手套、口罩、工作服、面部防护屏、长靴、尸袋。

④床位：根据患者救治任务监护病房准备相应的床位（平时设有20张）。

（2）直升机搜救物品准备：①急救药物：血管活性药和静脉输液药物。②急救器材：心电监护仪、除颤仪、吸引器、氧气。③物品：分腔式医用护理背包、静脉输液物品等。

二、水系灾害救援的应急调配

（一）批量患者的人员组织调配

1. 成立海洋医学救援小组　海上医院实施对外医疗和灾害救援任务过程中，预先成立的有海洋医学救援小组，海上医院院长任副指挥员，实施现场指挥。下设分类、收住院、手术、后勤保障小组。

分类组负责患者分类及紧急救治；分类完毕，分类人员即回原科室工作；收住院组负责患者的检查治疗及抗休克治疗；手术组负责紧急救治手术；后勤保障组负责护送患者入院及相应的物品器材保障。

2.制订批量患者抢救应急预案　海上医学救援小组根据灾害事件的种类、规模、环境等建立批量抢救应急预案，明确组织结构、人员职责和工作程序，然后进行具体实施，并且根据变化及发现的问题及时调整预案相关内容，使救治工作更合理高效。

3.启动应急救治流程　批量患者出现时，迅速启动应急救治流程，将事件发生及出现批量患者的情况，迅速通知相关职能部门、报告上级领导。

4.紧急分配　海上医院院长紧急召集医护人员到位，下达接收患者的指令，并进行各组人员的选派和职能分工，保障急诊绿色通道畅通。

5.备物　各组护士长组织人员准备物品、器材。

6.检伤　护理部主任到达检伤分类现场。

7.紧急救治　救援展开后，紧急伤情初次报告，调整各组救援力量，再次召集救援力量、伤情评估，进行救治区域的设置、划分和人员分配。

8.评估　信息续报、应急救治情况总结评估。

（二）组织患者紧急撤离

医院船在遭受重创或本身意外损伤无法航行被迫撤离患者时，应迅速准确高效地完成撤离任务，使患者、医护人员安全有序离船。

1.在接到撤离的命令时，各病区医疗组长和护士长立即根据应急预案和医护人员技术力量将人员分组，细化工作职责，落实到人，并做好离船前各项准备工作。

2.物品准备：准备担架、轮椅、头部固定器、急救箱、常用急救药品、器材和氧气袋等，收齐患者各种医疗文书资料。

3.患者准备：酌情停止患者的部分治疗，根据需要夹闭引流管并准备患者必带物品。

4.每组护士长按伤情对伤员进行统一编组,分别登记需用担架患者、需用轮椅患者及轻患者的数量。

5.医护人员分为陪送组和搬运组。陪送组一部分由1名医师1名护士负责陪送重患者,另一部分则由1名医师或护士带一组轻患者撤离。其余医护人员为搬运组,负责搬运护送患者至救生装置。

6.撤离路线:重伤病房、烧伤病房的患者及陪送组医护人员通过04甲板乘坐救生艇撤离,普通病室的患者和搬运组的医护人员乘坐01甲板左右舷救生筏撤离。

7.病房护士长在患者撤离后负责检查每间病房和工作区域,确认患者和医护人员全部离开后向本组主任汇报,主任向医疗队队长汇报。

第三节 水系灾害救援现场救护技术

一、水系灾害落水患者的救援

医院船及其他舰船对落水人员的救援,包括对落水人员实施搜寻、捞救和医疗处置三个部分。

1.落水人员的搜寻 落水人员搜寻是根据若干因素判断落水者可能去向,在失事区域开始动员和组织准备工作,并制订搜寻方案。医疗救护人员的主要工作包括:

(1)在接到搜救命令后,了解灾害发生地点的大致情况、落水人数,做好卫勤准备和紧急救援工作;

(2)根据所了解的情况,准备好被救援人员的安置场所、医疗处置场所,水温较低时注意做好保暖和复温准备;

(3)准备好急救药品器材,必要时准备热饮料;

(4)协助组织好捞救组,准备捞救器材,并组织小艇捞救组,准备小艇出发，选择游泳技术好的人员组成水上搜救组，必要时下水直接捞救。

2. 落水人员的捞救　一旦发现落水人员，根据情况选择适宜的捞救器材，迅速将其捞救上船。捞救过程应遵循"先发现先救，后发现后救；先救单人，后救集体；先救无救生器材，后救有救生器材；先近后远，主次兼顾；先救有生命者，后捞已死亡的"原则，根据具体情况，灵活应变，提高捞救工作效率，减少损失。

（1）发现落水人员，降低航速，缓慢接近落水者。若无救生器材，立即投予救生圈或其他救生器材。

（2）若落水者是患者或失去浮游能力，派出救护人员乘小艇、救生筏等或组织游泳技术好的直接下水捞救。

（3）夜间使用橡皮艇，以免掩盖落水人员的呼救声。在不影响落水者抢救的情况下及时询问有无其他落水人员，并继续组织海上搜救。

3. 落水人员的医疗处置

（1）根据医院船的救治力量，对捞救或转送过来的患者尽快实施医疗处置，对其他落水人员进行伤病情的医疗护理和卫生保障。

（2）及时做好更高一级的患者的转运后送准备和后送过程中的医疗护理，并根据患者的情况和人数报告上级和指挥部门，以便做好接收准备。

二、检伤分类和分级救治

1. 患者分类　根据预先指定的代表伤类和伤情的分类等级来为患者分配医疗资源的动态持续过程。对于一个患者分类的指定是基于多种变化并持续进行的。临床需求、手术环境和提供治疗的评估仍然是评价一个患者鉴别分类的主要指标。检伤分类的目的在于确定哪些患者需要立即治疗、哪些需要医疗后送或可以等候处置。

2. 分级救治　分级治疗的概念是从负伤开始时的救治到确定性救治的整个治疗过程中，一项由同步展开的多级救治构成的、救治水平不断提高的救治系统所进行的工作。每一个后续的分级救治等级不仅具有前面救治等级所具有的救治能力,并且其救治能力有所增强。每一个救治等级都根据所保障的分队需要的基本医疗需求而被设计成能够提供移动保障和保证相应的救治能力,也能提供患者的后送及相应的救治和住院治疗。

(1) 一级救治(LI):包括自救和互救、检查、紧急措施,如保持气道通畅、止血、抗休克以及防止长期伤害在内的救治措施。该级配备 1~2 名医师、1 名卫生员组成救护站。这一级治疗和管理的要点是使患者得到治疗后可以回到岗位或是将患者向更高一级的分级救治机构后送以得到更为确定性的救治。

(2) 二级救治(LⅡ):最低限度的二级救治包括:基础复苏与稳定病情的措施,负责补充急救措施,包括:换用制式止血带、实施环甲膜穿刺、简单的抗休克以及口服抗生素药物等。配备有相应的手术器械、原血与血液制品、基础化验室、药材以及短时支持设施。

(3) 三级救治(LⅢ):需要床治疗能力,这级救治机构通常建立一个在较低威胁的环境中。三级救治是面向健康功能复苏的第一步,比如稳定病情或延长生命。医院船所提供的健康服务支持会拥有更强的救护力量,特别是检验和放射支持,三级救治提供有限专科手术力量。这一级别的救治任务是确定性治疗,这是返送许多患者继续战斗所需要的。

(4) 四级救治(LⅣ):由配置了拥有确定性治疗和专科手术力量的人员和设施的固定医疗救治机构提供,位于战术后方的海岸地域。作为较低等级救护所提供手术力量的补充,四级救治为恢复期的患者提供进一步的确定性治疗。一般执行紧急救治范围,条件许可时,可执行部分早期治疗。由于战况瞬息万变,救治范围应灵活掌握,情况紧急时,在向上级报告后,对患者仅做简单的紧急处置,立即后送。

(5) 五级救治(LV):主要是进行恢复治疗,也包括了实施急救,主要以康复和心理治疗为主,给予患者康复锻炼指导。

这种由5个级别救治结构组成的、通常被称为不间断救治的分级医疗后送系统,可以包括从创伤区直到确定性治疗,而不会使患者的医疗情况恶化。一名患者会一步步转向较高级别,直到一个救护所能够提供确定性治疗。

三、水系灾害医学救援现场救护基本技术

见第二篇第二章灾害现场救援护理技术。

四、水系灾害医学救援特殊伤情现场救护技术

(一)淹溺救援护理技术

淹溺是指人淹没于水中,呼吸道被水、泥沙、杂草等堵塞,肺部不能正常运动致换气障碍,导致缺氧、窒息造成的昏迷。淹溺又分为海水和淡水淹溺,对淹溺者首要救护措施是保持呼吸道通畅,必要时行心肺复苏术,进行生命体征监测,有效的高级生命支持及护理。同时,患者为意外受伤,具有精神紧张、恐惧、焦虑的心理特征,护理人员在急救的同时,及时给予安慰、鼓励,缓解患者的紧张情绪。

1.呼吸通畅　迅速取下活动义齿,清除口、鼻中的污物,以保持呼吸道通畅。

(1)膝顶法:急救者半蹲位,一腿跪地,另一腿屈膝将溺水者腹部横置于救护者屈膝的大腿上,使头部下垂,并用手按压其背部,使呼吸道及消化道内的水倒出。

(2)肩顶法:急救者抱住溺水者的双腿,将其腹部放在急救者的肩部,使溺水者头胸下垂,急救者快步奔跑,使积水倒出。

(3)抱腹法:急救者从溺水者背后双手抱住其腰腹部,使溺水者背部在上,头胸部下垂,摇晃溺水者,以利水倒出。倒水处理时注意勿因倒水时间过长而延误心肺复苏等急救措施。

2.严密观察病情变化　包括神志、血压、脉搏、血氧饱和度、

皮肤黏膜色泽等，发现异常情况及时对症处理。

3. 维持体液平衡　淡水淹溺者可用 3% 高渗盐水静脉滴注，海水淹溺者可用 5% 葡萄糖或右旋糖酐 40 葡萄糖注射液静脉滴注，心衰者可用毛花苷 C 和呋塞米（速尿）进行强心、利尿治疗；用药时观察记录尿量及血液中电解质变化。

4. 必要者立即行心肺复苏

5. 注重防治并发症　肺部感染者遵医嘱给予抗生素；脑水肿、肺水肿、溶血反应者应使用糖皮质激素；急性肾功能衰竭者可用 20% 甘露醇、呋塞米（速尿）治疗；可遵医嘱酌情使用呼吸兴奋药。

（二）冲击伤救援护理技术

1. 水下冲击伤救护　水下人员受各类武器在水中爆炸释放的巨大能量，对周围水域形成的巨大冲击波所受到的各类损伤，称为水下冲击伤。水下冲击伤多为液体冲击伤，其肺部损伤最为严重，其次为腹部损伤。主要救护措施包括现场急救和后期辅助医疗救治。

（1）现场急救

①正确评估冲击伤伤情：凡无明显外伤而处于休克状态的患者，或合并大面积烧伤均应想到内脏冲击伤的可能。

②保持呼吸道通畅：鼓励患者咳嗽排痰，清除口、鼻腔分泌物；呼吸停止者，则应做口对口人工呼吸（有面罩时口对面罩呼吸），但禁用压胸法辅助呼吸；有舌后坠的昏迷患者，应做牵舌固定，或使用口－咽导管或鼻－咽导管维持通气；对于严重呼吸困难或较长时间昏迷的患者，在有条件的单位（如相当于团救护所），可做气管切开，清除气管内的分泌物，以保持呼吸道通畅。

③止血：有伤口出血时，应加压包扎止血，单纯的肢体动脉出血时，可用止血带止血，并做出明显标记，注明应用止血带的时间，优先护送。

④防止气胸：胸部伤口需用较厚的敷料加压包扎。发生张力性气胸者，则应做胸腔穿刺或胸腔闭式引流以排气。

⑤止痛：口服或注射镇痛药。胸部剧烈疼痛者可作肋间神经封闭止痛，但禁用吗啡或哌替啶（杜冷丁）类药物。

⑥补液：因失血而发生低血压或休克时，应输注右旋糖酐40或血浆；能饮水者可口服抗休克液，静脉输液采用大号留置针穿刺，保持两条静脉通道。

⑦抗感染：给予抗生素药物。

⑧护送：搬运途中防止颠簸，减少活动；鼓膜破裂、口鼻出血或咳出血性泡沫痰的重患者，可采用头高卧位护送，不可搀扶患者护送。

（2）早期治疗

①内脏损伤：怀疑有闭合性内脏损伤时，需仔细检查，及早诊断，并及时采取相应的救护措施。疑有腹腔脏器损伤的患者，可及时剖腹探查，但应注意，禁用乙醚麻醉；如有严重的颅脑伤、胸腹联合开放性骨折或大血管损伤，须按各专科要求紧急手术。

②多发伤：如同时合并休克，一般应在抗休克治疗有效、病情稳定后再作清创；存在活动性内出血时，应在抗休克的同时手术止血。

③防止脑水肿、肺水肿：持续给氧，输入高渗葡萄糖或甘露醇，减轻肺水肿，降低颅内压。血压稳定后可用呋塞米或依他尼酸利尿、静注氨茶碱防治支气管痉挛。有严重脑水肿者进行头部降温。存在神经昏迷、排痰困难或窒息的患者，应及时进行气管切开。

④听器伤：鼓室出血时，需清除外耳道异物，保持干燥，禁滴油液或冲洗，勿用力擤鼻子或将生水灌入耳内。应使用抗生素以防中耳炎或全身感染。

⑤血胸：待伤情稳定后，进行胸腔穿刺或胸腔闭式引流排除胸腔积血；如胸壁裂口较大，可进行缝合，注意手术的术中配合和术后护理。

（3）后期治疗：按各专科要求进行全面治疗护理。

2. 舰船冲击伤救护

（1）伤情特点：舰船冲击伤多指固体冲击伤，具有以下特点：以骨和关节损伤为主，跟骨骨折较为多见；软组织和内脏器官（尤其是腹腔实质性器官）损伤较为常见，肝、脾、肺损伤的发生率较高；典型的舰船冲击伤多为闭合性损伤，体表损伤不明显，常表现为"外轻内重"的征象。

（2）救治及护理

①舰船救护所应对患者进行分类检查，并及时诊断，根据伤情进行紧急救治，对于呼吸心搏骤停的患者，立即施行心肺复苏。

②补充或纠正战位的包扎、固定，将临时固定改为制式夹板固定。

③对于气胸的患者，应及时进行排气或胸腔闭式引流。

④对于休克患者，积极防治休克，给予镇痛、保暖、口服抗休克液等治疗，有条件时可进行静脉补液，并口服或肌肉注射抗生素，防止感染等。

⑤对落水后发生浸泡性低温征的患者，应进行快速复温处理。

⑥当患者数量较多、疑有内脏损伤或伤情危重时，应边实施抢救，边联系后送，并积极做好后送前的准备工作。

⑦后送过程中应进行持续监护和治疗。

⑧待患者运送到医院船、码头救护所、中心医院后，即可进行全面的检查及治疗。

（三）开放性损伤合并海水浸泡伤情救护

海上的特殊环境，如海水高渗、高钠、含有大量细菌及低温等都使海水浸泡伤较一般陆地患者伤情复杂、严重得多。有关研究表明，开放性损伤合并海水浸泡的存活率及时间明显低于陆地的损伤，其主要伤情特点包括：海水浸泡患者可致严重电解质紊乱和高渗性脱水；多伴有短时间内出现代谢性酸中毒；可致海水浸泡低体温，并常伴有伤口感染及多系统器官衰竭[如休克、急性呼吸窘迫综合征（ARDS）、弥漫性血管内凝血（DIC）、急性肾功能不全、胃肠功能损伤、心脏损伤等]。

1. *颅脑开放伤合并海水浸泡*

（1）伤情特点

①血脑屏障（BBB）的通透性增强：BBB的结构基础是脑毛细血管内皮细胞，当脑组织损伤经海水浸泡后，脑毛细血管内皮细胞管腔面变得不光滑，微绒毛和囊性小泡明显增多，泡饮活动增加等，BBB通透性增强。

②脑组织含水量增加：BBB的破坏使血中蛋白等大分子进入脑组织，组织渗透压增高，脑组织含水量增高。

③脑细胞毒性脑水肿：脑损伤各种因素导致细胞膜的通透性增加，细胞内外渗透压平衡被打破，加重了细胞毒性脑水肿。

（2）救治及护理

①迅速打捞：使患者脱离海水接触，缩短海水浸泡时间。

②伤情判断：迅速检查意识、瞳孔、生命体征、肢体活动和伤部情况，以及头痛、呕吐等神经体征，进行伤情分类救治。防止将昏迷患者误认为死亡而失去抢救机会。

③保持呼吸道通畅：尽快清除呼吸道内海水、异物、血块等；舌后坠者立即置入通气管或将舌牵出固定，同时解开领扣，去除一切影响呼吸的因素，必要时行环甲膜穿刺或呼吸机辅助通气；呼吸、心搏骤停患者立即行心肺复苏。

④迅速建立静脉通路，降低颅内压：脑损伤后海水浸泡，脑水肿严重，静脉输注20%甘露醇（250ml）或呋塞米（20mg）脱水；大剂量地塞米松（10~20mg/d）可降低BBB的通透性，改善离子紊乱，以减轻脑水肿。

⑤妥善处理伤口：用无菌敷料包扎，遇脑组织膨出，覆盖明胶海绵再敷以无菌纱布，并用纱布圈圈住包扎固定。最后用防水三角巾或绷带，防止海水接触伤口。

⑥低温治疗：广泛脑挫裂伤，脑干、丘脑下部损伤伴有中枢性

高热者，采用此疗法，以达到镇静、安眠、降低脑组织新陈代谢，提高脑组织对缺氧的耐受力，将中心体温降至32～34℃，以保护受伤脑组织，减轻脑水肿。

⑦正确搬运，及时后送。

（3）医院船的具体救治措施

①迅速对患者检查意识、瞳孔、脉搏、呼吸、血压、眼球等并进行伤情分类；

②维持呼吸道通畅，必要时气管插管或气管切开；

③迅速控制活动性出血，同时予以镇静、保暖、输血、输液等抗休克治疗；

④除休克外限制入量；

⑤剃光头发，详细检查患者头部，但勿轻易探查颅内伤道或取出异物；

⑥积极预防感染；积极治疗和预防癫痫；预防消化道出血；

⑦躁动不安者查明原因，适当予以镇静药；

⑧不能排尿者导尿。

2. 胸部开放性损伤合并海水浸泡

（1）伤情特点

①胸部开放伤合并海水浸泡的死亡率较陆战伤明显升高；

②落水患者大多出现低体温；

③患者易出现高渗性脱水、高钠血症，常发生代谢性酸中毒和呼吸性酸中毒，导致血流动力学紊乱；多并发低氧血症和高碳酸血症，全身脏器出现严重病理变化。

（2）救治及护理

①开放性损伤的处理：封闭伤口，立即用无菌敷料覆盖并用防水纱布包扎或防水胶布固定；引流海水，迅速于伤侧腋中线第6肋间放置闭式引流管；纠正低氧血症，鼻导管或面罩吸氧，条件允许行气管插管，机械辅助通气，使肺膨胀以消除纵隔摆动。

②张力性气胸的处理：在伤侧锁骨中线第2或3肋间用粗针刺

入胸膜腔排气减压，或局麻下插管作胸腔闭式引流。

③创伤性血胸的处理：出血已停止，小量（胸腔积血＜500ml）采用胸腔穿刺抽出积血，并注入抗生素预防感染；中量（500～1500ml）及以上采用胸腔闭式引流，监测引流情况。活动性出血，积血排尽后仍有200ml/h，持续2～3h，须紧急剖胸止血。

④肋骨骨折固定：胶布固定，用宽胶布叠瓦状覆盖包括断肋上下各2根肋骨范围；注意固定浮动胸壁纠正反常呼吸，包括敷料、沙袋的加压包扎。

⑤纠正电解质、酸碱平衡紊乱：输入无张性液体，迅速降低血钠和血液渗透压，将5%葡萄糖或无菌蒸馏水1000ml于1～2h输完，后持续低张性液体，5%碳酸氢钠100ml根据血气分析结果调整剂量。补液过程注意监测血压、呼吸、脉搏等生命体征，同时定期检查血生化及血浆渗透压。

3.腹部创伤合并海水浸泡

（1）伤情特点

①腹部开放性损伤合并海水浸泡的死亡率较陆战伤明显增高；

②打捞患者出水瞬间可出现血压骤降现象；

③患者可出现高渗性脱水、高钠血症，并伴有严重的代谢性酸中毒及血流动力学紊乱；

④海水对腹腔脏器有损害作用，并可引起全身脏器的严重病理变化。

（2）救治和护理

①缩短海水浸泡时间：尽快打捞落水患者，出水时应保持缓慢平稳，防止血压大幅度下降。尽快排出腹腔内海水，开放性伤口用低渗或生理盐水反复冲洗、析出，以减少腹腔内海水刺激，并用防水敷料包扎。

②尽快复温、吸氧，并判断伤情：判断有无多发伤、复合伤，有呼吸心搏骤停者，立即现场心肺复苏。

③迅速建立两条静脉通路，尽快恢复有效循环血量，并按高渗

性脱水补液。

打捞出水 30min 内快速按顺序输入 37～40℃无张力注射用水、5% 碳酸氢钠（0.8ml/kg·h）和右旋糖酐 70（2ml/kg·h）和 1/2 张液 [2ml/（kg·h）] 维持 6h，有效降低血浆的晶体渗透压，争取纠正高渗性脱水、高钠、高钾、高氯血症和酸中毒，6h 后根据血生化、血气分析结果随时调整输液量及输液性质。有尿时，适当补钾；另一条静脉通路输入血管活性药，维持血压在 110～120/70～80mmHg。

④手术治疗：遇伤情突变或情况危急患者，需配合医生完成紧急手术。应尽量纠正血流动力学不稳定状态后再行手术，腹部清创术强调减压、冲洗和引流；用低渗溶液（40～42℃）2000～3000ml 进行腹腔冲洗，污染严重者可用稀释的抗生素或碘伏冲洗，吸尽后关腹。

⑤引流管护理：持续胃肠减压，禁食、禁水并留置胃管。如海水进入腹腔，必须放置引流，并保证低位、确切，术后可依据病情予以腹腔持续冲洗、负压吸引。保持引流管在位、通常，并记录引流液质和量。

4. 肢体伤合并海水浸泡

（1）伤情特点

①病理损伤程度重于未浸泡伤口：海水的高渗、高钠、多种离子含量的特点，直接刺激血管内皮细胞生成并分泌与炎症有关的细胞因子致细胞肿胀，炎症反应加重，浸泡组织的继发损伤持续加重，局部血液灌注量少，加重病情。

②伤口污染加重：海水浸泡后，伤口阻止细菌数高于单纯损伤的 10 倍左右，并导致机体状况差、低温、免疫功能抑制、功能紊乱等加剧伤口感染。

③愈合延迟：由于感染、血液循环障碍，浸泡伤口愈合时间较单纯损伤延迟 4～5d。

（2）救治及护理

①尽快脱离海水环境，浸泡伤口要及时复温。

②受伤肢体迅速行加压包扎止血，用防水敷料包扎伤口；检查患者有无休克，合并脑、胸、腹损伤。

③在患者病情稳定情况下，尽早实施清创术，遵循"早期清创，延期缝合"原则。

④抗感染、抗破伤风治疗，早期应用破伤风抗毒素和广谱抗生素。

⑤必要时配合实施截肢手术，注意保留残端的最大长度。

5.烧伤合并海水浸泡

（1）伤情特点

①死亡率高。

②休克严重。

③酸中毒严重且持续时间长。

④体温过低。

（2）救治及护理

①尽快离开海水环境。

②保持呼吸道通畅，迅速清除口鼻腔内异物；严重呼吸困难者，配合完成气管插管和氧气吸入，并进行有效的呼吸道管理；必要时呼吸机辅助通气。

③处理危及生命的合并伤，如大出血、开放性气胸等立即给予止血；开放性气胸在引流出海水后行封闭包扎，张力性气胸行穿刺后放置引流管。

④补充液体，立即建立静脉通路，根据改良 Parkland 公式补液；病情允许时，给予烧伤饮料（温开水 100ml，氯化钠 0.3g；碳酸氢钠 0.15g；苯巴比妥 0.03g）少量多次口服，不宜饮白开水。

⑤复温，评估低温程度予以复温措施，注意防止复温性休克。

⑥创面处理，烧伤创面由于海水浸泡，海水中细菌侵入，应在 6h 内冲洗、清创。

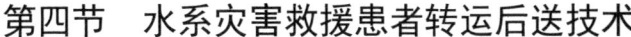

第四节　水系灾害救援患者转运后送技术

海上患者转送是指患者在海上平台或后送运输工具间的换乘，通常在舰船间或舰船与水上飞机、直升机之间进行。患者换乘是患者海上医疗后送的重要环节，是紧急伤情发生后，患者获得及时救治的重要保障技术，直接影响海上患者的换乘效率和安全性。

一、患者转运换乘技术

海上患者换乘是指海上舰船间、舰船与飞机或陆地间进行患者的转运。医院船是海上浮动的医院，在海上医疗护送中有无法替代的作用，如何提高患者换乘效率，对医院船能否有效发挥海上医疗救护作用至关重要。

（一）患者换乘方法

目前，患者换乘常用的方法有：舷吊法、舷桥法、小艇换乘法及直升机换乘等。值得注意的是，"和平方舟"医院船装备有舰载直升机，可以实施先进快捷的垂直换乘，使换乘方式有了质的改进。但综合考虑患者数量、海况等级及舰船吨位问题等，舷吊法换乘仍是海上患者换乘主要方法，特别是在海况较差，但不超过4级，两船舷差较大的情况下为首选。有研究显示，采用舷吊法换乘（图6-2）从患者置于吊篮内，通过吊臂的缓慢移动至接收平台，整个换乘过程耗时约15 min。

1. 舷靠换乘　是两舰船靠在一起进行换乘。这种换乘方法比较简便、安全，患者换乘速度也较快。在舷差＜2m时一般采用舷桥法，即在舷靠的两舰船之间安放桥板，患者经桥上通过。若舰船两舷装备有舷梯，则患者可经由舷梯上下，此方法适用于舷差2～5m，5级风以下情况。目前我国已研制出一种换乘专用伸缩舷梯，舷梯上有担架固定装置及传送装置，舷梯伸出稳定后，担架员将患者连同担架固定在舷梯之上，开动传送装置即可将患者换乘到另一艘舰船上。此换乘法省时省力，安全性上也有一定的提升。在舷差较大或

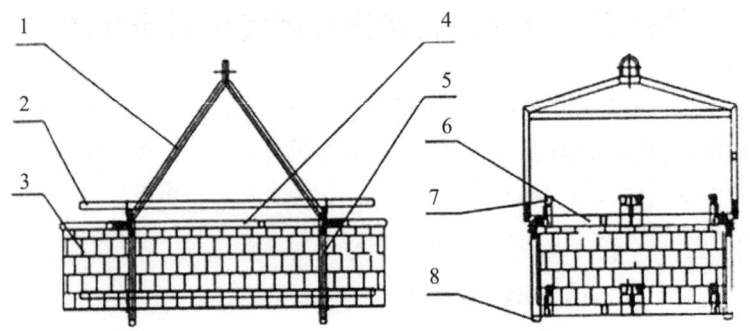

1.吊框,2.担架,3.安全网,4.主框架,5.支撑脚,6.可折叠横向固定杆,7.固定夹具,8.防御脚

图 6-2　批量患者的换乘吊篮设计

风浪较大时,一般可采用舷吊法,患者通过吊篮由吊车进行换乘(图6-3,图6-4)。

2.钢缆传送换乘　是指两舰船间隔一定距离,其间架设钢缆,患者用吊篮或海军担架通过钢缆进行传送。我国钢缆传送换乘方式已积累了一定经验,目前这种方式以运送物资为主(图6-5)。

3.中介工具换乘　是指两舰船间通过救生艇、救生筏、直升机等换乘工具进行的换乘方法。其中,直升机换乘又称为垂直换乘。

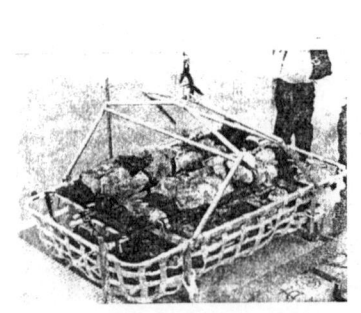

图 6-3　装载 4 名患者卧位状态

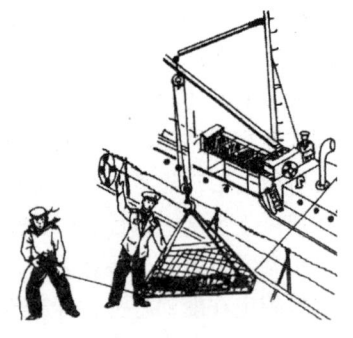

图 6-4　舷靠换乘

（二）患者换乘的组织管理

1. 换乘的人员分工　开展患者换乘工作应将实施人员分组，明确分工任务，共同完成换乘工作。一般分为：①安全组：安全员3～4名，负责海上患者换乘时的现场安全警戒和安装安全网；②拉索组：由6～8人组成，位于飞行甲板，

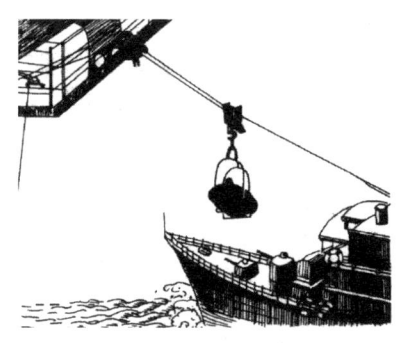

图6-5　钢缆传送换乘

负责担架前导索和患者传递工作，当患者换乘至飞行甲板时，负责解前、后导索和安全绳；③搬运组：由8～10人组成，位于飞行甲板，负责将换乘来本舰飞行甲板的患者搬运到医疗模块的分类组和各医疗舱室；④吊运组：由3人组成，位于飞行甲板和吊车附近，1名负责吊运换乘的组织指挥，使用吊篮吊运患者到本舰，2名安全员负责吊篮的安全，防止摇摆。

2. 换乘过程的协调管理　实施海上伤员换乘时应注意：统一指挥，分工协作，密切协同。患者换乘应是在各组工作人员密切配合下完成的，这就要求医院船在平时的卫勤训练中更加注重各组工作的衔接与配合，理顺救护流程，做到"无缝对接"。其次，视情选法，沉着果断。根据具体海况及医院船的实际情况仔细分析，认真研究，选择最佳的换乘方法，并抓住有利时机，沉着果断，集中精力，以保证患者换乘的安全、迅速。

二、水系灾害救援患者转送技术

（一）人员编组

1. 医护人员编组　主要分为陪护组和搬运组。陪护组一部分由1名医师1名护士负责陪护重患者，另一部分则由1名医师或护士带一组轻患者撤离。其余医护人员为搬运组，负责搬运护送患者至

后送装置。

2. **患者编组** 每组护士长按伤情对患者进行统一编组，分别登记需用担架患者、需用轮椅患者及轻患者的数量。

（二）准备工作

1. **物品准备** 准备担架、轮椅、头部固定器、急救箱、常用急救药品和器材、氧气袋等，收齐患者各种医疗文书资料。

2. **患者准备** 酌情停止患者的治疗，根据需要夹闭引流导管，并准备患者必带物品。

3. **转运前固定好患者的各种引流管路**

（1）换乘搬运前增加缝线、胶布、纱布等的固定。

（2）脑室引流管固定于头皮，于敷料外加胶布固定。

（3）胸、腹腔引流管、留置导尿管分别固定于患者的胸、腹壁、大腿内侧皮肤或衣服上。

（三）换乘过程中医疗护理

1. 转送病员对陪送人员的技术水平和应急处置能力要求相对较高，应选用急、危重症护理技术过硬的护理人员参与陪送。平时应加强对护士培训，安排护士定期到急诊、ICU 轮转。在组建医疗队时，要充分考虑老、中、青相结合，在专业组成上突出急救、重症、外科优势，在医疗队中配备参加过灾害救援工作的护理骨干。他们所具有的现场救援实战经验及特殊恶劣环境下解决应急问题的能力对伤员的安全转送有重要的作用。

2. 转送过程中医疗用品的携带数量有限，而患者病情复杂多变，应根据伤病特点，充分考虑患者病情变化，统筹安排。携带的材料尽可能用一次性物品，以减少清洗消毒环节。合理的物资准备是快速反应、保证顺利后送的关键。

3. 海上转运较陆地转运颠簸严重，因此后送装备稳定度比医院船更低，尤其是海况差时，绝大多数乘坐人员都会晕船，易引起患者伤情恶化。因此，做好患者转运前的预处理至关重要。在转送前可依据医嘱和病情，暂缓或停止患者部分治疗，清空尿袋及各种引流袋，酌情夹闭引流管。呼吸困难患者保持呼吸道通畅，随时做好吸痰准备，必要时预先给予气管插管；妥善约束烦躁患者，适当应用镇静药。在保证患者安全的基础上，迅速完成后送任务。

第五节 医院船参与水系灾害医学救援特殊护理技术

"和平方舟"医院船是我国第一艘自行设计、建造的制式医院船，隶属于海军东海舰队。从2010年始，医院船开始出海执行国际人道主义医疗支援任务，所到之处受到当地人民的肯定与欢迎。医院船除平时承担对外医疗服务任务之外，当灾害发生时也能迅速赶到灾害现场参加救援，因其海上流动医院的独特性能，医院船在灾害救援中发挥重要作用。医院船参加灾害救援较其他方式救援的优势：

一、医院船平台救治特点

（一）良好的基本性能，航区范围大

医院船具有良好的航速、续航力、自持力、抗沉性、抗风性、稳定性等基本性能，具有无限航区的功能，可在4级海况以下开展手术，6级海况下收治患者。

（二）医疗设备配套，收治能力强

"和平方舟"医院船具有固定的编制床位，并配备相应的医疗设备。医院船设各类病房，能够同时开展多台手术，救治能力强。

（三）立体化换乘方式，收容、后送便捷

"和平方舟"号医院船除具备两侧换乘、舷吊换乘等功能之外，还随船配备救护直升机，实现立体换乘，收容后送快速方便。

（四）遂行多样化任务

"和平方舟"医院船可以酌情选择展开床位数，具有灵活的抽

组方式，从而配置相关的医护编制。同时，医院船还配置了便携式医疗装备，可以机动到岛礁、岸基等，也可以将当地受灾患者转运到医院船上进行救治，且医院船不受陆地道路限制，展开撤收迅速。

二、医疗救治范围

"和平方舟"号医院船的救治范围参照《军队各级医疗机构平时收治范围和转送标准》及《战伤救治规则》制定。

（一）战时救治范围

1. 实施紧急手术。
2. 开展损伤控制性手术。
①严重肝外伤，用纱布填塞止血。
②四肢大血管伤活动性出血，用指压止血后，纱布填塞，加压包扎；贯通性枪弹伤，可采取压迫止血，危及生命时可结扎血管。
③颈、躯干大血管出血，进行结扎止血。
④胃、小肠破裂，用止血钳夹住裂口，结肠破裂可做结肠外置造口，以防止胃、肠内容物溢入腹腔。
3. 进行较完整的清创手术。
4. 实施输血、输液、给氧等综合救治措施，防治休克。
5. 对冲击伤、挤压伤、复合伤等复杂伤性伤员进行确诊，并采取综合性救治措施。对海水浸泡伤员进行针对性治疗，并给予复温处置。
6. 继续抗感染治疗。
7. 根据加强的专科力量，视情完成专科治疗。

（二）平时救治范围

平时，医院船医疗系统的救治功能是按相当于我军中心医院规模救治能力进行设计的，其卫生设备也基本具有同等水平，参照总后卫生部【1999】卫医字第98号《军队各级医疗机构平时收治范围和转送标准》，医院船具有诊断和处置各系统、各专科伤病员的能力，做适当治疗后转院治疗，或视情况进行留治。

三、医院船应对水系灾害医学救援的救护技术

（一）医院船护理相关固定技术

海上航行过程受海洋条件、船舶排水量大小、行驶风向及减震设施状况等因素影响，船体不稳定，护理人员必须掌握在失稳状态下的护理技能。一级稳定度（＜10°），船体平衡或轻度不稳定，操作与陆地相似；二级稳定度(10～25°)必须对船上医疗设备、患者及其引流管等采取固定措施，护理人员采取相应稳定身体的方式完成操作；三级稳定度（＞25°）船体很不稳定，停止高精细、高风险操作，护理重点应为维护已建立的各项保障患者生命的通路。

1. 护理人员稳固性对策

（1）站立时（图6-6）

①护士在站立操作时依据船体摇摆方向：横摇时面向船首或船尾，两脚分开与肩同宽；纵摇时面向船左右舷，两脚左右分开同肩宽。

②护士进行各种操作，身体倚靠或扶持固定物，如舱室支柱、舱壁、已与甲板固定的桌子、椅子、床等，必要时由他人协助保持身体相对稳定。

（2）下蹲、弯腰时：护士采用下蹲弯腰姿势进行各种操作时，使身体重心降低，接近支撑面。

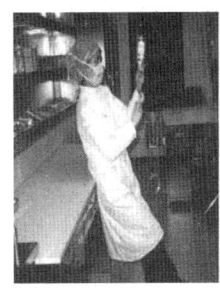
图6-6 站立

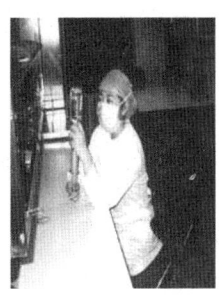
图6-7 坐位

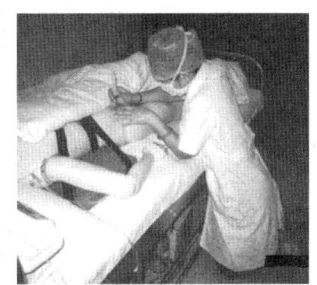
图6-8 跪位

(3) 坐位时（图6-7）：选择与甲板固定的椅子，坐在其上，两脚左右分开同肩宽进行各项操作。

(4) 跪位时（图6-8）

①单腿半跪位时，非跪下肢踩踏部位选择在舱底螺帽、钢板焊接处着力；

②双膝分开跪地时，双肘或单肘支撑床面，形成多点支撑，扩大支撑面。

(5) 静脉穿刺时，采用多点支撑，可采用单腿半跪位（图6-9）或双腿分开跪地位（图6-10），身体依靠固定物（图6-11），如床沿，双手支撑床面（图6-12），增加稳定性。

船体摇摆＞25°，避免股动脉、锁骨下静脉穿刺等高风险操作，

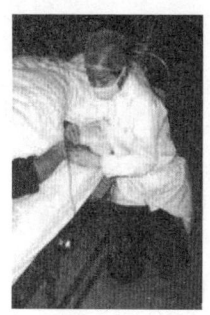

图6-9 单腿半跪位

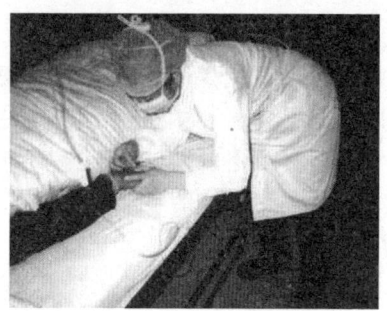

图6-10 双腿分开跪地位

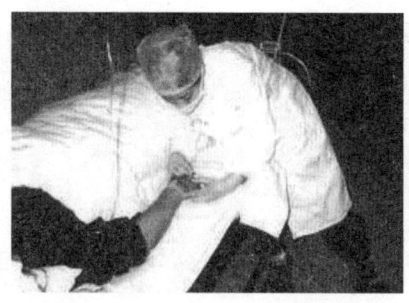

图6-11 双脚分开与肩同宽

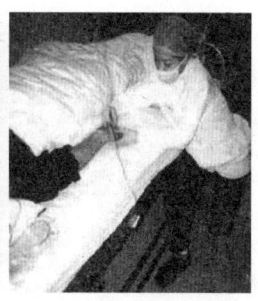

图6-12 依靠固定物

代以安全性较大操作且分配抗晕能力强,技术过硬人员完成。穿刺时,进针方向宜与血管平行,不宜斜刺,持针手的环指、小指或持针手与患者穿刺部位下方支撑牢靠,待船体摇摆相对稳定时迅速进针。穿刺成功后,针头继续前行一段,随后另一拇指即刻压住穿刺点前方针体和针柄,防止船体不稳致针头脱出。

(6) 手术操作时

①器械护士在腰带上增设挂钩或尼龙搭扣与手术床边固定,或设有围腰栏与手术床固定。

②穿针引线时采用坐位,双足支撑地面,两肘依托于手术床上,保持姿势相对稳定。

2. 患者固定技术

(1) 意识清醒、伤情允许的患者

①平卧时指导患者双手抓住床挡或床头,双足蹬紧床尾;

②侧卧时双手或单手抓住床边或床挡,一侧下肢伸直,足蹬紧床尾,另一侧下肢弯曲,必要时在两膝之间、后背和胸腹前放置软枕。

(2) 休克、昏迷患者

①在床挡周围加用软枕,同时采用25~30cm宽固定带将胸部、膝部、髋部固定于床上。

②休克患者用垫枕抬高患者头胸部10~20°,抬高下肢约30°。

③昏迷患者去枕平卧,头偏向一侧,头与床头间横置枕头。

(3) 特殊伤情患者

①骨盆伤、脊柱伤患者选择与船体纵轴方向垂直的床位,使身体顺应船体的摇摆方向。

②气管切开、气管插管患者使用头颈部固定装置或于头颈两侧置沙袋固定。

③手术患者在手术允许的情况下,用固定带将患者躯干或肢体分别固定于手术床上,形成床-患者-术者同步摇摆。

④胸腹腔创伤术后需半卧位患者,床头的靠背架抬高

30~60°,床尾摇高支架30~45°,或用大单裹住枕芯放于膝下,将大单两端固定于床缘下,使下肢屈曲,必要时用大单叠至30cm,将胸部固定于床的靠背架上。

⑤膝胸卧位、截石位患者需有人保护,防止船体不稳致患者摔伤。

3. 引流管路固定技术

(1) 脑室引流患者

①为避免船体摇摆带来的患者头颅移位,应给予头部固定,使用头颈部固定器或沙袋固定于颈部两侧。

②脑室引流袋挂于床头后将其与床头固定,避免引流袋在船体摇摆与床头碰撞时受挤压,增加引流阻力,影响引流顺畅。

(2) 胸、腹腔引流患者

①保持半卧位可以促进胸腹腔的彻底引流。为避免半卧位时患者重心不稳,躯体移动,使引流管脱出,在患者身体两侧垫软枕并将体外引流管用缝线固定于皮肤上,引流管近端用胶布固定于体表,中部用别针固定于床单上,远端及引流袋固定于床旁,形成多道固定。

②胸腹腔引流袋放置于固定的床旁篮内,导管长度70~110cm为宜。

(3) 换乘、转运患者

①搬运前增加缝线、胶布、纱布等的固定。

②脑室引流管固定于头皮,于敷料外加胶布固定。

③胸、腹腔引流管、留置导尿管分别固定于患者的胸、腹壁、大腿内侧皮肤或衣服上。

4. 物品器械固定技术

(1) 手术器械

①手术托盘固定在手术床边,备好无菌巾,必要时对托盘进行遮盖,固定手术器械(图6-13)。

②将无菌器械分门别类插入灭菌袋(图6-14),置于手术床旁

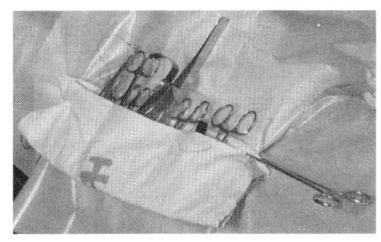
图6-13 手术器械固定于手术台

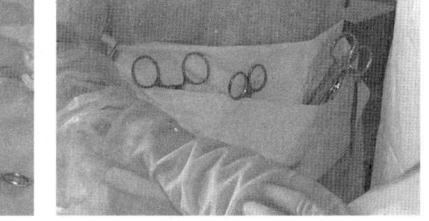
图6-14 手术器械固定于护士腰上

或固定于手术护士腰部，避免器械滑脱污染。

（2）其他物品固定技术

①贵重仪器：用挡板、拦网固定。

②输液架：用船舱固定选调式挂钩取代可活动输液架。

③操作盘：用不怕碰撞易于固定的护理篮或护理包取代护理盘。

④多功能护理袋挂于舱壁（图6-15）或床栏（图6-16），将易碎的玻璃安瓿药品、塑料软包装液体、注射器、消毒用品、各种导管等分类插入袋内，既可以有效防止物品滑脱、方便抢救使用，又节省护士在不稳定环境中取送物品的时间。

5.固定保护具使用　主要用于避免在船体摇晃时，骨折患者躯体移动或管路滑脱以及物品移动引起的碰伤等二次损伤。

（1）可塑性化学固定夹板：多用四肢骨折固定。

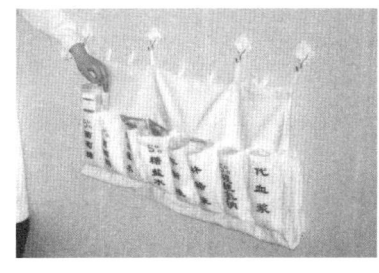
图6-15 多功能护理袋挂于舱壁

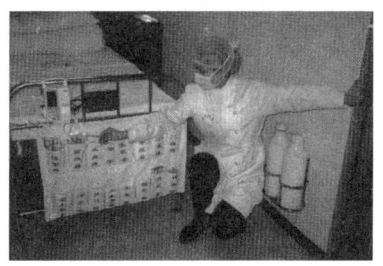
图6-16 多功能护理袋挂于床栏

(2) 固定网套：分帽状和管状。帽状用于头部纱布包扎后强纱布固定，取代缠绕包扎纱布外的绷带固定。管状用于四肢、手指等柱状纱布包扎后套于纱布外，取代绷带外固定。

(3) 约束带：尼龙搭扣约束带用于固定躯干、下肢；手肘约束带用于固定肘部、手腕等；肩部约束带用于固定肩部、限制患者坐起；约束手套用于固定手掌；约束衣用于固定躯干；肘部保护器用于固定和保护肘部。

(二) 医院船上给药技术

1. 注射给药技术

(1) 核对、解释和皮肤消毒。

(2) 固定注射体位，肌内注射患者可采用双脚分开与肩同宽，身体倚靠病床等固定物站立，或单膝跪地；皮下注射和皮内注射护士采用臀部或背部倚靠固定物站立或坐靠病床沿姿势。

(3) 注射给药时保持身体倚靠支撑点或面，左手紧绷皮肤，右手持注射器（不同注射方法选择不同的注射角度）。

(4) 注射完毕，整理用物并记录。

2. 静脉输液或输血技术　用物及人员准备，核对、解释。使用船体固定输液架，将用物置于舱壁或床头固定的多功能护理袋内或护理包或护理马夹内。

(1) 进行核对、解释和操作前准备，使用的输液器长度一般需要在 1.5m 以上，使其有足够的缓冲余地，防止船体摇摆、颠簸、患者体位改变造成的输液针头意外脱出。

(2) 船体晃动时，为防止空气进入输液管路引起气栓，输液器排气时保证墨菲氏管内有 2/3 以上液体。

(3) 船体摇摆度达 2 级及以上，除腹部手术外，尽量选择下肢选血管以利于舰船摇摆时患者双手抓物或支撑床面固定身体。

(4) 操作时，若船体摇摆严重，操作者取坐位或半跪位，两肘及持针手的手掌尺侧支撑床面，形成"多点支撑"。利用船体摇摆相对稳定时进针。进针角度宜采用与血管平行方向直刺，避免斜刺。穿刺成功后，针头继续前行一段，随后另一拇指即刻压住穿刺点前方针体和针柄，然后用胶贴固定针柄，防止船体和护士身体不稳致针头脱出。

(5) 定期巡视和观察患者有无输液（血）反应。

(三) 海水浸泡低温征患者复温操作技术

1. 热水浴复温技术

(1) 准备用物：浴盆、热水（42℃）、水温计。

(2) 将浴盆加入热水，冻僵患者复温水温准备从 34～35℃，脱尽患者衣服将其置于温水中 5min，不断加入热水，逐渐提高到 42℃，用水温计全程监测水温变化。

(3) 一般复温时间 20～90min。

(4) 密切观察患者生命体征变化和复温效果，当患者出现皮肤、指（趾）甲床颜色转为潮红、直肠温度升至 34℃ 或有规律呼吸心跳，出现寒战，恢复知觉及时通知医师，考虑停止复温。

2. 热水袋复温技术

(1) 用物准备：热水袋、水壶、热水、干毛巾、布套、水温计。

(2) 检查热水袋有无破损，热水袋塞子是否旋紧密闭。

(3) 用水壶盛热水，去塞，将热水灌入热水袋 1/2～2/3，平放以排尽空气。擦干热水袋，检查无漏水后装入布袋，系紧袋子。

(4) 置于患者所需部位，根据不同目的掌握时间，治疗应 < 30min，保暖可持续使用。

(5) 水温降低后及时更换，使用过程中密切观察患者病情变化及使用效果。

3. 静脉输入暖液体

(1) 物品准备：静脉用液体、静脉输液用物、水温计、热水袋、恒温水温箱、增温器。

(2) 根据需求加温液体：液体置于 40℃ 恒温箱，保持液体在 37°～40℃；输液管终端使用输液增温器（38℃ 左右）；热水袋置于输液管道末端液体加温输入。

(3) 按静脉输液操作程序完成静脉输液操作。

(4) 输入暖液体过程，注意观察液体温度和患者病情变化。

4.复温治疗袋（图 6-17，6-18） 冻伤治疗的关键是迅速使受冻伤肢体复温。传统的方法是将受冻伤肢体置入 38～42℃温水中，野战条件下，由于环境温度过低，热水很快降至 38℃以下，热传导复温速度较慢，影响治疗效果。

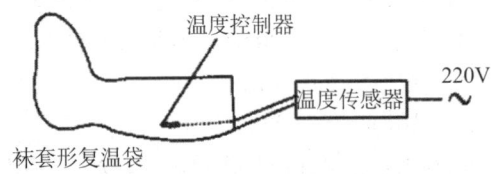

图 6-17 足部复温治疗袋

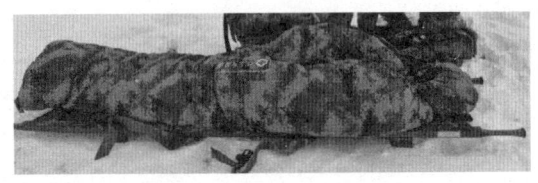

图 6-18 全身复温治疗袋

(1) 基本构造：电热丝 10m，温度传感器 1 个，集成电路块 2 块，二极管 2 个，电线若干，保温材料（太空棉、迷彩布）做成与受冻伤肢体大小相适应的袜套形，内置电热丝。

(2) 工作原理：将受冻伤肢体置入复温袋内，温度传感器也置于复温袋内，开启电源，电热丝产生热量，使袋内温度逐渐上升，通过热传导和热辐射两种方式使受冻伤肢体复温。当袋内温度达到 42℃时，复温袋内的温度传感器感受袋内温度，通过温度控制器，电路自动断开，停止加热；当袋内温度低于 42℃时，电路自动接通,开始加热,如此反复,直至整个受冻伤肢体复温。电源电压为220V,频率为50Hz,功率为50W。

(四)水系灾害医学救援主要伤情监测技术

1. 体温、脉搏、呼吸和血压生命体征监测技术　同基础护理操作。

2. 瞳孔直径、对光反射监测技术

(1) 对危重症患者和怀疑有颅脑损伤的患者进行定期的瞳孔直径检查和对光发射监测。

(2) 用两手手指同时撑开患者上下眼睑,观察瞳孔大小、形状,对比两侧瞳孔是否对称。有条件者可用瞳孔尺测量。

(3) 必要时检查瞳孔对光的反应灵敏度。用手掌挡住一只眼光线,手电筒迅速照射,迅速移去,反复几次,观察瞳孔对光的灵敏度。

(4) 记录检测结果。

3. 中心静脉压(CVP)监测技术

(1) 用物和人员准备,护理人员配合进行中心静脉置管穿刺。

(2) 操作中术者双脚站立与肩同宽,身体倚靠固定物站立,穿刺连接备用的压力套装,以及监护仪上的传感器。

(3) 测CVP关闭其他输液管路,只留与压力套装连接的通路,记录CVP值。体位变化时则重新调整零点。测量完毕,连接各管路,继续补液。

(4) 一般在三级以上的救护阶梯才能进行CVP的监测。

第7章 灾害救援仪器设备使用与管理技术

第一节 手术器械

一、手术器械清洗

1. 预处理　首先去除器械上的刀片、缝针、缝线等医疗废物，然后将器械的各个表面在流动水下冲洗，去除水溶性蛋白。

2. 浸泡　将经过冷水冲洗后的器械，使用多酶清洗液浸泡，分解有机污染物，清洗液温度为 40～45℃。浸泡时间一般为 2～10min，有血迹干涸需 20min，清洗酶 8h 更换一次。

3. 手工刷洗　借助软刷进行医疗器械的轴节、齿槽、缝隙、螺纹、管腔等部位的刷洗及盲端的擦洗。手工刷洗后的器械需反复在自来水中冲洗，不得有任何清洗剂残留。

4. 清洗机清洗　摆放好器械，先冲洗有组织类污物的，以保证清洗的效果，大器械筐放置比较大的器械，如果有特别大而器械筐装不下的器械(比如骨科器械)，可以把器械筐撤下直接放在清洗架上面清洗，但应注意不要有伸出部分阻挡喷臂的旋转，小器械筐上面的两个器械框放置比较小的器械，把所有有轴节的器械的轴节打开，以保证洗净度和烘干效果；注意器械不能伸出到外面，影响喷臂的转动，影响清洗的效果；注意不要放入缝合针类很小的器械直接清洗，盆类器械倾斜放置或用专用筐清洗；器械不要放在清洗机内过夜，洗涤、烘干完毕后取出。

二、手术器械保养

1. 应采用目测或使用带光源放大镜对干燥后的每件器械、器具和物品进行检查。器械表面及其关节、齿牙处应光洁，无血渍、污渍、水垢等残留物质和锈斑，功能完好，器械无损毁。

2. 对清洗后质量不合格的器械，重新处理。有锈迹的器械及时除锈，器械功能损毁或锈蚀严重的器械应及时维修或报废。

3. 带电源的器械应进行绝缘性能的安全检查。

4. 应使用润滑剂进行器械保养。不应使用石蜡油等非水溶性产品作为润滑剂。

三、手术器械灭菌

1. 需要灭菌的各种包裹不宜过大，一般不超过 $40\times30\times30cm$，包扎也不宜过紧。

2. 排尽灭菌器内的空气，空气和蒸汽不易混合，如果蒸锅内的空气未排尽将沉于锅底，使该部灭菌不彻底。空气遗留在蒸锅内的比例越大，则灭菌的可靠性越小。

3. 定期检查灭菌效果，测定灭菌器的灭菌效能的最好的方法，定期进行细菌学检查，1次/月。

4. 已经灭菌的物品应注明有效日期，并与未灭菌的物品分开放置。灭菌后的物品，可保持包内物品无菌有效期2周。

第二节　除颤仪

一、除颤仪的适应证

1. 心室颤动　电复律的绝对指征。
2. 慢性心房颤动　房颤史在1～2年以内，持续心房扑动。
3. 阵发性室上性心动过速　常规治疗无效而伴有明显血液动力

学障碍者或预激综合征并发室上性心动过速而用药困难者。

4. 呈1∶1传导的心房扑动

二、除颤仪的操作程序

1. 用物准备　LIFEPAK20除颤仪及导联线，导电膏、0.9%氯化钠注射液、纱布等。

2. 备齐用物　携用物至患者床旁，操作者立于患者右侧。

3. 接通电源

4. 置患者平卧，解开上衣，暴露皮肤

5. 打开电源开关键1（绿色开），按下"手动"按钮，打开按钮盖

6. 在电极板上涂上导电膏

7. 按2（黑色能量选择）键选择电量，按3（黄色充电）键充电

8. 充电完成后，将电极板贴紧患者胸部除颤部位的皮肤，右手握心尖标识电极板，左手握胸骨标识电极板，胸骨标识电极板（左手）电极置于心底部，即右锁骨中线2～3肋间，心尖标识电极板置于心尖部，即左乳头4～5肋间腋前线或腋中线上，两电极相距至少10cm。确认包括操作者在内的所有人都不要接触患者、病床及任何连接装置。

9. 操作者紧压电极板在操作部位，双手拇指同时按红色"电击"键释放能量。也可请其他医务人员按仪器操作面板上的"红色放电"键，放电，如果没在60s内按下"电击"键，就会从内部移除储存能量。需再次重复以上充电程序。

10. 观察患者的心律和反应，必要时再行除颤

11. 记录　认真记录患者除颤模式、电量、除颤次数、转归等，并在仪器登记本上记录。

三、除颤仪的保养

1. 每次使用仪器后,用清洁的专用抹布湿式擦拭,如有血液、体液、分泌物污染时,用75%医用酒精进行擦拭。
2. 负责人员每周定期检查机器效能,清洁机器外壳,做好记录。
3. 每次使用后电量耗尽的电池完全充电需要16h。
4. 禁止使用有腐蚀性液体或溶剂清洁仪器。
5. 不要让机器碰撞或碰划尖锐锋利物品。

四、除颤仪故障排除方法

1. 当出现连续报警提示
（1）电量不足,请插上电源。
（2）心率超出设定范围。
2. 使用过程中突然波型消失　检查电极是否脱落。
3. 接上电极经过选择导联调整波幅仍呈一直线　检查R、L、F导联是否接错。
4. 当出现干扰波群　提示患者身体抖动、接触金属物体、呼吸加快或周围有人使用手机。
5. 充电时AOPOWER BATTCHRG没显示黄色　提示没处于充电状态,检查插座线路是否接触不良,如果插座性能好,接触良好,仍未处于充电状态,提示电池已坏,请更换电池。

第三节　心电监护仪

一、适应证

凡是病情危重需要进行持续不间断的监测心搏的频率、节律与体温、呼吸、血压、脉搏及经皮血氧饱和度等患者。

二、心电监护仪的操作程序

1. 准备　使用前要清洁局部皮肤，未清洁、毛发过多或有皮屑会导致电极片接触不良。

2. 正确粘贴好电极片。

（1）三电极仪器电极片粘贴位置：负极（红）：右锁骨中点下缘；正极（黄）：左腋前线第四肋间；接地电极（黑）：剑突下偏右。

（2）五电极仪器电极片粘贴位置：右上（RA）：胸骨右缘锁骨中线第一肋间；左上（LA）：胸骨左缘锁骨中线第一肋间；右下（RL）：右锁骨中线剑突水平处；左下（LL）：左锁骨中线剑突水平处；胸导（C）：胸骨左缘第四肋间。

3. 每24h应更换电极片，不能使用过期的电极片或重复使用电极片。

4. 血压监测分为自动监测和手动监测　手动监测启动START键；自动监测根据病情设定间隔时间。选择合适的袖带及模式设置；袖带上的标记对准肱动脉，松紧适宜，以可插入两横指为宜。袖带应于心脏（右心房）水平。患者在移动、发抖或痉挛、频繁测量血压时测量会出现误差，请在患者平静后重新测量。

5. 血氧饱和度　血氧饱和度的联线应该放在手掌上侧，剪短手指甲，勿涂指甲油，手不可频繁的移动。

6. 测量血氧饱和度与测血压不可在同侧测量。

三、心电监护仪的维护及保养

监护仪应放在固定位置，保持通风，避免阳光直射。每日做好清洁，进行测试并做好记录。心电导联线不能弯曲过度防止导联线断裂，血氧饱和度探头避免硬物磕碰。血压袖带每周用含氯消毒剂浸泡消毒一次，在使用中被患者的血液、呕吐物、分泌物污染后立即消毒。心电监护仪调试流程：各导联线有无破损→开机自检→测试心电、血氧、血压→在登记本上做好检查记录。

… 第7章 灾害救援仪器设备使用与管理技术

第四节　复温毯

一、复温毯的使用适应证

适用于休克、全麻术后体温过低、寒战以及海水浸泡低温征等患者。

二、复温毯操作程序

1. 评估患者是否处于低温状态以及患者是否使用过复温毯，向患者做好解释工作，检查患者身体表面的情况，如处于干燥状态方可使用升温系统。

2. 将升温系统固定于床尾方便护理人员操作的地方，固定脚轮防止复温毯滑动。

3. 将棉毯平铺于患者身体上，带有孔眼的一面直接接触患者。

4. 将通气软管的前端喷嘴与温毯被的开口连接紧密，确保固定牢靠。喷嘴不得直接对准患者，否则会造成患者灼伤。

5. 把升温系统的电源线插入到适当的电源插座内，并将电源线靠病床固定好，防止中途断电。

6. 在患者的复温过程中须严密观察患者血压情况，是否出现血压降低。如有变化立即停止复温并通知医师进行处理；如复温过程中已经达到体温预定值，可将温度调小或直接关闭机器结束复温。

7. 结束治疗后密切观察患者生命体征变化并做好相应的记录。

三、复温毯的维护与保养

1. 复温毯硬件的更换与维护

（1）过滤器的更换：升温系统过滤器在使用2000h后进行更换，及时与厂家联系。

（2）软线、电源线和喷嘴等若出现损坏，及时更换。

2. 升温系统的清洁　注意别把任何液体喷溅、倾倒或溢流到升温系统、升温系统附件、接线器、开关或者箱体的开口上。

3. 表面清洁和消毒　按照仪器清洁操作说明书进行操作,升温系统可用非磨蚀性清洁剂或者 70% 的酒精水溶液打湿的软布进行表面清洁,轻擦拭监控器的表面。升温系统可以用浸透 10% 自来水氯漂白溶液的软布进行消毒。

第五节　便携式血液净化机

一、适应证

1. 高血钾症　血清钾＞ 7.0mmol/L,无尿。
2. 严重左心衰竭　呼吸困难不能平卧,需吸氧,咳粉红色泡沫样痰。
3. 严重酸中毒,严重电解质紊乱,保守疗法不能纠正者。
4. 药物中毒深昏迷者,并已在急诊洗胃、留置尿管者。

二、操作程序

1. 用物准备　TL- 系列便携式血液净化机 1 台及匹配电源,配套用血液净化管路 1 套、一次性输液器 2 个、输液延长管 1 个、废液袋 2 个、透析用护理包 1 个、一次性注射器(20ml、5ml 各一个)、安尔碘皮肤消毒液 1 瓶、无菌棉签 1 包、一次性三通阀 1 个、0.9% 氯化钠注射液(1000ml 2 袋、3000ml 1 袋)、碳酸氢钠注射液 1 瓶,置换液 1 袋、肝素钠注射液 1 支、0.3% 过氧乙酸 1 瓶、医嘱单,特护记录单,备抢救车。

2. 患者准备
(1) 平卧位,吸氧。
(2) 持续心电监护,监测血压、脉搏、呼吸。
(3) 建立大静脉通路,建立透析专用通路。

3. 查对　携用物至床旁,核对床尾卡,查对患者腕带,向患者解释操作目的。

4. 速干手消毒液消毒双手

5. 接通电源，开机，机器自检

6. 机器消毒

(1) 按照机器主界面提示进行操作。

(2) 净化管路消毒浸泡 30min。

(3) 0.1% 氯化钠 3000ml 冲洗。

(4) 冲洗完毕进入管路连接界面。

7. 安装血泵管路

(1) 将动静脉血壶安装入血壶支架内（倒置）。

(2) 管路与滤器动静脉端连接。

(3) 快速接头与滤器连接，放于滤器支架内。

(4) 安装热源过滤器，将蓝色接头与机器补液口连接（暂不与动静脉血壶连接）。

8. 管路预冲

(1) 检查并确认完成上述步骤后，进入治疗预冲界面。

(2) 将肝素盐水 1000ml 与动脉管路连接，有效废液袋与静脉回路连接，机器进液口与置换液连接（再次与医嘱核对，检查置换液、各类药液，输液袋有无裂痕，药物有无混浊、沉淀，是否在期内）。

(3) 点击"准备"键，开启血泵，预冲速率≤100ml/min，进行滤器膜内预冲，管路内预冲满后，动静脉血壶回位。

(4) 点击"内排气"键，将滤器动脉端朝上倾斜，排净膜外空气。

(5) 点击"外排气"，对热源过滤器进行预冲，排净空气后根据医嘱连接动静脉血壶。

9. 参数设置

(1) 点击机器主界面的"连接"点击"CVVH"进入参数设置界面。

(2) 根据医嘱设置参数（血流速、置换液速度、患者脱水量设定、脱水速度、温度）。

(3) 设定完毕后，点击"返回"键，进入治疗界面。

10. 连接　暴露患者穿刺部位，连接各管路、上机，管路固定妥当。

11. 治疗

(1) 开启血泵，缓慢调节血流速。

(2) 血流量≥150ml/min，点击运转。

(3) 再次确认输入流速（置换液，前后稀释，患者脱水量，PBP），监测生命体征，询问患者感受。

12. 双人查对，内容包括　床号，姓名，住院号，置换液配方，前后稀释，患者脱水量，脱水速度、血流速（举手示意，计时结束）。

13. 协助患者卧位舒适，整理床单位

14. 指导患者

(1) 告知患者治疗主要作用。

(2) 指导治疗期间的注意事项（注意保护使用置管的肢体，尽量避免肢体弯曲，以免造成回血堵塞导管）。

(3) 翻身时，活动时注意保护导管。

(4) 告知患者有不适感觉及时通知医护人员。

15. 速干型手消毒液消毒双手

16. 推治疗车至处置室，口述用物处置

17. 流动水洗手（七步洗手法），（口述）记录

三、便携式血液净化机的保养

1. 每次使用机器后，用清洁的专用抹布或消毒纸巾湿式擦拭，如有血液污染时，用75%医用酒精进行擦拭。

2. 每次治疗后，以0.3%过氧乙酸消毒机器内部管路。

3. 每周专人负责定期检查机器性能、清洁机器表面，做好使用及检查记录。

四、常见故障排除方法

1. 血液回路报警

（1）动脉压高或低报警：检查血管通路是否通畅，血流量是否充足，压力传感装置是否正常等。

（2）静脉压高报警：立即关闭血泵，检查静脉回路有无堵塞、打折、静脉穿刺回输部位有无血肿，询问患者感受。检查静脉压力感受器有无血液污染等。

（3）静脉压低报警：检查静脉回输部位穿刺针有无脱出，静脉压力感受器有无血液污染而堵塞，血流量是否调至治疗速度。

（4）血泵停转：检查血泵盖是否关闭严密。

（5）动脉血壶报警：动脉血壶液面过低，提升血液平面至要求高度。

（6）静脉气泡报警：检查静脉输液小壶、血液回路管路中有无气泡，检查各连接口衔接是否严密，提高静脉输液小壶液面，清除管路中气泡。

2. 置换液报警　超滤压、补液压等报警，检查相应压力对应管路有无打折、堵塞。

3. 漏血报警　检查血滤器透析液侧有无血液流出，有粉红色液体出现时，立即停止置换液泵，判断滤器破膜程度，必要时停止治疗，更换滤器。

4. 温度报警　检查置换液流动是否顺畅，判断是否为机械故障，必要时停止治疗，联系工程师。

5. 泵启动失败　重新启动机器，联系工程师。

五、过氧乙酸消毒液配制方法

1. 过氧乙酸消毒液 A 瓶液体 250g 和 B 瓶液体 250g 混合后总量 500g／瓶，浓度为 16.0%～18.0%；混合后标注日期，24h 后才可使用。

2. 取混合后的消毒液 10ml，加灭菌注射用水至 500ml。

第六节　呼吸机

一、呼吸机的使用适应证和禁忌证

1. 呼吸机的使用适应证

（1）各种原因引起的急性呼吸衰竭，包括呼吸窘迫综合征(ARDS)。

（2）慢性呼吸衰竭急性加剧。

（3）重度急性肺水肿和哮喘持续状态。

（4）小儿心胸外科的术中术后通气支持。

（5）呼吸功能不全者，纤维支气管镜检查，颈部和气管手术，通常采用高频通气支持。

2. 呼吸机的使用禁忌证

（1）气胸与纵隔气肿未行引流者。

（2）大量胸腔积液。

（3）巨大肺大泡。

（4）低血容量休克未纠正者。

（5）急性心肌梗死伴有心功能不全者，但气胸、支气管胸膜瘘、急性心肌梗死、心功能不全者，必要时可使用高频通气。

二、呼吸机的使用操作步骤

1. 用物准备　呼吸机1台、呼吸机管路1套、湿化罐、灭菌注射用水1瓶、听诊器1副。

2. 呼吸机准备　根据不同类型呼吸机类型，正确安装呼吸机各管路以及湿化灌，常规部件安装如下：

（1）将湿化灌安装在湿化器架上，倒灭菌注射用水至所需刻度。

（2）按照送气呼吸的顺序连接好呼吸机管路，放于呼吸机支架上。

（3）连接模拟肺，与呼吸机管路接患者端。

(4) 接好呼吸机主机湿化灌的电源。

(5) 连接氧气与压缩空气。

3. 检查

(1) 呼吸机各管路安装是否正确。

(2) 电源和气源是否供应正常。

(3) 开机检测呼吸机功能、工作是否正常、有无漏气等情况。

4. 由医师根据患者的病情、年龄、体重、意识状况、呼吸状况等调节好呼吸机的通气方式及各参数，调节各阈值参数。

5. 观察呼吸机运转情况，确认运转正常后，呼吸机连接患者。

6. 在呼吸机使用过程中要严密观察机器运转是否正常，各参数是否适合患者，如有报警及时查找报警原因，并作相应的处理。

7. 机械通气过程中严密检测患者生命体征、血氧饱和度、呼吸功能及病情变化，做好监护记录。

8. 停止使用呼吸机时，将呼吸机与人工气道断开，关闭呼吸机和湿化灌开关，断开电源和气源，消毒管道，清洗晾干，擦拭机器表面，放置备用。

三、呼吸机的使用注意事项

1. 长期应用呼吸机时，护士应每天擦拭呼吸机外部。

2. 及时向湿化罐内添加灭菌注射用水，使之保持在所需刻度处；及时倾倒集水瓶内冷凝水，避免冷凝水反流入机器内或患者的气道内。

3. 在呼吸机使用过程中要密切观察机器运转是否正常，及时处理各种报警，如电源、气源、湿化温度、通气量、压力及氧浓度等报警，保证呼吸机正常运转。

4. 使用中注意妥善固定呼吸机螺纹管，使其低于患者气道水平。

5. 及时吸痰，做好人工气道护理。

6. 按相关规定每周更换一次主呼吸机管路 24h 更换湿化灌内灭菌注射用水，每周更换湿化灌内滤纸。

四、使用后的保养和维护

呼吸机一次使用时间无论长短都要清洁、消毒、维护和保养。按照说明书要求定期更换易损件、调试或校正有关参数。一般每位患者使用后就应及时调试或校正有关参数。特殊情况下，需随时检查机器的工作状态，以便发现问题，并及时解决以保证临床使用。

1. 专人负责　呼吸机应有专人负责保养、保管，保证各种管道消毒后备用，保证仪器外部清洁。

2. 定期检查　更换氧电池、流量传感器、细菌滤过器等零备件。

3. 定期通电检查　对存放备用的呼吸机应每周综合检查呼吸机功能，使用中的呼吸机使用结束后，需清洁消毒完毕安装好呼吸机管路后及时检查；

4. 漏气检验　检查呼吸机的气路系统及各管道接口有无漏气。气路系统包括供气管道、主机内部管道、与患者连接的回路三大部分。检查方法通常采用潮气量测定、压力下降和耳听、手摸等方法。

5. 报警系统检测　通过调节潮气量及报警上、下限来检查呼吸机的声、光报警是否完好。

6. 检测呼吸机的输出功能　如呼吸模式、PEEP 功能、FiO2、呼吸频率、TV 等是否准确可靠。

7. 其他　检查呼吸机附加的监护仪、显示器、湿化器等功能是否完好。

第七节　暖箱

一、暖箱的使用适应证

1. 体重在 2500g 以下未成熟儿。
2. 体重＞2500g 但无法较长时间在室温中维持正常。
3. 疾病需要需放在保温箱。

4.因疾病原因需在保温箱实行暴露者。

二、暖箱使用的操作流程

1.检查暖箱性能,清洁消毒暖箱,铺好箱内婴儿床,关闭箱门。

2.将蒸馏水加入暖箱水槽中至水位线。

3.接通电流,打开电源开关,预热温度调到 28～32℃,预热两小时温度到所需温度,调节箱内温度到 55～65℃。

4.将新生儿单层包裹后,置于暖箱内,根据患儿体重及出生年龄调节适中温度。一般控制在 29～32℃,早产儿一般在 32～34℃,低体重儿应控制在 35℃左右。

5.定时测量体温,根据体温调节箱温,做好记录,注意保持患儿体温在 36～37℃,并维持相对湿度。

三、暖箱的使用注意事项

1.暖箱应避免放在空气对流处、近窗处或阳光直射处,以减少环境对暖箱控温的干扰。

2.密切观察新生儿体温变化,以防体温过低或过高,随时调节箱内温度。

3.治疗、护理操作应在箱内进行,避免过多开启箱门而影响箱温。

4.工作人员入箱操作、检查、接触患儿前,必须洗手,预防院内感染。

四、暖箱的保养和消毒

1.每日用消毒液擦洗 1 遍,每周更换 1 次暖箱,用过的暖箱用消毒液擦洗后,再用紫外线照射 30min。

2.湿化器水箱用水每日更换,机箱下面的空气净化垫每月清洗 1 次。

3.新生儿出箱后,应对暖箱进行彻底清洁、消毒,并加布罩防尘,保持干燥。

第八节　全自动洗胃机

一、全自动洗胃机的使用适应证和禁忌证

1. 适应证

（1）催吐洗胃法无效或有意识障碍、不合作者。

（2）需留取胃液标本送毒物分析者应首选胃管洗胃术。

（3）凡口服毒物中毒、无禁忌证者均应采用胃管洗胃术。

2. 禁忌证

（1）强酸、强碱及其他对消化道有明显腐蚀作用的毒物中毒。切忌洗胃，以免穿孔。可予以物理性对抗剂，牛奶、豆浆、蛋清液、米汤等保护胃黏膜。

（2）伴有上消化道出血、食管静脉曲张、主动脉瘤、严重心脏疾病等患者。

（3）中毒诱发惊厥未控制者。

（4）乙醇中毒，因呕吐反射亢进，插胃管时易发生误吸，所以慎用胃管洗胃术。

二、全自动洗胃机的使用流程

1. 备齐用物携至床旁，核对患者。神志清醒患者向其解释操作目的及配合方法。

2. 接通电源，检查自动洗胃机的性能，调节药量流速。

3. 连接管道，将已经配好的灌洗液放入桶内，将三根橡胶管分别与机器上的进液管（药管）、胃管、排污管的管口连接；将进液管的另一端放入灌洗液桶内，管口应浸在液面以下，排污管的另一端放入空桶内，胃管的另一端将于患者插胃管后与洗胃管相连接，调节好药液流速，备用。

4. 协助患者取坐位或半坐位，中毒较重者取左侧卧位，昏迷患者去枕平卧，头偏向一侧。将橡胶单及治疗巾围于患者颌下，有义

齿者取出活动义齿，放弯盘及纱布于口角旁。

5. 测量插管长度，润滑胃管前段，插入胃管，证实胃管在胃内后，用胶布固定，并与自动洗胃机的胃管相连。

6. 先按"手吸"键，吸出胃内容物，必要时留取标本送检。再按"自动"键，开始对胃进行自动冲洗。待吸出的液体澄清无味后，按"停机"键，机器停止工作。

7. 洗胃完毕，反折胃管末端，用纱布包裹拔出。

8. 整理病床单位，协助患者清洁口腔及面部，取舒适卧位，整理用物，洗手并记录灌洗液种类、量及洗出液情况。

9. 自动洗胃机的处理：将进液管、胃管、排污管同时放入清水中，手按"清洗"键，机器自动清洗各管腔，待清洗完毕，将三根管同时提出水面，待机器内的水完全排净后，按"停机"键，关机。

三、注意事项

1. 使用前仔细检查机器各管道衔接是否正确、紧密，运转是否正常。勿使水流至按键开关内，以免损坏机器，用毕要及时清洗，避免污物堵塞管道。

2. 洗胃过程中，如发现管道堵塞，水流减慢、不流或发生故障，则可交替按"手冲"和"手吸"两键，重复冲吸数次，直到管路通畅；然后，按"手吸"键先吸出胃内存留液体，再按"自动"键，使自动洗胃继续进行。

3. 在"自动"洗胃内，必须注意观察排污口状况。严禁无液体时开机操作，以免烧坏水泵。严禁同时按两个以上的键，以免烧坏溶丝管。

4. 洗胃过程中要注意观察患者的面色，呼吸，脉搏，血压，瞳孔的变化。还需观察洗胃液入量与出量是否均衡，洗出液体的颜色，气味。

5. 对昏迷患者使用自动洗胃机洗胃需谨慎，应去枕平卧，头偏向一侧，以免分泌物误入气管引起窒息。

四、全自动洗胃机的维护与保养

1. 一般消毒法　洗胃结束后在清洁桶内放入消毒液，将进液管、胃管同时放入清水桶内，将排液管放入污物桶内，开启工作电源，机器将自动清洗各管腔，反复多次，将清洁桶内改换成清水，将进液管、胃管和排液管同时放入清水桶，开启工作电源，让机器再次清洗各管腔。清洗完毕，将进液管、胃管和排液管上提以离开水面，待机器内水完全排净后再关机。取下进液管、胃管和排液管再次消毒，清洗洗胃机的表面。

2. 特殊消毒法　对明显出血（明确传染病）患者应采用管腔内浸泡，即用消毒液冲洗时，最后一次吸水管端要放在水面内关机，让管腔充满消毒液，浸泡 30min 后开机用清水接冲洗管路 5 次以上。最后 1 次冲洗需将液体吸净。

3. 存放方法　洗胃机应水平，平稳放置，保持清洁干燥，放置于通风良好，无高温、高压及腐蚀性气体的环境。

4. 定期检查　如果洗胃机长时间不使用，在使用前应用清水连续冲洗管路 3～5 次，因为时间过久，管路内容易滋生病原微生物。

5. 定期开机　洗胃机不用期间，应定期开机运转 2～3min，以保证机器随时处于良好状态。

6. 其他　洗胃机应定期检查进出胃压力，液量和控制状态等是否正常，以免影响急诊抢救。

第8章 常见灾害的救援护理

第一节 地震灾害的救援护理

地震是指地球内部缓慢累积的能量突然释放而引起的地球表面的震动。地震是危害人类生命与财产安全的重大自然灾害之一。地震灾害在发生时间上具有突发性，在发生地点上具有不可预见性，在发生空间上具有地域广阔性，且次生灾害具有多发性。当地震发生在不同的地理环境下，如内陆平原、海岛高山等地区时，受伤的人群各不相同。地理环境的特殊性、地震强度的不同性决定破坏程度和伤亡人数。地震发生之后，震中灾区现场必须立即进行灾害救援。

一、地震伤情特点

地震作为一种特殊形式的灾害，具有突发性、压砸性、大批性的致伤特点，地震患者中肢体创伤占大多数。

（一）地震所致外伤的类型

1. 根据外伤发生的时限分类　一般以外伤发生天数为主要依据，可将地震灾害救援分早期、中期和晚期3个阶段；按相应救援效应分应急期、亚急性期和恢复期3个阶段。早期（应急期）：灾害发生到灾后第6天；中期（亚急性期）：灾后第7天～1个月（或3个月）；晚期（恢复期）：灾后1～3个月之后。早期（应急期）的时间划分标志非常明确，是外伤类疾病发生的高峰期，也是灾害救援的关键阶段。

2. 根据外伤发生的部位分类 依据外伤发生部位，将外伤进行专科分类救治护理，也是增加救治率、降低病死率的关键。地震所致外伤中骨折占第一位，软组织损伤占第二位，挤压综合征占第三位。颅脑损伤是地震伤亡中病死率最高的，早期病死率达30%。颌面、五官损伤会造成严重功能障碍，可因血凝块和组织移位，造成窒息。四肢损伤约占人体受伤各部位的50%，且常伴有周围血管和神经损伤。腹部损伤的发生率低，盆骨损伤多伴有泌尿系统损伤。

（二）地震所致损伤部位特点

1. 地震所致骨折 地震损害中以骨折最多见，占第一位，大多具有开放性、多发性、粉碎性及移位明显等特点。脊柱骨折占1/4，其中30%～40%可出现损伤性截瘫，而且多数截瘫在搬运过程中出现病情加重。四肢骨折主要以闭合性为主，常伴有周围血管和神经损伤。肋骨骨折的断端刺伤可造成气胸或血胸。地震所致骨折伤情复杂：多为复合伤，其中以合并各种软组织损伤最为常见，四肢、脊柱及盆骨的骨折次之。有时可合并头、胸、腹部的损伤。同时，由于地震本身的特殊性，患者的伤情还包括以下5种特殊情况：皮下广泛积血；皮肤部分坏死；骨折内固定术后切口皮下积血；缝合伤口或截肢残端感染；伴有神经损伤时的处理。现场救护必须全面检查、防止骨折漏诊。

2. 地震所致挤压综合征 挤压综合征是指机体肌肉丰富的部位受到重物长时间挤压发生肌肉缺血、肌细胞损伤，继而引起以肌红蛋白血症、肌红蛋白尿、高钾血症和急性肾衰竭为特点的全身性改变。

3. 地震所致颅脑损伤 颅脑损伤在地震伤亡中病死率最高，早期病死率达30%。

4. 地震所致胸部创伤 地震所致胸部创伤可以局限在胸部，但常常合并颅脑伤、四肢骨伤、脊柱伤或腹内脏器伤，属多发伤的一部分。

5. 地震所致的心理创伤 重大灾害后精神障碍的发生率为

10%～20%，一般的心理应激障碍更为普遍。心理专家认为，面对突然发生的灾害和危机事件，人们产生畏惧、紧张、恐慌、焦虑等情绪都属于正常心理现象。突发灾害不仅在当时使一些人产生害怕、悲观、无助、易怒、失望等情绪，并且出现身体症状，包括疲倦、失眠、噩梦、心神不宁、记忆力减退等。如果不及时调整心态，任由负面情绪延续或压抑，可能会产生其他身心问题。

二、地震常见损伤的急救

（一）清理呼吸道

清理呼吸道异物、血块、痰液和呕吐物，解开患者衣领和腰带保持呼吸道通畅，舌后坠造成的阻塞应立即用口咽通气道通气。有脑外伤昏迷或严重胸外伤造成呼吸困难或窒息者要及早行气管插管给予辅助呼吸。

（二）心肺复苏

患者呼吸停止时立即做心外按压和口对口呼吸。

（三）出血的救护

大量出血易导致患者出现创伤性休克，危及患者生命，应立即采取指压、加压包扎、填塞、扎止血带等方法进行止血，扎止血带要标明时间并尽快后送。

（四）伤口

创面要进行包扎，防止伤口污染，包扎中采用消毒敷料，动作应轻柔，防止动作粗暴造成的继发损伤。

（五）骨折

应就地取材给予临时固定，四肢骨折应固定附近的上下关节并将肢体末端外露观察血运情况。当患者主诉剧痛麻木或肢体末端苍白发凉时应进行检查或松开重新固定。

（六）止痛药的应用

要遵医嘱正确使用止痛药，并严密观察患者的病情变化。

(七)预防感染

由于患者伤口污染严重易导致感染的发生,早期应用抗生素和破伤风抗毒素以防止感染的出现。

(八)现场急救手术

对某些严重创伤、出血性休克患者,抢救性外科手术是起决定性作用的治疗措施,是休克复苏不可分割的一部分。紧急手术适用于那些伤情极不稳定、无法搬动的危重创伤患者。护理人员术前要准备手术用品、术中密切配合医师开展手术,术后密切观察患者病情变化,做好记录。

第二节 海啸灾害的救援护理

当地震发生于海底,因震波的动力而引起海水剧烈的起伏,形成强大的波浪,向前推进,将沿海地带淹没的灾害,称为海啸。海啸波长很大,可以传播几千公里而能量损失很小,但如果海啸到达岸边,"水墙"就会冲上陆地,对人类生命和财产造成严重威胁。

海啸是一种具有强大破坏力的海浪,主要分为4种类型,即由海底地震引起的地震海啸、火山爆发引起的火山海啸、海底滑坡引起的滑坡海啸和大气压引起的海啸。

一、海啸的伤情分类

剧烈震动之后不久,巨浪呼啸,以摧枯拉朽之势,越过海岸线,越过田野,迅猛地袭击着岸边的城市和村庄,瞬时人们都消失在巨浪中。港口所有设施,被震塌的建筑物,在狂涛的洗劫下,被席卷一空。事后,海滩上一片狼藉,到处是残木破板和人畜尸体。地震海啸给人类带来的灾害是十分巨大的。目前,人类对地震、火山、海啸等突如其来的灾害,只能通过预测、观察来预防或减少它们所造成的损失,但还不能控制它们的发生。

（一）海水淹溺

淹溺是指人淹没于水中，呼吸道被水、泥沙、杂草等堵塞，肺部不能正常运动致换气障碍，导致缺氧、窒息造成的昏迷。海啸造成的淹溺多为海水淹溺，海水充满各级气管或海水刺激引起喉头、气管痉挛，致使通气功能障碍，出现窒息和缺氧，甚至心脏停搏而死亡，是海难中最常见的致死因素，首要救护措施是保持呼吸道通畅。

（二）机械性损伤

海啸巨浪冲击岸边建筑物，导致房屋倒塌砸伤人群，同时被巨浪卷入大海，患者常伴有开放性损伤合并海水浸泡，增加伤亡率。农舍、城镇等建筑物受洪水冲刷大量倒塌致人受伤，可有大批挤压伤且大多伤情复杂。

海水的特殊属性，如海水高渗、高钠、含有大量细菌及低温等都使海水浸泡伤较一般陆地患者伤情复杂、严重得多。有关研究表明，开放性损伤合并海水浸泡的存活率及时间明显低于陆地的损伤，其主要伤情特点包括：海水浸泡患者可致严重电解质紊乱和高渗性脱水；多伴有短时间内出现代谢性酸中毒；可致海水浸泡低体温，并常伴有伤口感染及多系统器官衰竭 [如休克、急性呼吸窘迫综合征（ARDS）、弥漫性血管内凝血（DIC）、急性肾功能不全、胃肠功能损伤、心脏损伤等]。

（三）冲击伤

海啸爆发释放的巨大能量，造成周围水域的巨大冲击波对水下作业人员和海边人群导致的损伤，其多为液体冲击伤，以肺部损伤最为严重，其次腹部损伤，以及巨浪产生的冲击波携卷建筑物残骸击打落水人员，多为闭合性损伤。

（四）单纯性冷水浸泡

当水温 0℃时，多数人能存活 0.25h；水温 5℃时，能存活 1h。人在冷水中的存活时间太短，因此海难事故发生的主要死亡原因就是机体体温过低所致。

二、海啸灾害救援的现场急救

(一)海啸灾害救援的急救护理

1. 施救　发现海上漂浮患者即刻打捞，使其迅速脱离海面。昏迷者先判断有无生命迹象。

2. 保持呼吸通畅　迅速清除口、鼻中的污物，保持呼吸道通畅，予以吸氧。

3. 心肺复苏　当患者尚有呼吸、心跳，但有明显的呼吸道阻塞，短时间完成控水处理；控水过程注意使淹溺者头胸保持下垂，利于积水流出，必要者立即行心肺复苏。

4. 复温　迅速将患者安置在舱室内，更换湿衣，注意保暖。清醒者，可饮用少量姜汤、咖啡、浓茶等热饮料。淹溺合并体温过低者，做好复温急救准备。

5. 严密观察伤情变化　包括神志、血压、脉搏、血氧饱和度、皮肤黏膜色泽等，以及痰液颜色、性状，肺部湿罗音等，发现异常情况及时对症处理。

6. 维持有效呼吸功能　可遵医嘱酌情使用呼吸兴奋药。

7. 维持有效循环功能　持续胸外按压，并立即开放静脉通路，维持体液平衡。海水淹溺者用5%葡萄糖或右旋糖酐40注射液静滴，滴数视病情而定，以免加重肺水肿。

8. 肺水肿的处理　早期应用糖皮质激素，可有效预防肺水肿；对已发生者，严格限制液体入量，取半坐位，给予高流量吸氧、吗啡镇静，同时可用毛花苷C和呋塞米（速尿）进行强心、利尿治疗；用药时观察记录尿量及血液中电解质变化。

9. 电解质平衡　注意纠正代谢性酸中毒，维持水电解质平衡。

10. 注重预防并发症　肺部感染者遵医嘱给予抗生素；脑水肿、肺水肿、溶血反应者应使用糖皮质激素；预防急性肾功能衰竭者，可用20%甘露醇、呋塞米（速尿）治疗。

11.其他 外伤合并海水淹溺应同时积极处理危及生命的外伤。

（二）海啸灾害救援的后送护理

经急救处理，待伤情稳定、出血控制、呼吸好转、骨折固定、伤口包扎后，专人迅速护送患者到上级医院。搬运时不得加剧损伤，疑有脊柱骨折，应3人平抬将患者置于硬板床上，胸部损伤重者，宜取伤侧向下的低斜坡卧位，以利健肺呼吸。若乘飞机等快速运输工具，患者头部须朝后（与飞行方向相反），避免脑缺血突然死亡，送至医院船或最近的岸边救护所。

三、海啸发生的自救

因为地震波沿地壳传播的速度远比地震海啸波运行速度快，所以海啸是可以提前预报的。不过，海啸预报比地震探测还要难，且海底的地形太复杂，其变形很难测得准，所以识别海啸发生的前兆并实施正确的自救措施至关重要。

1.地震是海啸最明显的前兆。如果感觉到较海啸强的震动，不要靠近海边、江河的入海口；听到有关附近地震的报告，要做好防海啸的准备，注意电视和广播新闻。

2.海上船只听到海啸预警后应该避免返回港湾，海啸在海港中造成的落差和湍流非常危险。如果有足够时间，船主应该在海啸到来前把船开到开阔海面。如果没有时间开出海港，所有人都要撤离停泊在海港里的船只。

3.海啸登陆时海水往往明显升高或降低，如果看到海面后退速度异常快，立刻撤离到内陆地势较高的地方。

4.保证每个人都有一个急救包，配有足够72h使用的药物、饮用水和其他必需品。这一点适用于海啸、地震和一切突发灾害。

第三节 台风灾害的救援护理

台风的护理救援，主要是对砸伤、压伤、摔伤、淹溺、外伤、出血、骨折等患者进行抢救。由于台风常常伴有洪水，风灾期间的卫生救援，要立即恢复水源，进行饮水消毒，保证食品卫生，做好饮水与食品卫生的监督，杜绝食源性疾病和肠道传染病。及时清理、掩埋人（畜）尸体，做好检测报告工作，组织医疗卫生人员深入灾区巡回医疗，开展健康教育。

一、台风常见损伤的急救

（一）砸伤（机械性损伤）

各种民房农舍及城镇建筑物受台风袭击倒塌，可能出现大量的外伤患者，患者在野外也可能被泥石流和树木及电线杆等砸伤，而受伤者以多发伤为主。

1. 现场急救

（1）判断患者有无意识：若无意识，立即将患者头后仰或偏向一侧，防止舌后坠阻塞呼吸道。

（2）判断患者的呼吸：若呼吸已停止，立即保持呼吸道通畅，并用人工呼吸维持有效循环。

（3）检测脉搏和心率：若心跳已停止，立即开始胸外心脏按压术。

（4）观察是否有大出血：若有出血，应立即压住出血部位近端的大血管，或加压包扎止血，尽可能少用止血带。对于肢体出血，抬高患肢减少出血。

（5）判断是否存在脊椎损伤的可能性：若有脊椎损伤，搬动患者前必须采取良好保护性措施，防止脊髓的继发性损伤。

（6）如四肢有骨折时，用夹板等物暂时固定。

2. 院内急救

（1）迅速判断有无威胁生命的征象：应先进行快速、全面的检查，及时发现及优先处理可能存在的危险情况，如呼吸道梗阻、出血和休克。呼吸、心脏停搏者，应立即实施心脏按压、人工呼吸、吸氧等措施。神志不清者，应保持呼吸道通畅，并观察神志、瞳孔、呼吸、脉搏和血压变化情况，为下一步诊断提供依据。检查、紧急处理应同时进行。

（2）严密观察病情变化：在患者窒息、休克和出血获得初步控制后，继续对患者神志、血压、脉搏进行密切观察，以使患者得到有效的抢救与治疗。

（3）抢救措施：多发性损伤的全身处理主要是护理人员协助医师抗休克、解除窒息和止血。

①胸部损伤：有反常呼吸者，可用厚棉垫压在浮动的胸壁处，用胶布固定；有气胸者，应尽快协助医师进行穿刺，给予行闭式引流，观察引流液的性质与量，并做好记录。

②颅脑损伤：有颅脑损伤，应注意防止脑水肿，遵医嘱应用脱水药物治疗，注意限制输液量等。

③腹部内脏损伤：如怀疑有腹部内脏损伤，应尽早协助医师进行剖腹探查。

④多发性损伤：多发性损伤中90%以上合并骨折，而且其中半数以上合并两处以上骨折。骨折的固定：固定四肢长骨骨折，可采用小夹板、前后石膏托或牵引支架固定，这样可减少局部疼痛刺激和继发性损伤。护理人员要密切观察末梢的血液循环，如有异常及时通知医师。

（4）护士必须尽快做好手术前准备：建立有效静脉通路；摆好患者体位，做好受伤部位皮肤、无菌物品、手术配合等准备。

（二）土埋

台风暴雨袭击时可发生泥石流或山体大滑坡以及房屋倒塌，将人员掩埋于泥浆沙石土体中，使患者不能呼吸，发生不同程度窒息，如发现早，救援工作及时，可以减少患者死亡率。

1. 伤情判断　人体被掩埋在泥浆沙石土中，可因吸入泥浆而引起咽喉、呼吸道梗阻，出现呼吸急促、喘息、恐慌，进而呼吸加深或浅快，呼吸困难、颈静脉怒张，继而出现发绀，在颜面、口唇、指（趾）甲等部位，颜色由正常红润转为发绀。患者由于窒息缺氧，初期脉搏增快，血压上升，随着缺氧程度加重，脉搏变细变弱，血压也逐渐下降。患者由开始的紧张、挣扎，渐渐转为神志淡漠、表情消失，陷入昏迷状态，进而瞳孔散大，反射消失，最后引起循环、呼吸衰竭，心跳、呼吸停止而死亡。

2. 急救原则　首先从泥土和沙石或倒塌建筑物中把患者抢救出来，呼吸道梗阻和窒息的患者，由于病情危急，需迅速移至安全地区就地抢救，以赢得时间，抢救生命为首要目的。

3. 应急措施

（1）患者在被掩埋在泥浆沙石中，口鼻被异物堵塞，发生窒息。挖出后应立即清除口、鼻腔内的泥土及痰、血和呕吐物等，保持呼吸道通畅。

（2）有呼吸停止者应辅以口对口人工呼吸，有条件的可进行气管插管，以解除上呼吸道梗阻，这是抢救窒息者的有效方法。

（3）对呼吸心跳均已停止的患者，立即实施心肺复苏。

（4）昏迷的患者，由于舌后坠影响呼吸，可将患者置半俯卧位或将舌拉出，必要时亦可进行下颌骨折的临时性固定。

（5）就地抢救，对呼吸道阻塞和窒息情况好转的患者，应在医护人员的护送下，迅速转送到附近医疗站或医院进行其他处理。

4. 后送　解除窒息并止血处理，初步简单固定骨折处，对脊柱伤要先使患者两下肢伸直，两手相握放在胸前。担架放在患者一侧，3人同时用手平抬患者头颈、躯干及下肢，使患者成一直线托至担架上。对颈椎损伤的患者，要一人专门托扶头部，并沿纵轴向上略加牵引。躺到木板上后，用沙袋或折好的衣物放在颈部两侧加以固定。进行急救后迅速转运患者。

第四节　火山爆发的救援护理

全球大约 25% 的人生活在火山活动区。近 400 年火山喷发已夺去了 27 万人的生命。特别是在活火山集中的环太平洋地区，火山灾害更为突出。因此，火山灾害被列为世界主要自然灾害之一。火山爆发有两大类，一类是由于火山喷发本身造成的直接灾害，另一类是由于火山喷发而引起的间接灾害。在火山喷发时，这两类灾害常常兼而有之。火山碎屑流、熔岩流、喷发物（包括火山碎屑和火山灰）、火山喷发引起的泥石流、滑坡、地震、海啸等都能造成火山灾害。

一、火山爆发的危害

1. 火山熔岩流灾害　火山喷发，特别是裂隙式喷发，熔岩流流经的地域多，覆盖面积大，造成危害严重。

2. 火山碎屑和火山灰灾害　通常火山爆发会抛出大量的火山碎屑和火山灰，它们会掩盖房屋、破坏建筑，危及人类生命安全。

3. 火山引发泥石流灾害　泥石流是火山爆发引发的一种破坏力极大的流体，可以给流经地区造成严重的破坏。

4. 火山喷气灾害　火山爆发时常伴有大量气体喷出，有些火山喷发释放出的有毒气体足以致人于死地。

5. 火山碎屑流灾害　火山碎屑流是大规模火山喷发比较常见的产物。公元 79 年意大利维苏威火山喷发就是火山碎屑灾害的典型实例，也是有史以来规模最大的火山喷发事件之一。当时，六条炽热的火山碎屑流，很快埋没了繁华的庞贝城，使庞贝城瞬间就在历史上绝迹。

二、火山爆发危害的应对措施

火山爆发会有前兆出现，如地表变形，从喷气孔、泉眼等发出奇怪的气体和气味；水位、水温等发生异常变化；动植物有异样反映，包括植物发生褪色、枯死，小动物的行为异常和死亡等。一旦发现火山爆发前兆后，应该尽快选择交通工具，尽快离开，逃离过程中要用其他物品护住头部防止砸伤。

1. 应对熔岩危害　熔岩流可能对生命的威胁最小，人们选择一般能跑出熔岩流的路线，避免造成损伤。应对火山喷射物危险：火山喷射物大小不等，从卵石大小到大块岩石都有，能扩散到相当大的范围。如果从靠近火山喷发处逃离，使用坚硬的头盔将提供一定的保护。火山灰覆盖范围更大，其中一些灰尘能被携至高空，扩散到全球。如果火山喷发时正在附近，这时应该快速逃离，并应戴上头盔或用其他物品护住头部，防止火山喷出的石块等砸伤头部。

2. 应对火山灰灾害　火山灰是细微的火山碎屑，由岩石、矿物和火山玻璃碎片组成，有很强的刺激性，会对肺部产生伤害，特别是儿童、老人和有呼吸道疾病的人。火山灰中的硫黄随雨而落会灼伤皮肤、眼睛和黏膜。戴上护目镜、通气管面罩或滑雪镜能保护眼睛，用湿布护住嘴和鼻子，可用工业防毒面具。到达安全区域后，要脱去衣服，彻底洗净暴露在外的皮肤，用清水冲洗眼睛。

3. 应对气体球状物危害　火山喷发时会有大量气体球状物喷出，可躲避在附近坚实的地下建筑物中，或跳入水中屏住呼吸半分钟左右，球状物就会过去。

4. 火山灰可使路面打滑　驾车和徒步逃离时注意路面安全。如果火山的高温岩浆逼近，应弃车尽快到高处躲避岩浆。

5. 火山爆发时，辐射出大量强电粒子流会对电子通讯、电器设备、计时装置等产生干扰，在进行急救工作时，要保持有效联络沟通，以保障急救工作的顺利进行。

三、火山造成的烧伤急救处理

见第 5 章第五节

第五节 洪涝灾害的救援护理

水灾泛指洪水泛滥,连续降雨,河道湖泊决口,土壤水分过多导致地面大面积积水而淹没农田、居民点、经济和军事设施所造成的灾害。水灾包括洪灾、涝灾、渍灾和潮灾。一般所指的水灾,以洪涝灾害为主。

一、洪涝灾害的致伤特点

(一)洪涝灾害的分级
一般以洪水洪峰流量或洪水总量的重现期作为洪水等级划分标准。

1. 一般洪水　洪峰流量的重现期<10年。
2. 较大洪水　洪峰流量的重现期10~20年。
3. 大洪水　洪峰流量的重现期20~50年。
4. 特大洪水　洪峰流量的重现期>50年。

(二)洪涝灾害的致伤特点
1. 范围广、伤亡多　洪涝灾害受伤人员以淹溺为主,当特大洪水发生时,短时间内大片农田、厂房等被淹没,将来不及躲避的人群卷入洪水中淹溺致死或因在水中吸入异物窒息死亡。

2. 机械性损伤　农舍、城镇等建筑物受洪水冲刷大量倒塌致人受伤,可有大批挤压伤且大多伤情复杂,伴有复合型损伤,尤以颅脑损伤、脊柱脊髓损伤、骨折、出血、挤压伤、休克等多见,病情发展迅速。

3. 灾民的心理应激损害和障碍　由于自然灾害的发生具有突发性和紧急性,所造成的后果、人员伤亡和社会生活物质破坏,使人们产生恐惧、绝望、无助的心理,出现心理危机。

4. 其他疾病　如食物中毒、浸渍性皮炎等皮肤病、各种营养缺乏症等,由于长时间浸泡,寄生虫病的感染机会增加。

二、洪涝灾害现场的护理救援

1. 淡水淹溺

（1）清理呼吸道，迅速将淹溺者脱离水域，对尚有呼吸、心跳的淹溺者立即清除口鼻咽内异物，清理呼吸道或消化道内积水，主要方法同海水淹溺。

（2）溺水者采取平卧位头向后仰，抬起下巴并将舌拉至口外，防止舌后坠，有义齿者取出义齿，对牙关紧闭者应捏其两侧颊肌，然后用开口器用力撬开口腔，若有异物及时清除。松解领口和紧裹内衣、胸罩和腰带，确保呼吸道通畅。

（3）对呼吸心跳停止者，立即行心肺复苏术。有条件进行气管插管，吸出水分并行正压人工通气。

（4）严密观察病情变化，包括神志、血压、脉搏、血氧饱和度、皮肤黏膜色泽等，发现异常情况及时对症处理。

（5）昏迷患者放置胃管继续排出胃内容物，以防呕吐物误吸。

（6）抗感染治疗，大量异物吸入，使肺部感染的危险性增加，应使用抗感染药物。

（7）脱水治疗，淹溺者特别是淡水淹溺心搏骤停者，都会有不同程度的肺水肿、脑水肿，可用脱水剂如甘露醇、高渗葡萄糖等，也可用3%高渗盐水静滴，心衰者可用毛化苷C和呋塞米（速尿）进行强心、利尿治疗；用药时观察记录尿量及血液中电解质变化。

2. 机械性损伤　因民房农舍、城镇建筑物受洪水冲刷倒塌致受伤，或被野外的山石砸伤、树木树枝冲撞刮伤，伤情可分为单纯性损伤，如单纯骨折，也可是危急患者生命的复合伤。护理人员进行灾害救援主要采取措施包括：

（1）迅速使患者脱离险境，解除致伤因素。

（2）仔细分类检伤，对简单、单纯性损伤可现场初步对症处理，如包扎、止血和固定等。

（3）对复杂伤情应针对伤情迅速采取有效救治措施，密切观察病情变化，避免伤病情进一步发展。

（4）确保静脉通道通畅 有条件时静脉通道的建立应选用静脉留置针，保证快速而通畅的液体流速，对抢救危重患者，在短时间内扩充血容量极为有利。

三、洪涝灾害常见次生灾害的预防和护理救援

1. 冻伤

（1）做好洪涝灾害后防冻保暖措施，加强防冻的宣传教育。

（2）运送患者途中注意防寒保暖，掌握冻伤规律，注意保护身体暴露部位和肢端，防止冻伤。

（3）冻伤时，若无法迅速获得热水，可将冻伤部位或冻伤患儿置于救护者怀中或腋下复温。

（4）复温过程注意缓慢，禁用火烤；对已复温的患儿不能再用热水浸泡，否则会加重组织损伤和坏死。

（5）对呼吸心搏骤停者，立即行心肺复苏，有心室纤颤电击除颤并纠正缺氧，纠正酸碱电解质紊乱，预防血栓形成、继发感染、脑水肿和肾衰竭。

2. 电击伤

（1）立即切断电源，站在干燥的绝缘体上，用干燥的木棒、扁担等绝缘物将接触人身体的电线挑开。

（2）对触电者立即施救，松解衣领和腰带，使其呈仰卧位，头后仰，清除口腔内异物，取下义齿以保持呼吸道通畅。

（3）如发现呼吸心跳停止，立即行心肺复苏，由于电击后假死状态的存在，一般抢救持续时间较长。

（4）对伴有软组织烧伤或骨折者，包扎、止血，妥善固定，并组织患者的转运后送，争取更好的抢救和治疗条件。

3. 水灾后食物中毒

（1）做好水灾后食物中毒的预防：洪水浸泡过的食物、蔬菜、水果等均不得食用；来源不明、无食品标志的、严重发霉的谷物等

都不得食用。

（2）误食不洁或本身含毒食物，患者出现恶心、呕吐、腹痛、腹泻等症状时，应采取以下措施：

①催吐：无呕吐者可催吐，剧烈呕吐者可不用。

②洗胃：立即用温开水或 0.05% 高锰酸钾反复洗胃直至澄清，收集第一次洗胃液送检，剧烈呕吐者可不用洗胃。

③导泻：中毒时间较久，可用硫酸钠 15～30g 导泻，剧烈呕吐者可不用。

④适当禁食。

⑤维持电解质酸碱平衡紊乱，病情严重可给予激素类药物。

第六节 气体中毒的救援护理

一、气体毒物的分类

1. 刺激性气体 指对眼和呼吸道黏膜有刺激作用的气体，是化学工业常遇到的有毒气体。刺激性气体的种类甚多，最常见的有氯、氨、氮氧化物、光气、氟化氢、二氧化硫、三氧化硫和硫酸二甲酯等。

2. 窒息性气体 指能造成机体缺氧的有毒气体。窒息性气体可分为单纯窒息性气体、血液窒息性气体和细胞窒息性气体。如氮气、甲烷、乙烷、乙烯、一氧化碳、硝基苯的蒸气、氰化氢、硫化氢等。

二、气体中毒的临床表现

气体中毒主要表现为头晕、恶心、呕吐、昏迷等，也可引起皮肤溃烂，气管黏膜溃烂。严重中毒状态为休克，甚至死亡。

1. 呼吸系统症状 在工业生产中，呼吸道最易接触毒物，特别是刺激性毒物，一旦吸入，轻者引起呼吸困难，重者发生化学性肺炎或肺水肿。引起呼吸系统损害的毒物有氯气、氨、二氧化硫、光气、氮氧化物。

（1）急性呼吸道炎：刺激性毒物可引起鼻炎、喉炎、声门水肿、气管支气管炎等，症状有流涕、喷嚏、咽痛、咯痰、胸痛、气急、呼吸困难等。

（2）化学性肺炎：肺部感染比急性呼吸道感染更严重。患者有剧烈咳嗽、咳痰(有时痰中带血丝)、胸闷、胸痛、气急、呼吸困难、发热等。

（3）化学性肺水肿：患者肺泡内和肺泡间充满液体，多为大量吸入刺激性气体引起，是最严重的呼吸道病变，抢救不及时可造成死亡。患者有明显的呼吸困难，皮肤、黏膜发绀，剧咳，伴有大量粉红色泡沫样痰，烦躁不安等。长期低浓度吸入刺激性气体或粉尘，可引起慢性支气管炎，重者可发生肺气肿。

2. 神经系统症状　有毒物质可损害中枢神经和周围神经，主要侵犯神经系统的毒物称为"亲神经性毒物"。

（1）神经衰弱综合征：慢性中毒的早期表现。患者出现头痛、头晕、乏力、情绪不稳、记忆力减退、睡眠不好、自主神经功能紊乱等。

（2）中毒性脑病：多是由能引起组织缺氧的毒物和直接对神经系统有选择性毒性的毒物引起。前者如一氧化碳、硫化氢、氰化物、氮气、甲烷等；后者如铅、四乙基铅、汞、锰、二硫化碳等。急性中毒性脑病是急性中毒中最严重的病变之一，常见症状有头痛、头晕、嗜睡、视力模糊、步态蹒跚，甚至烦躁等，严重者可发生脑疝而死亡。慢性中毒性脑病可有痴呆型、精神分裂症型、震颤麻痹型、共济失调型等。

三、几种常见气体中毒的急救护理

（一）硫化氢中毒

1. 理化性状及中毒原因　硫化氢是含硫有机物分解或金属硫化物与酸作用而产生的一种气体。无色，具有臭鸡蛋味，易挥发，燃烧时可产生蓝色火焰。硫化氢广泛存在于制糖、制药、纤维业、染坊业以及城市下水道内，消防人员在扑救这类火灾或抢险救援过程中应特别警惕硫化氢中毒。

2. **中毒症状及临床表现** 急性中毒时局部刺激症状为流泪、眼部烧灼疼痛、畏光、结膜充血；剧烈的咳嗽，胸部胀闷，恶心呕吐，头晕、头痛，随着中毒加重，出现呼吸困难，心慌，颜面发绀，高度兴奋，狂躁不安，甚至引起抽搐，意识模糊，昏迷，全身发绀。如果暴露在 980～1260 mg/m^3 的浓度下只需 15min，患者即陷入昏迷，随之呼吸麻痹死亡。

3. **急救护理** 迅速将患者抬离中毒现场，移至空气新鲜通风良好处，解开衣服、裤带等，注意保暖。吸入氧气，对呼吸停止者行人工呼吸，应用呼吸兴奋药。必要时行胸外心脏按压。10%硫代硫酸钠20～40ml静注，维生素C加入高渗葡萄糖中静注。亚甲蓝10ml/kg，加入50%葡萄液中静注。

（二）氯气中毒

1. **理化性状及中毒原因** 氯是一种黄绿色具有强烈刺激性味的气体，并有窒息臭味，许多工业和农药生产上都离不开氯。氯对人体的危害主要表现在对上呼吸道黏膜的强烈刺激，可引起呼吸道烧伤，急性肺水肿等，从而引发肺和心脏功能急性衰竭。

2. **中毒症状及临床表现** 吸入高浓度的氯气，如每升空气中氯的含量超过2～3mg时，即可出现严重症状：呼吸困难、发绀、心力衰竭，患者很快因呼吸中枢麻痹而致死，仅数分钟至1h，称为"闪电样死亡"。较重度之中毒，患者首先出现明显的上呼吸道黏膜刺激症状：剧烈的咳嗽、咳痰、咽喉疼痛发辣、呼吸急促困难、颜面发绀、气喘。当出现支气管肺炎时，肺部听诊可闻及干、湿性罗音。中毒继续加重，造成肺泡水肿，引起急性肺水肿，全身器官也趋衰竭。

3. **急救护理**

（1）迅速将患者脱离现场，移至通风良好处，脱下中毒时所着衣服鞋袜，注意给患者保暖，并让其安静休息。

(2) 呼吸困难者，可给其吸入2%～3%的温湿碳酸氢钠溶液或1%硫酸钠溶液，可减轻氯气对上呼吸道黏膜的刺激作用。

(3) 氯中毒患者有呼吸困难时，不应采用徒手式的胸外按压与人工呼吸等心肺复苏方法。这是因为氯对上呼吸道黏膜具有强烈刺激，引起支气管肺炎甚至肺水肿，这种按压方式的人工呼吸方法会使炎症、肺水肿加重，有害无益。

(4) 酌情使用强心剂如毛花苷C等。鼻部可滴入1%～2%麻黄碱，或2%～3%普鲁卡因加0.1%肾上腺素溶液。

(三) 地下建筑内窒息

1. 理化性状及中毒原因　地下建筑中的气体成分、比例的改变，基本上表现为下列三个方面：①氧气含量显著降低；②二氧化碳含量增高；③其他有毒气体的产生。人若进入氧含量下降、二氧化碳含量增高的地下建筑内就可能引起缺氧窒息，如果里面还含有其他有毒气体，则危害更大。

2. 中毒症状及临床表现　中毒症状主要是缺氧窒息。一般表现为头晕、头痛、耳鸣、眼花、四肢软弱无力，相继有恶心、呕吐、心慌、气短、呼吸逐渐急促，变得快而浅。随着缺氧的加重，意识逐渐模糊，全身皮肤、嘴唇、指甲处呈现明显的发绀，血压下降，瞳孔散大，患者陷入昏迷状态，最后因呼吸困难，缺氧窒息而死亡。

3. 急救护理

(1) 迅速脱离中毒环境，至通风良好的地方，松开衣领、内衣、胸衣和腰带等。对呼吸困难者立即给予氧气吸入，或做口对口人工呼吸，必要时注射呼吸中枢兴奋药。对心跳微弱已不规则或刚停止者，同时施行胸外心脏按压，气管内或静脉滴注肾上腺素等。

(2) 在消防人员需要深入到地下建筑以前，最好先测试一下其中的空气成分。救援者若要进入地下建筑内，应采取保护措施后再进入，以免中毒。

（四）氧化亚氮（笑气）中毒

1. 理化特性与中毒原因　氧化亚氮（N_2O），俗称笑气，是一种无色气体，对人体呼吸道黏膜具有强烈的刺激作用，可引起支气管、肺的炎症，肺毛细血管渗透性增强可致肺水肿；吸收入血后，呈现亚硝酸样作用，可引起血管扩张，血压下降；使血红蛋白形成变性血红蛋白，失去带氧能力。笑气与工农业生产、医疗卫生、军事等行业有着密切联系，扑救这类火灾时容易引起中毒。

2. 中毒症状　人吸入毒气后，先出现局部刺激症状，如咽喉发热发辣，刺激性咳嗽等，继之出现头晕、恶心、呕吐、胸疼；严重时，因变性血红蛋白，致使机体发绀、缺氧、喘息、血压下降，最后昏迷、死亡。

3. 急救护理　迅速将患者抬离中毒现场，移至通风良好处吸氧。若有明显发绀，呼吸困难，可给予亚甲蓝静脉注射，剂量为1mg/kg，其他对症处理。

（五）天然气中毒

1. 理化性状与中毒原因　天然气的主要成分是甲烷、乙烷、丙烷及丁烷等低分子量的烷烃，还含有少量的硫化氢、二氧化碳、氢、氮等气体。常用的天然气含甲烷85%以上。常因火灾、事故中漏气、爆炸而中毒。

2. 中毒症状及临床表现　主要表现为窒息，若天然气同时含有硫化氢则毒性增加。早期有头晕、头痛、恶心、呕吐、乏力等，严重者出现直视、昏迷、呼吸困难、四肢强直、去大脑皮质综合征等。

3. 急救护理

（1）迅速将患者脱离中毒现场，吸氧或新鲜空气。

（2）对有意识障碍者，以改善缺氧、解除脑血管痉挛、消除脑水肿为主。给予吸氧，静滴地塞米松、甘露醇、呋塞米、脑细胞代谢剂如细胞色素C、三磷腺苷、维生素B6和辅酶A等药物。

（3）轻症患者仅做一般对症处理。

（六）液化石油气中毒

1. 理化性状与中毒原因　液化石油气的主要成分为丙烷、丙烯、丁烷、丁烯，组成液化石油气的全体碳氢化合物均有较强的麻醉作用。但因它们在血液中的溶解度很小，常压条件下，对机体的生理功能无影响，若空气中的液化石油气浓度很高，从而使空气中氧含量减低时，就能使人窒息。

2. 中毒症状及临床表现　中毒后有头晕、乏力、恶心、呕吐，并有四肢麻木及手套袜筒形的感觉障碍，接触高浓度时可使人昏迷。

3. 急救护理　迅速将患者脱离现场，解衣宽带，保暖，吸氧，使用脑细胞代谢剂如细胞色素C、三磷腺苷、辅酶A和维生素C、维生素B_6静滴，维生素B_1、维生素B_{12}肌内注射。有呼吸衰竭者可用呼吸兴奋药如可拉明、洛贝林等。

（七）光气中毒

1. 理化性状与中毒原因　光气即二氯化碳基（$COCl_2$），是一种无色透明或白色的液体，极易挥发，沸点为8.2℃，气体比空气重3.5倍，易溶于水，气体熔点为104℃。光气广泛应用于许多化学工业上。在制造光气时，生产过程密闭不好造成泄漏及室内通风不良、火灾皆能造成中毒。

光气的毒理作用与氯气相似，但比氯气强15.5倍，具有强烈的刺激及腐蚀性，它对细小支气管，尤其是肺泡的毒性极强，造成肺毛细血管内皮损伤，渗透性增高，患者多发生肺水肿，可导致患者因缺氧逐渐窒息。另外，血液因其血浆总量之1/3～1/2渗入肺泡，血液高度浓缩黏稠，血色素常超过140g/L，致使心脏因血液过于黏稠而使循环发生困难，也加重了缺氧。

2. 中毒症状及临床表现

（1）吸入高浓度的光气，如空气含光气＞$150mg/m^3$时，只需30min患者即可致死。中毒时，患者先有局部刺激症状，同氯气中毒相似，如两眼烧灼、咽喉干燥发热，以后迅速出现刺激性咳嗽、咯血（痰中带血）、呼吸变快、喘息、面部发绀，患者血压逐渐下降，脉搏细弱无力，全身皮肤转为灰白色，最后可因呼吸、循环衰竭而死亡。亦有当时未死者，但多伴有继发感染致死。

（2）中毒较轻时，出现一般呼吸道炎症，经治疗多能痊愈。

3. 急救护理　原则上与氯气中毒之急救治疗相同，但因其中毒症状比氯气中毒为重，故在治疗、护理上更应积极慎重。

（八）芥子气中毒

1. 理化性状与中毒原因　芥子气，学名二氯二乙硫醚，呈微黄色或无色的油状液体，具有芥子沫气味或大葱、蒜臭味，比重为1.28，气态比重为5.5，沸点为217℃，冰点为13.4℃。芥子气对皮肤、黏膜具有糜烂刺激作用，可引起眼结膜炎、呼吸道黏膜发炎，严重时造成糜烂水肿，并多伴有继发感染。本品多为战争时或恐怖分子所用。

2. 中毒症状及临床表现

（1）皮肤症状：皮肤局部渐渐出现红斑。红斑与正常皮肤分界清晰，按压患处可留下白色之痕；红斑发展，渐渐变成发绀色并出现水疱，疱中有黄色脓液。

（2）皮肤的损伤：以颜面、会阴等处较明显，暴露部位也较突出。当大腿受芥子气中毒后，会阴必然伴有损伤，故此点可为诊断中毒依据之一。

（3）眼部症状：眼睛受毒出现炎症，可引起结膜炎，合并感染可成脓性。出现流泪、羞明、发热等症状，继续发展为结膜水肿、眼睑痉挛，至最后造成角膜溃疡。严重者，由于角膜溃疡穿孔，玻璃体、水晶体流出，眼球萎缩而失明。

（4）呼吸系统症状：芥子气对呼吸道也有较强的致害作用，容易使呼吸道黏膜受损坏死，出现剧烈的咳嗽并有黏稠浓痰。严重时由于气管坏死黏膜的脱落可机械地阻碍呼吸；合并感染引起支气管肺炎，患者体温升高，身体衰弱。

3. 急救护理

(1) 迅速脱离现场,将患者移至通风良好无毒处,脱去衣物,并用温水冲洗全身。

(2) 眼睛受伤者,速用温水冲洗并用浸有2%碳酸氢钠的纱布包敷。

(3) 经过上述初步处理后,对局部如皮肤附着毒液,用可溶解芥子气的溶剂如煤油、酒精或中和剂水溶液如含氯石灰、过氧化氢浸润棉球吸去毒液,但需注意勿与周围健康皮肤接触。

(4) 对中毒皮肤之水疱应在无菌条件下剪开,放出毒液,再用浸泡苏打水的纱布包好。对呼吸道中毒严重者,应予吸氧,常用1∶1000高锰酸钾溶液漱口。对于剧烈咳嗽者,可使用祛痰药,如发生肺水肿者,还可静注高渗葡萄糖液。

(5) 预防感染,应用抗生素。

(九) 神经性毒剂 (有机磷) 中毒

1. 理化性状与中毒原因　神经性毒剂都含有磷,由于其对人畜毒性剧烈,又无特殊色、味,而且便于制造和使用,因此,多被用于战争或恐怖活动中。

本类毒剂系胆碱能神经毒剂,主要是抑制体内胆酯酶的活性,致使胆碱酯酶不能水解乙酰胆碱,造成乙酰胆碱大量蓄积,使得被胆碱能神经支配的器官活动过度增高,尤其是副交感神经机能亢进最为突出。

2. 中毒症状及临床表现　中毒症状出现的早晚与中毒方式及中毒量有密切关系。本类毒剂可通过蒸气态和液滴态两种形式引起中毒。中毒症状可按毒理作用分成以下几种:

(1) 毒蕈碱样症状:主要表现为恶心、呕吐、腹痛、腹泻;瞳孔缩小,大量出汗及流涎,肺水肿;呼吸困难,血压上升等,是轻度中毒的主要表现。

(2) 烟碱性症状:主要表现为肌肉的震颤、抽搐,肌张力减退,尤其是呼吸肌，严重时可致麻痹。肌肉震颤开始往往以面部小肌肉群为主，肋间肌肉的震颤也多能见到，大肌群的震颤较少发生，是中度中毒的主要表现。

（3）中枢神经系统症状：头痛头晕，烦躁不安，昏睡，严重者陷入昏迷。重度中毒除表现毒蕈样症状和烟碱样症状外，以中枢神经系统症状最突出。

3.急救护理

（1）经呼吸道吸入者，应立即离开现场，至空气新鲜流通的地方；有条件者可吸入氧气。

（2）经皮肤黏膜沾染者，立即脱去衣服，并用肥皂或碱性溶液充分洗净。

（3）经消化道进入者，应立即用碱溶液（碳酸氢钠、淡肥皂水）洗胃、催吐等。

（4）解毒：应用特效拮抗物，如阿托品等。同时使用胆碱酯酶复活剂，如碘解磷定、氯解磷定、双复磷等。

4.解毒药使用注意事项　在使用阿托品及解磷定等针对中毒原因及主要症状的药物外，也不可忽视其他严重紧急症状的处理，如肺水肿、呼吸困难、精神烦躁、水电解质失衡、感染等。

第9章 灾害常见急症的护理

第一节 创伤性休克

休克(Shock)是机体由于各种严重致病因素(包括大出血、创伤、中毒、烧伤、窒息、感染、过敏、心脏功能衰竭等)引起的急性有效循环血量不足导致的以神经 - 体液因子失调与急性循环障碍为临床特征的临床综合征。各种灾害造成的创伤伴严重的体液丢失而引发的休克,称为创伤性休克(traumatic shock)。患者落水或在水下作业受伤,因受海水浸泡,休克的发生率可达陆地的两倍。

从临床角度休克可定义为:患者收缩压< 90mmHg 或收缩压降低 30% 以上。从病理生理学看,休克是各种原因引起的组织灌注不足的表现。

一、创伤性休克的发病机制

创伤性休克发病机制相对复杂,主要与微循环障碍、缺血 - 再灌注损伤、细胞代谢障碍、细胞因子等因素有关。另外,由于海水具有低温、高渗、高钾、高氯、偏碱性等理化特性及大量细菌的存在,造成海水浸泡休克较陆地的创伤性休克有着更为严重的水、电解质及代谢紊乱。

(一)微循环障碍

1.收缩期(休克早期,代偿期,缺血性缺氧期) 由于有效循环血容量显著减少,引起循环血容量降低、动脉血压下降。此时机体通过一系列代偿机制调节和矫正所发生的病理变化,引起心率加快、心排出量增加以维持循环相对稳定,又通过选择性收缩外周和内脏的小血管使循环血量重新分布，保证心、脑等重要器官的有效灌注。此时微循环内动静脉间短路开放，前括约肌收缩，表现为"只出不进"，血量减少，组织仍处于低灌注、缺氧状态。若在此时去除病因积极抢救，休克常较容易得到纠正。

2. 扩张期（休克进展期，失代偿期，瘀血性缺氧期）　休克继续发展，微循环将进一步因动静脉短路和直接通道大量开放，使原有的组织灌注不足更为加重。毛细血管中血流淤滞，部分血管失去代偿性紧张状态。此时微循环内"只进不出"。临床表现为血压进行性下降、意识模糊、发绀和酸中毒，病程由代偿期向失代偿期发展。

3. 微循环衰竭期（难治期）　休克Ⅱ期持续较长时间后，则进入难治或不可逆期，失代偿期时出现的某些脏器的微循环淤滞更加严重，由于组织缺少血液灌注，细胞处于严重缺氧和缺能量的状态，引起细胞自溶并损害周围其他细胞。最终引起大片组织、整个器官甚至多个器官受损。

（二）缺血-再灌注损伤

因低血压和血管强烈收缩，组织缺血，引起无氧代谢使细胞内酸中毒，抑制线粒体呼吸功能。缺血使细胞外 Ca^{2+} 大量内流，使线粒体氧化磷酸化脱偶联，激活生物膜上磷脂酶 A_2，引起脂膜降解，线粒体内 ATP 浓度降低，导致依赖 ATP 的一切生命活动发生障碍，包括细胞膜上的转运酶活性下降，细胞水肿。随着休克的恢复，组织血供恢复，但一定条件下，在缺血基础上恢复血流后引起的损伤即为再灌注损伤，多与中性粒细胞、黄嘌呤氧化酶生成系统等产生的氧自由基有关，其作用包括：使膜脂中不饱和脂肪酸发生过氧化而被大量消耗；膜蛋白与磷脂发生交联，引起不可逆改变；膜结合酶活性位点巯基团被氧化，导致酶失活；改变膜受体、膜蛋白酶和离子通道的脂环境，影响其结构和功能。

（三）细胞代谢障碍

创伤后影响机体代谢的介质包括胰岛素、儿茶酚胺、胰高血糖素、肾上腺激素、细胞因子等，最敏感的是线粒体，其受损程度影响细胞的功能。目前认为，细胞损伤是休克时不可逆和死亡的最后共同通路。不同组织细胞耐受缺血、缺氧的能力差异很大，故创伤性休克后各器官功能损害在时间顺序和严重程度上存在一定差异。

（四）水、电解质平衡紊乱

研究发现，海水浸泡休克动脉血气 pH 值、氧分压、氧饱和度、剩余碱和 HCO_3^- 等明显下降，其下降程度较陆地创伤更为严重。随着海水浸泡时间的延长，上述指标进行性下降，而二氧化碳分压则呈上升趋势。海水浸泡加速体内热量的散失，极易出现低体温；低温海水和高渗对伤口的刺激导致交感神经兴奋，儿茶酚胺释放增加，机体代谢率增加，酸性物质产生增多，加重酸中毒。

二、休克的诊断和分级判定

（一）常用休克诊断标准

1982 年全国急性"三衰"会议制订的休克诊断试行标准：

1. 有诱发休克的病因。
2. 意识异常。
3. 脉搏细速，脉率 > 100 次 /min 或不能触及。
4. 四肢湿冷，胸骨部位皮肤指压痕阳性（指压后再充盈时间 > 2s），皮肤花纹、黏膜苍白或发绀，尿量 < 30ml 或无尿。
5. 收缩压 < 80mmHg。
6. 脉压差 < 20mmHg。
7. 原有高血压者收缩压较原收缩压下降 30% 以上。

凡符合 1，以及 2.3.4 项中两项，或 5.6.7 中 1 项，即可判定为休克。

（二）休克程度的判定

1. 轻度休克　循环血量减少 20% 以下，患者神志清醒，但焦虑或烦躁不安；面色、皮肤苍白、肢体湿冷，口唇和甲床略带发绀，口渴、心搏加快，脉搏尚有力，收缩压可正常，也可因儿茶酚胺代偿性分泌增多而偏高，不稳定。脉压差减小、尿量较少。

2. 中度休克　循环血量减少20%～40%，组织灌注严重不足，收缩压降低至60～80mmHg或以下，脉压差＜20mmHg；患者神志尚清楚，但软弱无力、表情淡漠、反应迟钝；脉搏细速、浅表静脉萎陷；尿量较少＜20ml/h，可陷入昏迷状态。如不及时处理，可发展为重度休克。

3. 重度休克　循环血量减少40%以上，收缩压降低至60mmHg以下或测不到；无尿，重要器官的血液供应严重不足，患者出现昏迷甚至心脏停搏。海水浸泡休克时，由于海水的高渗、低温等作用，休克发生较陆地的创伤性休克更为严重，在检查、判定和治疗过程应予以重视。

三、临床表现

（一）休克早期

在原发症状体征为主的情况下出现轻度兴奋征象，如意识尚清，但烦躁焦虑，精神紧张，面色、皮肤苍白，口唇甲床轻度发绀，心率加快，呼吸频率增加，出冷汗，脉搏细速，血压下降，甚至正常或稍高，脉压缩小，尿量减少。

（二）休克中期

患者烦躁，意识不清，呼吸表浅，四肢温度下降，心音低钝，脉细速，血压进行性降低，可低至测不到，脉压差＜20mmHg，皮肤湿冷发花，少尿或无尿。

（三）休克晚期

表现为弥散性血管内凝血（DIC）和多器官功能衰竭

1.DIC表现　顽固性低血压，皮肤发绀或广泛出血，甲床微循环瘀血，血管活性药物疗效不佳，常与器官衰竭并存。

2. 急性呼吸衰竭表现　吸氧仍难以纠正的呼吸困难、进行性低氧血症，呼吸急促，发绀，肺水肿和肺顺应性降低等表现。

3.急性心功能衰竭表现　呼吸急促,发绀,心率加快,心音低钝,可有奔马律、心律不齐。如出现心律缓慢,面色灰暗,肢端发凉,也属心功能衰竭征象,中心静脉压及肺动脉楔压升高,严重者可有肺水肿表现。

4.急性肾衰竭表现　少尿或无尿、氮质血症、高血钾等水电解质和酸碱平衡紊乱。

5.其他表现　意识障碍程度反映脑供血情况。肝衰竭可出现黄疸,血胆红素增加,由于肝脏具有强大的代偿功能,肝性脑病发病率并不高。胃肠道功能紊乱常表现为腹痛、消化不良、呕血和黑粪等。

四、急救措施

休克的基本救治原则:保持呼吸道通畅、积极止血、损伤控制、液体复苏等,若患者存在海水浸泡则在液体复苏的同时注意复温供能。补液注意遵循"先快后慢、先盐后糖、先晶后胶、先低渗后高渗"原则,注意观察和纠正酸碱、水电解质平衡紊乱,预防感染,防止微循环障碍。

1.体位　休克时应采取休克(中凹)卧位,患者头胸部抬高20～30°,下肢抬高15～20°;使用抗休克裤。

2.保暖　休克时末梢循环障碍,肢端冰凉。要注意保暖,加盖被子,使用暖水袋或者升温毯等措施。因患者感觉障碍,要注意观察热水袋和升温毯的温度是否适宜,避免发生烫伤。

3.保持呼吸道通畅　鼻导管吸氧,氧流量4～6L/min,患者出现严重缺氧或发绀时应6～8L/min,或根据病情采用面罩或正压通气。如果患者喉头水肿,呼吸困难,则行气管插管或气管切开术,机械通气辅助呼吸。

4.尽快建立静脉通路　患者需要快速补液以补充血容量,所以要第一时间建立良好的外周静脉通路,选择相对粗直的血管以维持机体有效血液循环。根据病情,必要时为其建立中心静脉通路,为抢救赢得时间。

5. 应用血管活性药　休克患者根据病情需要应用血管活性药，护士应根据患者情况尽可能选择单独通路微量泵入血管活性药，并避免在此腔进行快速补液操作，以免速度影响血压。更换微量泵注射器时应严格遵循操作规范，及时迅速正确换泵。注意观察，防止血管活性药物外渗。

6. 遵医嘱合理使用药物纠正酸中毒

7. 镇静止痛　因疼痛引起休克的患者，应给予镇痛药、镇静药等。

8. 病情观察　休克患者需密切观察神志、血压、脉搏、心率及末梢循环情况，发现异常及时报告医师并做好记录。

9. 饮食　在急救时不要给患者经口喝水或服药，清醒后可以让患者喝少量温开水。

第二节　挤压综合征

挤压综合征（Crush syndrome）是指四肢或躯干肌肉丰富部位较长时间受压迫、挤压造成的局部肌肉损伤，形成筋膜间隙综合征，如继续发展则可造成挤压综合征。

一、临床表现

1. 局部症状　受压肢体肿胀，皮下瘀血，皮肤张力增加，局部疼痛明显，在受压皮肤周围有水泡形成，受累肢体因肿胀变硬而导致肢体功能障碍。

2. 全身症状

（1）休克：部分患者早期可不出现休克，或休克期短而未被发现，有些患者因严重的挤压伤造成强烈的神经刺激，广泛的组织破坏，大量的血容量丢失，可迅速产生休克，而且不断加重。

（2）肌红蛋白尿：解除受伤肢体压力后，24h 内出现褐色尿或血尿，肌红蛋白尿在血中和尿中的浓度随时间而变化，受伤肢体减压后3～12h达高峰，以后逐渐下降，1～2d后尿液可自行转清。

（3）高钾血症：因肌肉坏死，大量细胞内钾离子进入血液循环，加之肾功能衰竭排钾困难，患者在少尿期血钾每日可上升2mmol/L，严重者在24h内上升到致命水平。

（4）酸中毒及氮质血症：肌肉缺血坏死后，大量磷酸根、硫酸根等酸性物质释出，使体液中pH值降低，导致发生代谢性酸中毒，临床上患者可出现神志不清、呼吸深大、烦躁、恶心等酸中毒症状，还可发生尿毒症等。

（5）其他脏器损害：可有心、肝、脑等器官的功能障碍。

二、急救措施

挤压综合征是骨科急重症，应及时抢救，做到早期诊断、早期受伤肢体切开减张与防治肾衰。

（一）现场急救措施

1. 抢救人员应迅速进入现场，及早解除患者重物压力，减少本病发生机会。

2. 受伤肢体制动，以减少组织分解毒素的吸收及减轻疼痛，尤其对尚能行动的患者要说明活动的危险性。

3. 受伤肢体用凉水降温或暴露在凉爽的空气中。禁止按摩与热敷，以免加重组织缺氧。

4. 禁止受伤肢体抬高，以免降低局部血压，影响血液循环。

5. 受伤肢体有开放伤口和活动出血者应尽可能钳夹止血或弹力绷带包扎止血，但避免应用加压包扎和止血带。

6. 有条件时患者饮用碱性饮料，既可利尿，又可碱化尿液，避免肌红蛋白在肾小管中沉积。如不能进食者，可用5%碳酸氢钠150ml静脉滴注。

7. 疑有挤压综合征的患者应严密观察伤情变化，尽快后送。

(二)受伤肢体护理

1. 早期切开减张　以达到筋膜间隔区内组织压下降的目的,防止或减轻挤压综合征的发生。即使患者挤压部位肌肉已坏死,通过减张引流也可防止有害物质侵入血流,减轻机体中毒症状。同时清除坏死组织,减少发生感染的机会。

2. 早期切开减张的适用证

（1）有明显挤压伤史。

（2）有1个以上筋膜间隔区受累,局部张力高,明显肿胀,有水泡及相应的运动感觉障碍者。

（3）尿液肌红蛋白试验阳性(包括无血尿时潜血阳性)。

3. 截肢适应证

（1）患肢无血运或严重血运障碍,估计保留后无功能者。

（2）全身中毒症状严重,经切开减张等处理,不见症状缓解,并危及患者生命者。

（3）受伤肢体并发特异性感染,如气性坏疽等。

4. 其他疗法　对挤压综合征患者,一旦诊断肾功能衰竭,应及早进行透析疗法。透析疗法可明显降低由于急性肾功能衰竭高钾血症等造成的死亡,是一个很重要的治疗方法。有条件的医院可以作血液透析(即人工肾)。腹膜透析操作简单,对大多数患者亦能起到良好效果。

(三)院内急救

1. 严密观察病情变化　动态监测生命体征、神志、尿液、受压部位的肿胀情况以达到早期发现、早期诊断的目的。

2. 一般护理　创造清洁安静的休养环境,做好患者的基础护理工作。

3. 肾脏替代　连续性肾脏替代治疗,纠正体液电解质紊乱,保护和维持器官的功能,有效提高抢救成功率。

4. 预防感染　严格执行无菌操作,加强手卫生管理。

5. 心理护理　了解患者的心理状态并进行评估，鼓励患者树立战胜疾病的信心，必要时请心理专家进行心理干预。

6. 营养和饮食　给患者以高热量、高维生素、高脂肪、低蛋白饮食。每日热量不少于5000J，注意限制含钾丰富的食物和水果。

第三节　烧伤

烧伤是热力（包括热液、蒸气、火焰、炽热金属液体等），化学物质（包括酸、碱等）、电流或放射线等因素导致的皮肤组织损伤。烧伤是战时最常见创伤之一。

一、原因

1. 热力烧伤　大规模杀伤性武器的使用和燃烧性武器所致，还可见于日常生活和意外事故。

2. 化学烧伤　由化学物质（酸、碱、磷等）引起的意外事故多见。

3. 电烧伤　多因违反操作规程或缺乏用电知识而发生的意外事故，人体某部位触电后，电流通过人体而致伤，或者人体接近高压电后，瞬间产生的电弧和衣服接触后引起燃烧而致烧伤。

4. 放射性烧伤　战时由于使用原子弹、氢弹、核爆炸时，所落下灰尘沾染皮肤，清洗不彻底、不及时而引起的；平时，由于操作不当，不重视防护，或意外事故的发生，都可以发生放射性损伤，如X线、60钴、加速器等。

二、临床表现

1. 全身表现

（1）体液渗出期：是指伤后48h以内，以体液渗出、组织水肿、低血容量性休克为主要临床表现。

（2）急性感染期：通常是指伤后1～2周内，感染期的长短与烧伤严重程度成正比。此阶段早期临床以尿量增多，创面变干燥为特征，后期以脓毒血症、代谢障碍和内脏并发症发生率高为主要临床表现。

(3) 创面修复期：是指休克期渡过，感染得到基本控制后，创面开始愈合的阶段。主要表现为烧伤创面的坏死组织和渗液已形成痂皮。浅Ⅱ度和深Ⅱ度痂皮完整无感染可自行脱落，痂下愈合；如果感染，可发生溶痂现象，坏死组织与健康组织分离后创面裸露，如创面尚存有残存的上皮岛，可依靠上皮岛上皮的爬行而愈合，但如感染非常严重，上皮岛被破坏，则形成肉芽创面，只能依靠植皮或皮瓣移植来修复。

(4) 康复期：烧伤创面愈合后需要一个恢复锻炼和整形的过程。主要表现为瘢痕增生和功能障碍。

2. 局部表现

(1) Ⅰ度烧伤：又称红斑性烧伤。局部干燥、疼痛、微肿而红，无水疱。

(2) 浅Ⅱ度烧伤：局部红肿明显，有大小不一的水疱形成，内含淡黄色（有时为淡红色）澄清液体或含有蛋白凝固的胶状物。将水疱剪破并掀开后，可见红润而潮湿的创面，质地较软，疼痛敏感。

(3) 深Ⅱ度烧伤：局部肿胀，表皮较白或棕黄，间或有较小的水疱。将坏死表皮去除后，创面微湿、微红或白中透红、红白相间，质较韧，感觉迟钝，温度降低，并可见粟粒大小的红色小点，或细小树枝状血管，伤后 1～2d 更明显。

(4) Ⅲ度烧伤：又称焦痂性烧伤。局部苍白、无水疱，丧失知觉、发凉。质韧似皮革，透过焦痂常可见粗大血管网。

(5) Ⅳ度烧伤：创面呈黄褐色或焦黄或炭化、干瘪，丧失知觉，活动受限。

三、面积估算

基本方法有两类，区域法和局限法。区域法常用于区域或全身较大范围烧伤的估计，有关方法很多，在国内常用中国九分法；而局限法就是手掌法,用于局部、散在创面的估计。

1. 中国九分法　各解剖区域按占体表总面积的百分比,即所占的体表面积9%的倍数来表示。成年人头颈部占体表面积9%,双上肢各占9%,躯干(前后各占13%)及会阴部(1%)共占3×9%(27%),臀部及双下肢占5×9%+1%共占(46%)。

2. 手掌法　手的掌面五指并拢时相当于自身体表面积的1%。注意检查者和被检查者手掌面积之间的差异,应该以患者本人的手掌面积为基准。

3. 小儿烧伤面积估计　小儿头大下肢小,并随年龄增长,其比例也不同,因此估计小儿烧伤面积,应随年龄变化,可用简易公式估计。头颈部面积%=9+(12-年龄);双下肢(包括双臀部)面积%=46-(12-年龄)。躯干与双上肢的体表面积所占百分比与成年人相似。

四、现场急救

1. 精心组织　大批烧伤患者发生后要立即利用现有医护人员,必要时也可动员群众参与。将人员分为若干小组,分组展开紧急救治,原则是先抢救重患者,后处理轻患者。

2. 快速施救　首先为重度烧伤患者快速建立多条静脉通路,保障输液;给患者留置导尿管,记录尿量和监测有无蛋白尿;施行气管切开或环甲膜切开保障呼吸通畅;对烧伤创面进行初步处理,防止污染和再损伤。

3. 准确分类　根据"九分法"准确对患者进行烧伤伤情判定,特别要明确重度烧伤患者有无多发伤、合并伤,有无早期休克发生的表现。一旦发生休克,应立即给予快速输液。

4. 安全运转　当患者经过早期紧急救护伤情稳定后,要将患者转运到有救治能力的医院进行后续救治。原则是先转运重患者,后转运中度烧伤患者。在转运途中要有医护人员护送,并严密监测伤情变化。转运时应注意以下几点:

（1）转运前应全面检查患者：已发生休克的患者，首先就地抢救休克，病情轻的经简单处理后边转运边救治。

（2）保持补液治疗的连续性：转院过程中应保持补液治疗的连续性，车辆、人员、药品及急救设备准备充分，以免转运的过程中发生意外。

（3）选择平坦、距离合适的道路：转运过程中应选择平坦、距离合适的道路，长途转运，途中颠簸与反复搬动及处理不当势必造成休克程度的加重，并使创面感染加深，造成病情加重。

（4）通知上级医院做好准备：转运过程中应及时向上级医院通报病情，通知上级医院做好收治的准备，危重患者必须有医护人员护送。

（5）转运工具的选择：要求运用速度快、颠簸少、平稳的交通工具。必要时应用直升机转运患者。

五、院内急救措施

1. **保护受伤部位** 用无菌敷料覆盖创面防止感染。

2. **镇静止痛** 安慰和鼓励患者，使其情绪稳定、勿惊恐、勿烦躁；酌情使用镇静药。因重伤患者可能已有休克，用药时须注意避免抑制呼吸中枢。

3. **保持呼吸道通畅** 烧伤后呼吸道受烟雾、热力等损害，须十分重视呼吸道通畅情况，要及时进行气管切开（勿等待呼吸困难表现明显），给予吸氧。昏迷患者更应注意保持呼吸道通畅。

4. **防止低血容量性休克的发生** 严密观察病情变化，遵医嘱进行补液治疗。密切观察创面和全身变化（如体温、生命体征、液体出量和入量等），并详细记录。

5. **并发症的观察** 注意患者有无复合伤，对大出血、开放性气胸、骨折等应进行相应的急救处理。

6. **预防全身性感染** 彻底处理创面，合理选用抗生素，应用免疫增强疗法如伤后及时注射破伤风抗毒血清；对绿脓杆菌感染可用免疫球蛋白或免疫血浆。

7.营养治疗　营养支持可经胃肠道或静脉，早期以静脉营养为主，后期以胃肠道营养为主，静脉营养为辅。

8.基础护理　保持病室清洁，严格落实消毒灭菌工作和烧伤病室管理常规。重视眼、上呼吸道、口腔护理。对四肢关节和手的烧伤，应用夹板、绷带保持适当的位置角度，以利后期功能恢复。

9.心理护理　重视患者的心理护理，特别是面部烧伤者，消除其疑虑和恐惧，树立信心积极配合治疗。

六、护理

（一）烧伤现场急救护理

1.热力烧伤现场急救护理

（1）立即扑灭火焰。

（2）应用冷疗。如果烧伤面积＞30%或合并有大出血、脏器创伤、休克等症状的患者不宜应用。

（3）给予保暖。

（4）评估病情，包括烧伤面积、深度、生命体征、有无并发症。

（5）根据危重程度，按先重后轻的原则进行处理。

（6）迅速使患者脱离战场，放置到安全地点。

2.化学烧伤现场急救护理

（1）确定污染范围和程度。

（2）做好个人防护。

（3）尽快将患者撤离，疏散。空气污染时向上风处转移，水源污染时向上游转移。

（4）立即脱去被污染的衣服，尽早进行洗消处理。

（5）根据患者烧伤和中毒情况，立即进行分类处置。

3.放射烧伤现场急救护理

（1）迅速转移患者，将患者安置到无污染安全地点。

（2）立即嘱患者脱去外衣和鞋。

(3) 对烧伤创面快速进行冲洗。冲洗液按比例配制：Ca-DTPA 1g，2% 利多卡因 10ml 加入 0.9% 氯化钠溶液 10ml。

(4) 对污染皮肤的处理。放射物质不详时可选用 5% 次氯酸钠溶液或 6.5% 高锰酸钾溶液浸泡后再用 10%～20% 的盐酸羟胺刷洗。

(5) 病情评估，组织后送。

(二) 烧伤创面的处置护理

应用创面处置常用技术对患者创面进行处置护理。包括早期清创、焦痂切开减张术、包扎疗法、暴露疗法、半暴露疗法和浸浴疗法。

1. 早期清创术应用护理：

(1) 在伤后 6h 内实施。

(2) 剪除创面周围的毛发。

(3) 去除创面上的异物。

(4) 应用 0.9% 氯化钠溶液冲洗创面。

(5) 创面周围用肥皂水洗净，擦干。

(6) 水疱尽量保持疱皮的完整，如直径＞1cm，将疱液抽尽。

(7) 深度烧伤创面的腐皮应尽量去除。

2. 焦痂切开减张术应用护理

(1) 当患者肢体、躯干和颈部有环形深度烧伤时应用。

(2) 肢体沿外侧或内侧切开，胸部沿双侧腋前线切开。

(3) 切口长度要超越深度烧伤边界，延伸到浅度烧伤创面。

(4) Ⅲ度烧伤创面切口深度要达筋膜层，Ⅳ度创面切口深度要达肌膜层。

(5) 切开的伤口简单止血后，用 0.5% 碘仿纱布填塞，然后用针线缝合固定。

(6) 切开时要注意避开血管和神经；切开后伤口要保持干燥，定时涂拭消毒液或抗生素，以防引起感染。

3. 包扎疗法应用护理

(1) 除面部、会阴等不便包扎的部位外的所有烧伤创面均可使用。

(2) 根据创面深度和具体情况选择创面用药。

(3) 清创后用浸有药物的纱布或其他抗菌敷料贴敷创面。

(4) 外用无菌干纱布和一次性无菌棉垫覆盖。

(5) 均匀加压包扎。

(6) 包扎范围要大，敷料应超过创缘 3～5cm。

(7) 包扎敷料要够厚，浅Ⅱ度为主的创面厚度要达 3～5cm，深Ⅱ度和Ⅲ度创面厚度 2～3cm 即可。

(8) 包扎时敷料要均匀平铺，趾（指）端应露出；趾（指）间应用敷料隔开。

(9) 包扎注意保持抗挛缩功能位。

4. 暴露疗法应用护理

(1) 应用于炎热环境中，面部、会阴、臀部等不容易包扎或易被污染的烧伤部位，敷料供应不充足时，大面积深度烧伤，严重污染或感染创面，尤其是霉菌、绿脓杆菌感染。

(2) 创面外涂药物后不加盖敷料，直接暴露于空气中。

(3) 注意环境清洁、干燥、温暖，温度以 30～32℃，湿度以 40% 为宜。

(4) 接触创面的物品应无菌，护理创面时应戴无菌手套。

(5) 注意定时变换体位。

5. 半暴露疗法应用护理

(1) 应用于焦痂脱痂后有较多皮岛生长的深Ⅱ度创面。

(2) 清创后使用单层药液或凡士林纱布黏附于创面上，使其暴露干燥。

(3) 注意纱布应与创面等大，勿使创面裸露，但也不宜超出创缘；纱布与创面必须贴紧，勿留空隙。

(4) 一般纱布应定时更换，1 次 /d。

(5) 纱布与创面黏附紧密，无须强行揭除，待创面在纱布下自行愈合后脱落。

(6) 注意观察纱布下有无积脓。

6. 浸浴疗法应用护理

(1) 烧伤后任何感染创面、常规处理方法不能清除创面分泌者、烧伤后期残余创面均可以使用。

(2) 将烧伤的某个肢体或全身浸泡于高于患者体温 1～2℃的温水或药液中。

(3) 浸浴前应向患者交代注意事项,同时测量生命体征,生命体征相对平稳者方可浸浴。

(4) 首次全身浸浴时间不要超过 30min。

(5) 浸浴过程中要密切观察患者的反应,如有心悸、脉快、头晕等虚脱症状,应立即终止浸浴。

(6) 高热患者,水温以 38～39℃为宜,不可过高。

(7) 浸浴中适当补充水分,口服或静脉输液均可。

(8) 浸浴出水后应立即用干燥无菌敷料沾干水分,给予保暖,以防感冒。

(9) 浸浴后创面应根据实际情况给予处置措施。

(三) 静脉补液抗休克护理

1. 评估患者伤情 包括患者年龄、体重、烧伤面积、深度、有无合并吸入性损伤、心肺功能情况、是否卧悬浮床等。

2. 根据伤情计算补液量 伤后第 1 个 24h 补液量 = 晶体溶液 $1.0ml/(kg·1\%TBSA)$ + 胶体溶液 $0.5ml/(kg·1\%TBSA)$ + 水分 2000ml;第 2 个 24h 补液量 = 第一个 24h 晶、胶体给予量减半,另加 2000ml 水分不变。如卧悬浮床增加水分 3000ml。

3. 按烧伤休克补液原则进行快速补液 补液安排先晶后胶,先盐后糖,见尿补钾;补液速度为第 1 个 24h 液体总量的 1/2 最好能在伤后 8h 内输入,余下的 1/2 可在伤后 8～24h 内均匀输入。

4. 严密观察 补液过程中要严密观察各项临床指标,动态调整补液速度。

5. 纠正休克　对于延迟补液的患者或已有严重休克的患者，应首先快速补充高张盐水，待休克基本纠正后，再根据公式计算和调整补液量和速度。

6. 评价休克复苏效果　如患者安静、神志清楚、合作，尿量维持在 50ml/h 以上，心率 < 120 次 /min，呼吸平稳，收缩压 > 90mmHg，脉压差 > 20～30mmHg，肢体转暖，皮肤颜色转红润，说明休克好转。如患者表情淡漠，血压下降，尿量 < 20～30ml/h，皮肤苍白，肢体冰冷，提示休克加重，在心肺功能尚正常的情况下，应快速补充血容量，纠正组织缺血、缺氧。

（四）翻身床的护理

1. 目的

（1）避免创面长期受压，加重感染。

（2）便于手术和换药。

（3）预防压疮。

（4）俯卧位时便于体位引流。

2. 适应证

（1）大面积烧伤，尤其躯干有环形烧伤的患者。

（2）臀部及双下肢烧伤患者。

3. 翻身床应用禁忌证

（1）患者处于休克期。

（2）患者神志不清、休克、昏迷、躁动不安。

（3）患者患有严重心肺疾患。

4. 上翻身床操作程序

（1）操作前、中、后注意规范着装，仪表仪容符合职业要求，态度和蔼亲切。

（2）洗手、戴口罩。

（3）查对医嘱。

（4）双人配合操作如下：

①甲评估患者,根据患者的情况准备合适的翻身床(图9-1)
②甲向患者解释并说明卧翻身床的目的。
③甲乙共同检查翻身床,各部位零件是否灵活、牢固、安全。
④甲检查前半部分的方向轮(四个脚轮方向一致)、各部位螺丝、安全栓、轴承、右侧搁手板及搁脚板并将其收回升降手摇柄(图9-2)
⑤乙检查后半部分的方向轮(四个脚轮方向一致)、各部位螺丝、安全栓、轴承、支撑架、左侧搁手板及搁脚板,并将其收回、升降手摇柄(图9-3)。
⑥甲乙共同试翻一次(喊口令123一起翻);将螺丝放置同侧。
⑦甲乙洗手,甲填写床头卡,乙将床头卡挂至床尾。
⑧甲铺前半部分棉垫:①头底、两侧肩胛骨(呈"八"字摆放)及腰椎两侧各放置一折叠棉垫;②铺棉垫四层;③暴露或半暴露创面铺无菌纱布垫一层。空出双侧肩胛骨、脊柱及尾骨隆突处)。
⑨乙铺后半部分棉垫:a.放置四块折叠棉垫;b.铺棉垫四层;

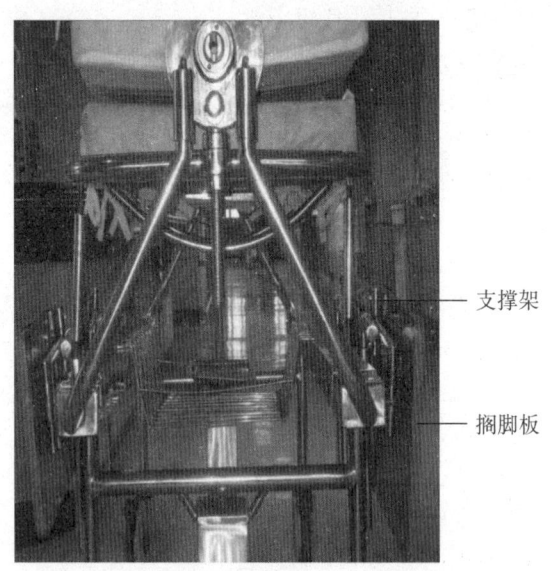

图9-1 翻身床

第9章 灾害常见急症的护理

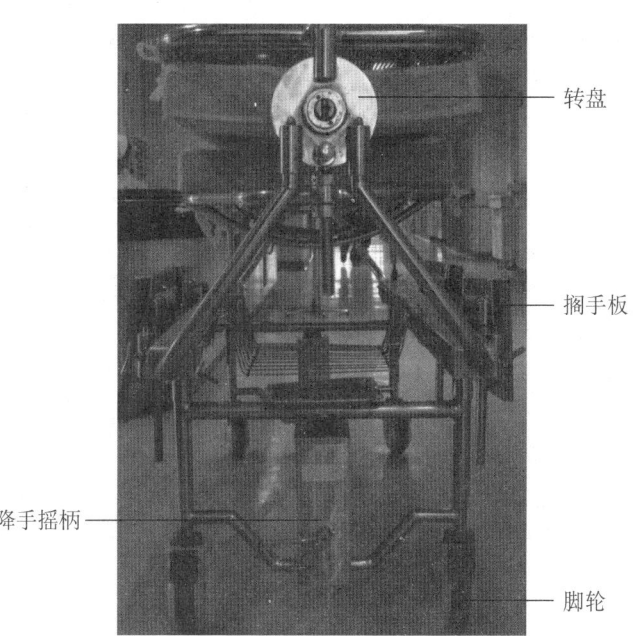

图 9-2 甲检查前半部分

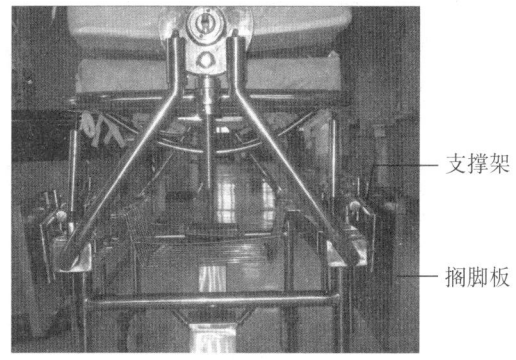

图 9-3 乙检查后半部分

c. 便孔两侧各放置一折叠棉垫；d. 暴露或半暴露创面铺无菌纱布垫一层。（空出腘窝及足跟）。

⑩甲乙丙三人共同将患者抬至翻身床上，喊口令1、2、3一起抬，嘱患者双手交叉放置胸前（如果双上肢敷料厚时，可用约束带捆绑放置胸前）；甲负责头、颈、肩，乙负责腰、臀部，丙负责双下肢（如果有多条管道，应理顺后再抬患者）；会阴部与便孔对准。

⑪甲将右侧的搁手板及撑脚板展开，上肢呈外展位；乙将左侧的搁手板及撑脚板展开，上肢呈外展位。

⑫将床头摇高至20~30°，协助患者双下肢呈"人"字卧位。

⑬向患者解释并说明注意事项，告知患者尽量不要乱动，以免发生坠床。

5. 双人翻身法操作程序

（1）操作注意规范着装，仪表仪容符合职业要求，态度和蔼亲切。

（2）洗手、戴口罩。

（3）查对医嘱。

（4）双人配合操作如下

①向患者解释，取得患者的配合。

②评估患者（生命体征、气道是否通畅，各管路是否固定）。

③甲将右上肢及右下肢收回；乙将左上肢及左下肢收回。

④甲铺前半部分棉垫：a. 暴露或半暴露创面铺无菌纱布垫一层。b. 铺棉垫四层。c. 在胸部两侧（呈"八"字位摆放）、额部各放置一折叠棉垫，女患者在腹部放置一折叠棉垫（空出双侧锁骨隆突处，棉垫光面对着患者身体）。

⑤乙铺后半部分棉垫：a. 暴露或半暴露创面铺无菌纱布垫一层。b. 铺棉垫四层。c. 便孔两侧各放置一折叠棉垫。d. 在双侧膝关节上、下各放置一折叠棉垫；（空出膝关节及足背）。

⑥甲乙共同合拢床片，旋紧螺丝；呼唤患者，听取主诉，嘱其深呼吸。

⑦甲将约束带递给乙，乙将约束带系紧，液体移至对侧。

⑧甲清理床周杂物，将双侧搁手板及撑脚板放下并展开。

⑨甲固定下面的床片；乙撤除支撑架。

⑩甲向患者说明"XXX，我们准备翻身了，从您的X边翻，请您深呼吸。"甲乙共同拔出安全栓，喊口令1、2、3一起翻（翻身速度应适中，不宜太快，以免发生意外），翻过身后同时固定安全栓、旋松螺丝（图9-4，图9-5）。

⑪甲固定下面的床片；乙固定支撑架，调节平衡。

⑫甲乙共同将约束带解开，将螺丝放置同侧，把床片抬至"工"字架上。

⑬甲呼唤患者，监测生命体征，观察面色及口唇有无发绀，有无憋气、呼吸困难；乙观察阴部与便孔对准。

⑭甲固定右侧的搁手板及撑脚板，右上肢及右下肢呈外展位；乙固定左侧的搁手板及撑脚板，左上肢及左下肢呈外展位，双下肢呈"人"字卧位。

⑮甲撤除前半部分的棉垫；乙撤除后半部分的棉垫。

⑯整理用物，洗手，记录。

6. 翻身床使用注意事项

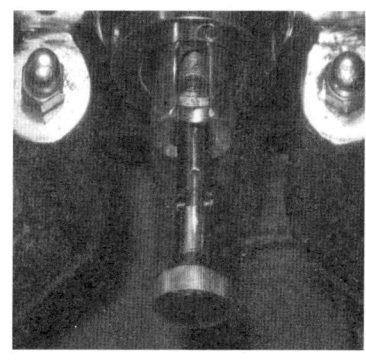

图9-4 拔出安全栓

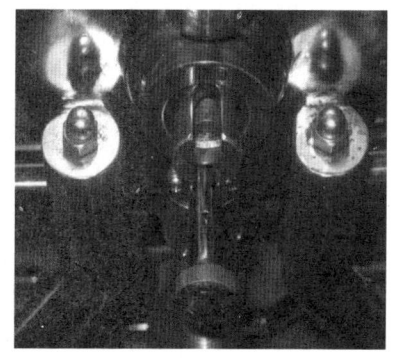

图9-5 固定安全栓，旋松螺丝

(1) 首次翻身前须向患者告知翻身的程序及可能出现的不适感，解除其顾虑，并说明翻身对烧伤治疗的必要性。

(2) 翻身前后测生命体征，观察病情变化，危重患者应备急救药品。

(3) 侧俯卧位时间不宜过长，以 1～2h 为宜，如有头面部烧伤或合并吸入性损伤的患者，以 30min 为宜。

(4) 有气管切开者翻身时应注意空出气管切开处，翻身前应检查气道是否通畅，气管套管的系带是否牢固。

(5) 气管切开患者俯卧位前应行气道冲洗，彻底吸痰；俯卧位时应加强叩背，促进排痰。

(6) 上下床片合拢时压力应适宜，过紧患者会有不适感，过松翻身时患者可左右移动或肢体滑脱而导致外伤。

(7) 仰卧位时足部用挡脚板支撑，保持足背屈 90°位置，防止足下垂。

(8) 床片便孔一定要对准患者会阴部，以利排便，必要时可上抬或下移患者。

(9) 翻身床使用后均用 1∶1000 有效氯溶液擦拭床体，消毒待用并定期检修、上油以保证性能良好。

（五）悬浮床的护理

1. 目的

(1) 保持创面干燥。

(2) 防止感染。

(3) 便于患者保持体位。

(4) 预防压疮。

2. 适应证

(1) 大面积危重烧伤休克期患者。

(2) 躯干后侧或臀区烧伤患者。

(3) 背、腰、臀区慢性溃疡或压疮者。

(4) 手术后不宜搬动者。

(5) 瘫痪者。

3. 禁忌证

(1) 体重 > 150 kg 者。

(2) 伴有脊柱损伤者。

4. 悬浮床操作程序

(1) 操作前规范着装，仪表仪容符合职业要求，态度和蔼亲切。

(2) 洗手、戴口罩。

(3) 查对医嘱。

(4) 向患者解释卧悬浮床的目的、意义。

(5) 检查悬浮床有无潮湿及油污，铺上干净过滤单，用黑色橡皮圈罩紧。

(6) 检查过滤单及橡皮圈罩有无破损，再在滤单上铺消毒后的床单（图9-6）。

(7) 开机。

(8) 按控制面板上的开关，启动悬浮。

(9) 再次核对医嘱，向患者解释悬浮床的使用目的及方法。

(10) 甲乙丙三人共同将患者抬至悬浮床上，喊口令1、2、3一起抬，甲负责头、颈、肩，乙负责腰、臀部，丙负责双下肢。

(11) 整理患者床单位，根据患者主诉和治疗要求选择合适体位使其舒适。

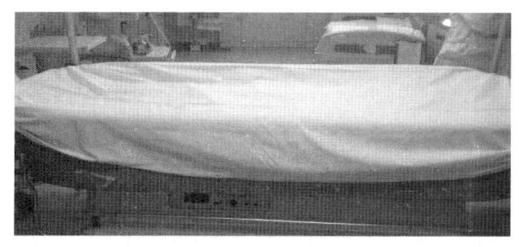

图9-6　检查过滤单

(12）洗手，向患者说明注意事项。

5. 悬浮床使用注意事项

（1）使用前预热 8h。

（2）床温控制在 36～38℃为宜。

（3）加强扣背，预防坠积性肺炎。

（4）悬浮床用毕，须筛滤床沙，按终末消毒原则处理。

第四节　创伤性颅脑损伤

颅脑外伤是外界暴力直接或间接作用于头部所造成的损伤。主要分为头皮损伤、颅骨损伤和脑损伤。受伤后有不同程度的头痛、呕吐、视乳头水肿及意识、思维、感觉、运动障碍。颅脑外伤病情复杂、变化快，易引起不良后果。根据格拉斯哥昏迷记分法确定 3～8 分或再次昏迷者为重型颅脑损伤。

一、病因

颅脑损伤是因暴力直接或间接作用于头部引起颅脑组织的损伤。根据格拉斯哥昏迷记分法确定：伤后昏迷 6h 以上或再次昏迷者为重型颅脑损伤。

二、临床表现

按损伤后脑组织是否与外界相通分为开放性和闭合性损伤。颅脑损伤表现为意识障碍、头痛、恶心、呕吐、癫痫发作、肢体瘫痪、感觉障碍、失语及偏盲等。颅底骨折可出现脑脊液耳漏、鼻漏；脑干损伤出现意识障碍、呼吸循环障碍、去大脑强直，严重时发生脑疝危及生命。

三、治疗

1. 头皮血肿　分皮下血肿、帽状腱膜下血肿、骨膜下血肿。多数血肿可在数天后自行吸收。较小的血肿早期加压包扎，早期进行冷敷以减少出血和疼痛，24h后改用热敷。较大的血肿，应在无菌操作下行穿刺抽出积血，然后加压包扎。若血肿发生感染，应尽早切开引流，并应用抗生素控制感染。

2.头皮裂伤　出血较多，不易自行停止，须立即加压包扎止血，并尽早进行清创缝合。

（1）单纯头皮裂伤：尽早实施清创缝合术，即使伤后逾时24h只要没有明显的感染征象，仍可进行彻底清创一期缝合，同时应给予抗生素治疗及破伤风抗毒素注射。

（2）头皮复杂裂伤：尽早实施清创缝合术，并常规应用抗生素及破伤风抗毒素注射，同时应注意头皮小残缺的修补方法。

3.头皮撕脱伤　现场急救包括：止痛、控制出血、防休克。创面用无菌敷料覆盖后，加压包扎，并将撕脱的头皮用无菌敷料包好。尽快将患者送至医院做进一步处理，争取在6～12h内彻底清创，并将撕脱的头皮直接缝回原处或自身游离植皮等。

4.重型颅脑损伤　以紧急抢救、纠正休克、清创、抗感染及手术为主要治疗原则。

四、护理

1.急救护理

（1）症状观察及护理：首先了解患者受伤时间、原因、病情发展过程等。严密观察患者生命体征及意识、瞳孔、肢体活动情况，特别应注意患者有无休克、颅内出血、脑疝、机体其他部位的并发症。首先，迅速建立静脉通道，遵医嘱对脑疝患者快速静脉滴注脱水药；对疑有颅内血肿的患者做好术前准备工作。

（2）保持呼吸道通畅：颅脑损伤患者多伴有不同程度的意识障碍，故应采取侧卧位或平卧位，头偏向一侧，以利于呼吸道分泌物排出，防止呕吐物误吸引起窒息；舌后坠阻塞呼吸道时应放置口咽通道或用舌钳将舌拉出，必要时可行气管切开。

(3) 纠正休克：开放性颅脑损伤可引起失血性休克，应使患者保持平卧、注意保暖、补充血容量。

(4) 转送患者：当患者休克得到初步纠正，生命体征相对平稳后方可转送；当合并其他脏器损伤和骨折时，应先初步处理并发症再转送，转送中应准备好急救物品，并严密监测生命体征、意识、瞳孔、肢体活动、伤口情况，保持呼吸道通畅。

2. 院内治疗护理

(1) 卧位：术前术后均应抬高床头 15～30°，以利静脉回流，减轻脑水肿，有脑脊液鼻漏者，需半坐卧位；有脑脊液耳漏者，以头偏向患侧为宜，以便引流，防止脑脊液逆流造成颅内感染。

(2) 预防颅内感染：开放性颅脑损伤应及时清创及常规应用抗生素；有脑脊液耳、鼻漏者，要注意保持耳、鼻孔及口腔的清洁，尽可能避免挖鼻孔、打喷嚏和咳嗽，严禁阻塞、用水冲洗耳、鼻及经鼻吸痰和插胃管，以免引起逆行感染，测体温 4 次 /d，密切观察有无颅内感染征象。

(3) 高热护理：感染或脑干损伤均可引起高热，应查明原因。体温高时应及时给予降温，保持体温在正常或接近正常范围内。可采用药物及物理降温两种方法，对中枢性高热多以物理降温为主。如酒精擦浴、冰袋降温、冰毯降温，必要时进行低温冬眠疗法。

(4) 加强基础护理，防止并发症的发生：对于昏迷患者要注意保暖，保持呼吸道通畅，预防坠积性肺炎；保持床单位清洁干燥，按时给予翻身，做好皮肤护理，预防压疮的发生。躁动患者谨慎使用镇静药，应由专人看护，给予适当约束，防止坠床及意外发生。

(5) 冬眠的护理：冬眠疗法是采用冬眠药物和物理降温的方法使机体处于低温状态。广泛脑挫裂伤，脑干、丘脑下部损伤伴有中枢性高热者，采用此疗法，可以达到镇静、安眠、降低脑组织新陈代谢，提高脑组织对缺氧的耐受力，保护受伤脑组织，减轻脑水肿的目的。常用药物有冬眠Ⅰ号合剂。

护理时应注意：①遵医嘱选用适当的冬眠合剂，待自主神经受到充分阻滞，机体御寒反应消除，患者进入昏睡状态后，再加用物理降温措施。因为，如果没有冬眠药物的保护，36℃以下的低温可使机体产生寒战，从而增加机体耗氧，并消耗能量。降温以肛温32～34℃为宜，冬眠时间一般为3～5d；②患者房间应保持安静，光线较暗，室温在18～20℃，有专人看护，并备好急救药品和物品。患者应平卧，搬动患者或翻身时，动作要轻柔、缓慢，以防止发生体位性低血压；③治疗前观察并详细记录患者的生命体征、意识、瞳孔等，以比较治疗前后症状变化；治疗期间严密观察病情，特别是血压和体温的变化，发现异常及时采取措施；④冬眠药物最好静脉滴注，以便通过滴速的调节控制冬眠深度，使体温稳定在治疗要求范围内；⑤保持呼吸道通畅，定时翻身、拍背，超声雾化吸入，以防止肺炎的发生；仔细观察皮肤及肢体末端的血液循环情况，并给予按摩以防止发生冻伤及压疮等并发症；⑥停止冬眠治疗时，应首先停止物理降温，再停用冬眠药物。停止冬眠后，患者体温会自然升高，如因药物蓄积使复温困难时，可使用热水袋等方法复温。

(6) 营养支持：颅脑外伤或术后采用静脉输液补充热量，输液总量一般不宜超过1500ml，以防止脑水肿的发生或发展。以后可根据患者的意识状态和胃肠功能改为流食或鼻饲饮食。

五、健康教育

重型颅脑损伤患者昏迷时间较长，其护理是一个漫长的过程，且病情常有变化，因此护士要做到主动、细致、认真、负责。要指导家属掌握必要的护理知识，取得家属的配合，促进患者早日康复。

第五节　海水浸泡低温征

海水浸泡低温征是指人体在低温海水环境中暴露使中心体温降至35℃以下引起的一系列机体病理生理改变，属意外性体温过低的一种。若患者合并有开放性损伤,中心体温下降的可能更快,海水浸泡还会恶化伤情,加重低温征。

一、发生原因及分类

(一)海水浸泡低温征的发生原因

人及其他恒温动物在适宜的生活条件下,因为机体内完整的体温调节系统维持机体热平衡,体温变化变动范围很小。海水浸泡低温征是由于机体浸泡在低温海水中导致机体热平衡失调,丧失的热量过多或是产热减少而无法维持恒定的中心体温所致。其病理生理过程为功能代偿期和功能衰竭期。

当人体处于低温环境中,机体可动员一切代偿功能来维持生存,如增加产热以弥补过多的热量散失;外周血管收缩,使热流密度下降,保持机体热平衡状态。通常情况下,人体的反应是渐进的,而低温海水浸泡多属突然发生,是机体对强烈冷刺激的一种应激反应。水温极低时,体温下降迅速,严重者可在几个小时之内发生器官衰竭,导致致死性低体温。英国学者对海上死亡的3万余人进行调查,发现溺水者中有2/3死于体温过低,可见海上遇难者,海水浸泡体温征是致死的主要原因。

(二)海水浸泡低温征的分类

海水浸泡低温征依据中心体温和临床表现可分为轻度(35~34℃)、中度(33~30℃)和重度(30℃以下)低温征。

1. 轻度低温征 中心体温下降到35~34℃,机体开始发生一系列病理生理改变,体温调节能力丧失,呼吸、心搏减慢,神经反射迟钝,患者出现颤抖,精细运动共济失调,嗜睡和轻度思维紊乱。

2. 中度低温征 中心体温下降到33~30℃,瞳孔散大,血压明显下降,可出现定向障碍、遗忘症和神志不清。寒战一般在32℃停止,全身僵硬,常伴有淹溺。

3. 重度低温征 中心体温在30℃以下,呼吸、脉搏变得很慢,肌肉强直、四肢僵硬、神志丧失，心室纤颤，深肌腱、瞳孔及肢体反射消失、肺水肿出现。当体心温度下降至27℃时可进入濒死状态；当体心温度下降至20℃，心脏停搏。

二、临床表现

1. 一般表现　皮肤苍白或发绀，神志模糊或昏迷，肌肉强直，瞳孔对光反射迟钝或消失；心动过缓、心律失常，血压下降或测不到，可出现心房或心室纤颤；心房或心室纤颤的前驱症状是心动过速，严重时发生心脏停搏；体温在32℃以下时，心电图上出现特定的"J"波，且Ⅱ导联最常见并常有T波倒置，QT间期延长，出现心房纤颤等。中心体温剧降，心室纤颤是海水浸泡低温征的主要死亡原因。

2. 物质代谢变化

（1）基础代谢率：机体基础代谢直接受水温的影响，从35℃降至25℃期间，每下降1℃，脑代谢降低6%～7%，当降至28℃，基础代谢率降至正常状态的50%，22℃时为25%。

（2）水、电解质和酸碱平衡：体温过低，电解质变化首先表现为K^+转移至细胞内；体温<28℃，Na^+转移到细胞外，导致渗透性利尿；<25℃，细胞内K^+、Na^+负荷，细胞外脱水。体温下降，呼吸抑制，导致低氧和高碳酸血症，同时CO_2潴留，出现呼吸性及代谢性酸中毒。注意低温导致的代谢性酸中毒不宜用碳酸氢钠治疗。

（3）耗氧量：耗氧量的下降和中心体温基本平行。低温环境中耗氧量的变化与受冷强度有关，中心体温为32℃，耗氧量为正常值的65%～70%；20℃时为20%～25%，10℃时仅为10%。

3. 各器官系统变化

（1）皮肤和温度调节：皮肤的外周血管收缩，减少有效循环，组织散热，维持中心体温。寒战可产热以补给散失的热量，当中心体温下降至2～4℃，寒战会停止，体温明显下降，神志不清患者可出现临床死亡，如及时、适当的处理，复苏仍有成功的可能。

（2）循环系统：身体浸泡在冷水中，外周血管舒缩状态改变。

轻者，机体出现代偿性表现，如脉率增加、外周血管阻力、血压、中心静脉压、心排血量增加。随着体温下降，心率进行性下降。下降至20℃可出现心脏出现无收缩状态，10℃出现冷性心脏停搏。

（3）内分泌系统：体温过低抑制抗利尿激素的释放，引起多尿和容量性衰竭，并出现浸泡性利尿；体温继续下降，胰岛素释放较少，患者伴有高血糖，继续下降糖原储备耗尽出现低血糖，且刺激血中儿茶酚胺、肾上腺素、皮质类固醇的含量升高。

（4）神经和运动系统：脑是评价体温过低的标准器官，机体降温过低时，自稳调节机制和中枢调节出现障碍。寒冷会刺激肌肉神经功能减退，半裸者实验时，在10℃水中，最初5min握力下降速率0.018kg/min。

三、急救措施

（一）院前急救

一旦发现体温过低患者，注意隔离、保暖，使其脱离冷水环境，去除湿衣服，然后视病情严重程度采用不同的救治方法。急救前不宜急于给药，首选措施是恢复中心体温，同时克服体温后降、血液稀释、复温性休克等，并及时纠正酸中毒和电解质紊乱，注意对心、肺、肾等功能障碍进行及时治疗。

1. 轻度低温征患者　通常采用体外复温方法，如用毛毯被动复温，用化学产热垫、温水浴、热水袋等主动复温可使患者体温上升0.5～1℃，外伤者不宜使用温水浴。

2. 中度低温征患者　最好采用中心复温法，如湿热氧气或空气吸入（42～43℃）、温热（43℃）液体输注等，并加强体温的监测，注意输注温热液体的量和速度。使用体外复温需小心，防止因突然外周血管扩张，引起低血容量性休克，含有肌酸的血液回流至体心，引起温度对流性后降和血液pH改变，增加心室颤动发生的可能性。

3. 重度低温征患者　心肺复苏很有必要，开始利用温、湿氧气吸入和加温液体输注，防止体温继续下降。对神志不清者给予气管插管，通入湿热氧气，加快复温速率，严重过低时辅以心血管药物。

（二）复温法

复温可矫正体温过低导致的变化，严重体温过低时，复温是最基本的治疗方法之一。复温方法根据其方式、速度和部位，分为自然复温、体表复温和体内复温，后送途中注意采取简单易行的复温措施，同时密切观察病情变化，并予以对症处理，防止危险发生。

1. **自然复温法** 将患者移至温暖环境中利用自身产生的热量恢复正常体温，并覆盖毛毯和给予热饮，适于体心温度34℃以上患者。

2. **体表复温法** 如温水浸泡法、热电毯复温法、射频复温法等，多适用于中心体温在30～34℃，体表复温时注意防止虚脱、复温性休克、血液稀释症和急性心力衰竭的发生。

3. **体内复温法** 多用于中心体温在30℃以下、病情严重者。但体内复温大部分是有创性复温且技术要求较高、设备复杂，如腹膜透析法、血液透析法、心肺旁路法和体外循环血液加温法。

四、护理

（一）体温监测

海水浸泡低温征的临床表现易与其他疾病或伤情混淆，造成误诊，不易引起救援人员的注意。因此要密切监测患者的体温变化。对于体表温度低于35.5℃者应及时测直肠温度，采用的体温计要能测量到35℃以下的体温，且温度计插入直肠深度要达10 cm，在低温征时口温的测量不可靠，不宜采用，且要持续监测。

另外，在复温的过程中密切观察患者生命体征变化和复温效果，当患者出现皮肤、指（趾）甲颜色转为潮红、直肠温度升至34℃或有规律呼吸心跳，出现寒战，恢复知觉及时通知医师，考虑停止复温。

（二）注意预防

对落水患者应注意预防低温征的发生和进展，及时发现低温征的危险因素和前驱症状，积极采取有关措施，防止低温征的发生，尤其要避免因医源性因素而诱发低温征，加强对患者的医学教育，减少相关危险因素的影响。

（三）营养护理

海水浸泡低温征在给予患者及时有效的复温措施的同时，要保证摄入足够的营养，以增加机体抵抗力和基础代谢率。

五、健康教育

预防海水浸泡低温征的最好办法是尽快脱离低温海水环境或尽快采取一切措施防止体热过多、过快散失。通常采取减缓体热散失的措施，指导落水患者预防低温征。

1. 着抗浸服　抗浸服具有防止海水浸入和防寒保暖性能，由外层的防水服和内层的保暖服构成。气温高时布孔打开，保持通气；接触水时布孔收缩，可防水保暖。

2. 保持安静　虽然活动可增加身体产热，但由于水的热传导较空气快，致使散热增高往往大于因活动的产热。落水者在冷水中应利用救生背心或抓住沉船或其他漂浮物，尽可能保持镇静；如没有可抓的漂浮物或必须离开即将沉没的飞机或船舶，或离海岸较近，才考虑游泳。否则应避免挣扎。

3. 注意水中防护　落水后尽量避免头部浸入水中，保护双手以利于使用救生设备，保护易散热的部位，如头颈部、腋窝、胸部两侧、腹股沟等，可采取手臂折叠在胸前，脚踝相扣，大腿并拢，膝盖弯曲姿势保持热量，寻求或等待救援。

4. 水上遇险生存训练　缺乏训练或心理素质差均可减少遇险者在冷水中的生存时间，因此模拟海上遇险生存训练和艰苦环境训练实有必要，而且还应经常反复进行训练，提高海上各突发状况的适应能力。

第六节　肝脾损伤

一、肝脏损伤

（一）病因

肝外伤占各种腹部损伤的 15%～20%。有肝硬化等慢性肝病时发生率较高。肝外伤破裂后临床以内出血征象为主，因胆汁外溢，腹膜刺激征较脾破裂明显，有时血液由于通过胆道进入十二指肠而出现黑粪及呕血。

1. 钝挫伤　以闭合性损伤多见。右下腹、右下胸直接暴力打击、挤压、撞击、坠落等均可致伤，常合并肾、脾破裂、胰、十二指肠伤。

2. 穿入伤　多见于平时刀刺伤或锐利物刺穿伤。

（二）临床表现

伤后先有上腹部疼痛，后转下腹、全腹部疼痛，伴恶心呕吐。查体：可见上腹部或下胸撞击伤痕或锐利物刺入伤口，上腹部或全腹部有压痛、反跳痛、腹肌紧张，肠鸣音减弱或消失，严重者可出现休克。

（三）治疗

肝破裂的处理原则是彻底清创，确切止血、通畅引流。根据肝破裂范围，可采用不同的处理方法：

1. 裂口不深或在肝缘，创缘较整齐者，在清创后可将裂口直接缝合。

2. 裂口较大、较深，裂口内有不易控制的动脉出血，可考虑结扎肝固有动脉或其分支。结扎前先试行阻断该动脉血流，观察其止血效果，确有效时方可进行结扎。肝脏裂口在清创后进行缝合并充分引流。

3. 肝脏组织大块破损或呈粉碎性破裂，或肝组织损伤严重者，可将肝组织整块切除或行肝叶切除，肝脏损伤严重，伴有肝静脉主干或下腔静脉撕裂时，需采用下腔静脉转流，暂时阻断下腔静脉及肝门诸血管，使肝脏暂时在"无血状态"下修补肝静脉主干或下腔静脉的裂口。

肝组织大块缺损，止血不满意，又无条件行较大手术的情况下，可在肝脏创伤内用大网膜、明胶海绵、氧化纤维堵塞后，再用长纱条顺序填入裂口以压迫止血，纱条尾端自腹壁切口或另作戳创引出腹壁外，术后第五天起，每日抽出纱条一段，7～10d 取完。此期间必须加强抗生素治疗以防感染。

4. 外伤性肝破裂不论哪种手术方式，在创面或肝周围应留置引流物进行通畅引流。

（四）**护理**

1. **肝损伤的急救护理**　患者出现血压不稳、脉快等，迅速建立两条静脉通路，遵医嘱迅速输入平衡盐液及全血，及时纠正和预防休克，一方面为手术做准备，同时也是一种治疗方法。

2. **非手术治疗护理**　下列情况暂时采取保守治疗：少量输液能维持患者血流动力学稳定；无腹膜炎体征；患者神志清醒，在观察中反复多次检查配合良好；腹部 CT 扫描未见合并腹内其他内脏损伤；不需要大量输血；腹部 CT 证明创伤已稳定或在好转。非手术治疗伤员护理上应严密观察生命体征的变化，一旦发现病情变化应及时报告医师处理。

二、脾脏破裂

脾脏是腹腔内脏中最易受损伤的器官，发生率占各种腹部伤的 40%～50%。有慢性病理改变（如血吸虫病、疟疾、黑热病、传染性单核细胞增多症、淋巴瘤等）的脾脏更易破裂。

（一）**分类**

根据损伤的范围，脾破裂可分为中央型破裂（脾实质深部）；被膜下破裂（脾实质周边部分）和真性破裂（破损累及被膜）等。

前两种因被膜完整，出血量受到限制，故临床上并无明显出血征象而不易被发现。如未被发现，可形成血肿而最终被吸收。但有些血肿（特别是被膜下血肿）在某些微弱外力影响下，可以突然转为真性破裂，导致诊治中措手不及的局面。这种情况常发生于外伤后1～2周，应予警惕。

（二）临床表现

临床所见脾破裂，约85%是真性破裂，破裂部位较多见于脾上极及膈面。破裂如发生在脏面，尤其是邻近脾门者，有撕裂脾蒂的可能，在这种情况下，出血量大，患者可迅速发生休克，甚至未及抢救已死亡。

（三）治疗

脾破裂一经诊断，原则上应紧急手术处理。至于手术方式，因脾组织脆弱，破裂后不易止血、缝合或修补，故通常采用脾切除术。如脾脏裂口大而出血凶猛，可先捏住脾蒂以控制出血，然后快速清理手术野，充分显露，以便钳夹脾蒂。切忌在血泊中盲目钳夹，如果腹内确无其他脏器破裂，可收集未污染的腹内积血，过滤后进行自体输血。

三、肝脾外伤合并海水浸泡的救治及护理

（一）缩短海水浸泡时间

尽快打捞落水患者，出水时应保持缓慢平稳，防止血压大幅度下降。尽快排出腹腔内海水，开放性伤口用低渗或生理盐水反复冲洗、析出，以减少腹腔内海水刺激，并用防水敷料包扎。

（二）尽快复温、吸氧，并判断伤情

判断有无多发伤、复合伤，有呼吸、心搏骤停者，立即现场心肺复苏。

（三）建立静脉通道

迅速建立两条静脉通道，尽快恢复有效循环血量，并按高渗性

脱水补液：打捞出水 30min 内快速按顺序输入 37～40℃无张力注射用水、5%碳酸氢钠（0.8ml/kg·h）和右旋糖酐（2ml/kg·h）和1/2张液（2ml/kg·h）维持 6h，以降低血浆的晶体渗透压，纠正高渗性脱水、高钠、高钾、高氯血症和酸中毒，6h 后根据血生化、血气分析结果随时调整输液量及输液性质。见尿补钾；另一条静脉通路输入血管活性药物，维持血压在（110～120/70～80mmHg）。

（四）手术治疗

遇伤情突变或情况危急患者，需配合医师完成紧急手术。应尽量纠正血流动力学不稳定状态后再行手术，腹部清创术强调减压、冲洗和引流；用低渗溶液（40～42℃）2000～3000ml 进行腹腔冲洗，污染严重者可用稀释的抗生素液或碘伏冲洗。

（五）引流管护理

持续胃肠减压，禁食、禁水并留置胃管。如海水进入腹腔，必须放置引流管，并保证低位。术后可依据病情予以腹腔持续冲洗、负压吸引。保持引流管在位、通畅，并记录引流液的性质和量。

第七节　骨折

骨折(fracture)是指骨的完整性或连续性中断，可发生在任何年龄和身体的任何部位。灾害发生现场，重物坠落、建筑物的倒塌等对机体骨骼、肌腱等组织造成严重损伤，如不及时处理，危及患者生命安全。

一、病因

骨折是由暴力、创伤和骨骼疾病所造成，其中创伤是骨折的主要原因，如地震等灾害事件、交通事故、坠落或摔倒等；剧烈运动不当也可造成骨折。

1. **直接暴力**　直接作用于局部骨骼的外力，如敲打或撞击，可导致骨折,常伴有较广泛的皮肤和软组织损伤。

2. 间接暴力　骨折发生在外力作用点以外的骨骼部位,骨折部位的软组织损伤很轻微。如扭伤可引起螺旋骨折;肌肉突然猛烈收缩,其牵拉作用可造成肌肉附着处的骨折;膝关节或肘关节处肌肉的牵拉,可发生髌骨或鹰嘴处撕裂性骨折。

3. 积累性劳损　指肢体某一特定部位的骨骼受到长期、反复和轻微的直接或间接损伤所致的骨折,亦称为疲劳性骨折。

4. 骨骼疾病　由于骨骼疾病,如骨质疏松、骨髓炎、骨结核和骨肿瘤等导致骨质破坏、在轻微的外力作用下发生的骨折,称为病理性骨折(pathologic fracture)。

二、分类

1. 根据骨折的程度分类

(1) 不完全性骨折:骨的连续性未完全破坏,或仅一部分骨小梁的连续性中断。按其骨折形状又可分为:

①裂缝骨折:骨质发生裂隙,无移位,多发生于颅骨、肩胛骨等。

②青枝骨折:仅表现为骨皮质的劈裂,类似于青嫩树枝被折时的形状,多发生于儿童。

(2) 完全性骨折:骨的完整性或连续性全部中断。按骨折线的方向可分为:

①横形骨折:骨折线与骨干纵轴成 90°。

②斜形骨折:骨折线与骨干纵轴成一定角度。

③螺旋形骨折:骨折线呈螺旋状。

④粉碎性骨折:骨碎裂成 3 块以上。骨折线呈 T 形或 Y 形,故称 T 形或 Y 形骨折。

⑤嵌插骨折:骨折片相互嵌插,密质骨端嵌插入松质端内。

⑥压缩性骨折:骨质因压缩而变形,多发生在松质骨,如椎骨或跟骨。

⑦凹陷骨折:骨折片局部下陷,多见于颅骨。

⑧骨骺分离：骨折经过骨骺，骨骺的断面可带有数量不等的骨组织。

2. 根据骨折处是否与外界相通分类

（1）开放性骨折：骨折部位的皮肤或黏膜破裂，骨折断端直接或间接与外界相通。如合并膀胱或尿道破裂的耻骨骨折，合并直肠破裂的骶尾骨骨折。

（2）闭合性骨折：骨折处皮肤或黏膜完整，不与外界相通。

3. 根据骨折端的稳定程度分类

（1）稳定性骨折：骨折端不易移位或复位后不易再发生移位。一般都保持良好的解剖对线，如裂缝骨折、青枝骨折、横形骨折、嵌插骨折及压缩性骨折等。

（2）不稳定性骨折：骨折端易移位或复位后易发生移位的骨折。如斜形骨折、螺旋形骨折及粉碎性骨折等。由于暴力的作用、肢体远侧段的重量，肌肉的牵拉以及搬运或治疗不当，均可造成骨折的断端移位。常见的有成角移位、侧方移位、缩短移位、分离移位和旋转移位。临床常见几种移位合并或同时存在。如股骨上 1/3 骨折，在长轴上有缩短，同时还有侧方及旋转移位。

三、临床表现

骨折时常伴有重要组织或器官的损伤，故骨折患者除有骨折的表现外，还可能同时有其他组织、器官损伤的表现。

1. 全身表现

（1）休克：主要由于骨折导致的大量出血和剧痛所致。常见于多发性骨折、骨盆骨折、脊柱骨折、股骨骨折和严重的开放性骨折患者，或伴广泛的软组织损伤或合并内脏损伤的患者。

（2）疼痛：骨折及合并损伤处疼痛，在移动患肢时疼痛加剧。

（3）发热：骨折患者的体温多在正常范围。骨折合并有大量内出血、血肿吸收以及损伤组织的吸收反应可使体温略有升高，一般不超过 38℃。

2.局部表现

(1) 骨折的一般表现：

①局部肿胀、瘀斑或出血：局部可见软组织出血、肿胀，甚至出现张力性水疱；血肿浅表时，皮下出现瘀斑；开放性骨折时，可见骨折部位出血。

②压痛：骨折部位有固定压痛。由骨长轴远端向近侧叩击和冲击时可诱发骨折部位的疼痛。

③活动受限：骨折部位的肿胀和疼痛或完全性骨折，使肢体丧失部分或全部活动功能。

(2) 骨折特有体征：以下三项为骨折的特有体征，只要出现其中之一，即可确诊。但不完全骨折、嵌插骨折时常不出现骨折特有体征。

①畸形：骨折段移位后，可发生受伤肢体外形改变，表现为肢体短缩、成角、弯曲等畸形。

②反常活动：在肢体的非关节部位出现不正常活动。

③骨擦音或骨擦感：骨折断端之间互相摩擦时所产生的轻微音响及感觉。

四、治疗

骨折患者的治疗多以复位、固定、早期康复治疗和预防并发症为主，但现场急救仍属首要。

（一）现场急救

1.抢救生命　骨折往往合并其他组织和器官的损伤。若发现患者呼吸困难、窒息、大出血等，应立即就地急救。

2.止血和包扎　发现伤口，可用无菌敷料或用当时认为最清洁的布类包扎，以免伤口进一步污染。避免回纳外露的骨折断端。若创口出血，予以压迫包扎或用止血带压迫，并记录时间；止血带放松时间以恢复局部血流、组织略有新鲜渗血为宜。一般每隔 40～60min 放松 1 次。

3. 固定、制动 对疑有骨折的患者，可利用夹板、木板、自身肢体等固定受伤的肢体。对疑有脊柱骨折的患者应尽量避免移动，搬运时应采取滚动法或平托法，将患者移上担架、木板或门板。颈椎受伤者需在颈两侧加垫固定。经上述初步处理后迅速将患者转运到就近医院进行后续治疗。

（1）肘部以下骨折：用悬带将伤侧上肢吊于肩上。从肘部至中指用加垫的夹板固定。在肘部下方打结可以阻止滑动。上肢抬高可以避免严重肿胀。

（2）肘部骨折：肘部弯曲，用狭长吊带支持。上肢与胸部捆扎在一起，阻止上肢摆动。检查脉搏，确保血液循环。如果摸不到脉搏跳动，可稍将上肢放直，观察能否恢复。如果断肘僵直，避免暴力，可用加垫的夹板将它竖直固定，用吊带将断肢绑在腰部。

（3）上肢骨折：从肩到肘用加垫的夹板固定。腕部用窄带吊于颈部。

（4）肩胛骨骨折：吊带支撑受伤部位重量，用绷带将上肢与胸部固定。

（5）锁骨骨折：吊带支撑受伤部位重量，用绷带将上肢与胸部固定。

（6）下肢骨折：用"8"字形绷带将足踝与双腿都捆扎起来，这样可以防止断肢翻转或缩短。

（7）髋部或大腿骨折：一块夹板放于腿部内侧，另一块更长的夹板放于受伤肢体外侧，由胯部至足踝部，用绷绳捆扎固定。如果没有夹板，可在两腿之间夹上衬垫、折叠的毛毯或衣物都可以，受伤肢体绑扎固定于对称的另一条腿上。

（8）膝部骨折：如果伤腿僵直，将夹板置于腿后，膝部加垫。如果有条件，用冰块冷敷膝部。如果伤腿弯曲，不要强行拉直，可将双腿并拢，腿之间加垫，绷带扎牢。如果不能得到及时的医疗援助，应尽可能将伤腿绑直。

(9) 小腿骨折：从膝上部开始固定夹板，或者在双腿间加垫、捆绑。

(10) 足部或踝部骨折：通常不用夹板，抬高足部以减缓肿胀。用枕垫或折叠式毛毯包裹踝部及足。踝部以上绑扎两圈，足部绑扎一圈。另外，如果足部没有伤口，可以不必脱鞋，以起到固定作用，患者足部不能负重。

(11) 骨盆骨折：表现为腹股沟或下腹部疼痛。膝部及踝部分别绑扎，腿部弯曲处垫上枕垫，整个身体固定于平台上，担架、门板或桌面等都可以。分别于肩部、腰部及踝部绑扎牢靠。在两腿之间加垫，足、踝、膝和大腿之间分别用绷带绑扎固定，用两根更长的绷带绑扎骨盆部。

(12) 颅骨骨折：症状表现为血液或淡黄色黏液从眼鼻处渗出，患者应放置于俯卧位，渗液面朝下，允许黏液流出来，这样就不会压迫大脑皮层。仔细检查患者能否正常呼吸。

(13) 脊椎骨折：如果患者颈背部疼痛，而且下肢失去感觉，应判断是否有脊椎骨折。轻轻触动患者肢体，察看有无感觉；要求患者按指示运动手指及脚趾。如果无法获得医疗援助，此处又很安全，要求患者静静躺卧。用合适的物品，例如行李或垫子支在身体左右，防止头部或躯体摆动。

(14) 颈椎骨折：怀疑颈椎发生骨折时，必须用适当材料围住颈部，阻止晃动。用卷起的报纸、折叠的毛巾、车坐垫等材料都可以，折叠成宽 10~14cm 的带状物，根据伤者从胸骨至下颌部的距离，朝向面部的一侧要折叠得宽一些，围住颈部，用布带或鞋带系好。防止颈椎骨折产生更严重的后果。同时，将患者肩部及髋部绑扎牢固，用柔软有弹性的物品垫在大腿、膝盖及足踝之间。用宽松的绷带绑扎双膝及双腿，全身固定。

（二）临床治疗

1. 复位　根据骨折的部位和类型，选用合适方法予以复位。临床可根据对位（两骨折端的接触面）和对线（两骨折段在纵轴上的关系）是否良好衡量复位程度。完全恢复到正常解剖位置者，称解剖复位；虽未达到解剖关系的对合，但不明显影响愈合后功能者称功能复位。

(1) 非手术复位：包括手法复位和牵引复位。

①手法复位（又称闭合复位），以功能复位为主，大多数骨折均可经手法复位。若肢体肿胀严重，甚至有张力性水疱或血运不佳时，可经抬高患肢待消肿后再行复位。手法复位步骤包括：a.解除疼痛；b.松弛肌肉；c.对准方向；d.拔伸牵引。

②牵引复位常用于股骨闭合性骨折、股骨和胫骨开放性骨折和已感染的开放性骨折等。

(2) 手术复位：用于手法复位或牵引复位失败、骨折端间有软组织嵌入、关节内骨折经手法复位达不到解剖复位、骨折合并主要血管和神经损伤、多处或多段骨折或陈旧性骨折不能手法复位者。

2. 固定　已复位的骨折部位必须持续固定于良好位置，直至骨折愈合。常用的有外固定和内固定方法。

(1) 外固定　常用工具包括夹板、绷带、持续牵引、外固定器等。

①夹板：是利用有一定弹性的木板、竹板或塑料板制成的长、宽合适的小夹板，绑在骨折部肢体的外面，外扎横带，以固定骨折。小夹板固定适用于四肢管状骨闭合性骨折。小夹板固定的优点是能通过外扎横带和内置固定垫的压力进一步矫正骨折端侧方或成角移位；固定范围一般不包括骨折的上、下关节，便于及早进行功能锻炼和防止关节僵硬。

②绷带：多用于特定部位，如肩胛骨和锁骨骨折等。弹力绷带可用于固定愈合阶段的骨折。石膏绷带可用于骨折复位后的固定。石膏绷带可根据肢体形状塑型，固定作用确实可靠，维持较长时间。

③持续牵引：通过在身体某一部位采用拉力而达到对位、复位和固定的作用。可根据骨折的类型、范围和部位及患者的年龄，采用不同形式的牵引，如皮肤牵引、骨骼牵引、支架牵引和吊带牵引。

④外固定器：骨折复位后，在远离骨折处经皮肤小切口将钢针穿过骨骼，利用夹头在钢管上的移动和旋转矫正骨折移位，最后用外金属架固定。

（2）内固定：主要用于切开复位后患者。内固定后患者可早期活动，可预防长期卧床引起的并发症，尤其适合老年人。常用的内固定物有钢针、螺丝钉、接骨板、髓内钉、加压钢板、假体或用自体或异体植骨片将骨折段固定，有些内固定术后须加用外固定。

①手术：主要用于开放性骨折或较严重的、难以经非手术复位的骨折患者。手术包括清创术和组织修复、复位术。伴有广泛软组织损伤和缺损者，需作皮瓣移植。

②防治感染：对开放性骨折患者需予以抗生素治疗。

3. 处理并发症：一旦发生严重并发症，如骨筋膜室综合征，应立即做切开减压术。

4. 康复治疗：是骨折治疗的重要组成部分，目的在于促进功能恢复。

（1）骨折早期：伤后1～2周之内，主要进行肢体肌的等长舒缩，目的是促进血液循环，预防肌萎缩。骨折部位的上下关节暂不活动。

（2）骨折中期：受伤2周后，局部疼痛消失，骨痂逐渐形成；除继续进行患肢肌的等长舒缩活动外，活动骨折部位上、下关节，活动范围由小到大，活动幅度和力量逐渐加大。

（3）骨折后期：骨折接近临床愈合，功能锻炼的目的是增强肌力，克服挛缩，恢复关节活动度。此期为抗阻力下锻炼，可从上肢提重物，下肢踢沙袋等开始，到各种机械性或物理治疗，如划船、蹬车等。关节活动练习包括主动锻炼、被动活动或用关节练习器锻炼等。

五、护理

(一) 骨折的院前急救护理（同现场紧急救护内容）

(二) 院内支持治疗护理

1. 促进神经循环功能的恢复

(1) 预防和纠正休克：根据医嘱输液、输血；及时处理出血，保持血压在正常范围。

(2) 保暖：注意室温和躯体保暖，以改善微循环。

(3) 取合适体位，促进静脉回流：根据骨折的部位、程度、治疗方式和有无合并其他损伤等采取不同的体位。休克患者取平卧位；患肢肿胀时，遵医嘱用枕头或悬吊牵引抬高患肢，使之高于心脏水平，以促进静脉回流和减轻水肿。疑有骨筋膜室综合征时，则避免患肢高于心脏水平，以免局部血供受影响。患肢制动后，固定关节于功能位；股骨转子间骨折牵引治疗者，患肢需取外展内旋位，足踝保持于功能位，避免受压，造成足下垂畸形。

(4) 加强观察：观察患者的意识、体温、脉搏、血压、呼吸、尿量和末梢循环，如毛细血管再充盈时间、患肢骨折远端脉搏情况、皮温和色泽、有无肿胀及感觉和运动障碍。

2. 减轻疼痛　根据疼痛原因，采取相应的措施：

(1) 药物镇痛：按医嘱给予镇痛药，并注意观察药物效果及有无不良反应发生。

(2) 物理方法止痛：可用局部冷敷、抬高受伤肢体等方法减轻受伤肢体水肿，起到减轻疼痛的作用。热疗和按摩可减轻肌痉挛引起的疼痛。

3. 预防感染

(1) 观察患者有无感染症状和体征：定时测量患者的体温和脉搏。体温和脉搏明显增高时，常提示有感染发生。若骨折处疼痛减轻后又进行性加重或呈搏动性疼痛，皮肤红、肿、热，伤口有脓液渗出或有异味时，应警惕是否继发感染，应立即通知医师。

(2) 加强伤口护理：严格按无菌技术清洁伤口和更换敷料，保持敷料干燥。

(3) 合理应用抗生素：遵医嘱及时和合理安排抗生素的应用时间和方式。

(4) 体位：无禁忌者可经常变更卧位，预防压疮和坠积性肺炎的发生。

4. 指导功能锻炼　早期功能锻炼可增加肢体活动度和预防并发症，有助于损伤部位功能的恢复。

(1) 肌等长舒缩练习和关节活动：与患者一起制订适宜的锻炼和康复计划。伤后 1～2 周之内，除医嘱要求制动外，术后 6h 应开始股四头肌的等长收缩练习。可采用 tens 法则，即收缩股四头肌 10s，休息 10s，收缩 10 次为一组，重复 10 次，3～4 次 /d。身体其他各部位的关节、肢体亦应进行功能锻炼。鼓励下肢骨折患者每 3h 用吊架锻炼一次。伤后 2 周，指导患者活动骨折部位上、下的关节。

(2) 行走锻炼：患肢外固定患者，疼痛减轻后可早期进行患肢的行走锻炼；行走时护士应提供安全保护。先指导患者在平地上行走，然后上下楼梯。

①拐杖的应用：拐杖是常用的助行器械。理疗师和护士应指导患者使用拐杖，如拐杖应加垫，以防滑和避免损伤腋部；当握把柄时，屈肘不超过 30°；用拐杖者，要求上肢有足够的肌力、身体平衡和协调能力。患者 2～3 次 /d 用拐杖行走，行走时，患肢不负重。

②助行器的应用：助行器常用于老年人，以提供支持和保持平衡。

③手杖的应用：当患肢仅需轻微的支持时，可用手杖。直手杖提供的支持最小，四脚手杖因支撑面积大，支持力大。手杖用于患侧，顶部应与股骨大转子平行。

(3) 呼吸功能锻炼：长时间卧床的患者需练习深呼吸，增加肺活量。

六、健康教育

1. 安全指导　指导患者及家属评估家庭环境的安全性、有无影响患者活动的障碍物，如台阶、小块地毯、散放的家具等。

2. 长期坚持功能锻炼　告知患者出院后继续功能锻炼的方法和意义。向患者和家属详细说明有关夹板、石膏或外固定器械的应用意义、维护和护理知识，如夹板、石膏或外固定器械的保护、清洁、使用方法及可能发生的问题。指导患者使用轮椅、步行辅助物，提高患者自我照顾的能力。指导家属如何协助患者完成各项活动。

3. 定期复查　告知患者如何识别并发症。若患者出现肢体肿胀或疼痛明显加重，骨折远端肢体感觉麻木、肢端发凉，夹板、石膏或外固定器械松动等症状，应立即到医院复查并评估功能恢复情况。

第八节　气性坏疽

气性坏疽（Gas gangrene）见于气性坏疽杆菌侵入外伤伤口引起，病情发展迅速且后果严重，可有或无气体产生。潜伏期 6h ~ 6d，症状为胀裂样剧痛，伤口开始时红肿，皮肤苍白，紧张发亮。随后伤处转紫黑色，出现暗红液体的水泡，可流出恶臭液体。伤口内肌肉暗红肿胀，失去弹性，不收缩亦不出血，后期出现包括毒血症在内的全身症状。治疗措施主要为清创引流、抗感染、高压氧治疗，必要时应截肢以提高患者生存概率。

一、病因

气性坏疽是由厌氧菌的梭形芽孢杆菌引起的一种严重的急性特异性感染，常发生于严重挤压伤或穿透伤后组织坏死的肢体，病原菌主要在伤口内生长繁殖，伤口内组织坏死、腐化，产生厌氧环境，更有利于细菌繁殖，病情恶化快。

二、气性坏疽的急救措施

尽快切除无生机的肌肉组织，病变部位广泛、多处切开；敞开伤口；用氧化剂冲洗、湿敷，改变其厌氧环境。

1. **手术** 一经诊断立即手术。即使患者处于濒死状态，也应在抢救休克的同时进行手术。彻底清创引流、最大限度切除坏死组织和切开筋膜减压是治疗的关键。术前静脉给予大量抗生素（青霉素和甲硝唑），必要时输血、输液、纠正酸碱失衡，术前准备尽量不超过30min，受伤肢体禁用止血带。

2. **抗感染治疗** 早期应用广谱抗生素如：复方替卡西林与克拉维酸钾合用，氨苄西林与舒巴坦合用，青霉素是抗梭状芽孢菌的首选药物，甲硝唑也有较好疗效。

3. **高压氧治疗** 对肢体广泛肌肉坏死的患者有效，可作为抗感染和外科手术治疗的补充疗法。若早期进行高压氧治疗能降低患者病死率和发病率。

4. **其他** 根据患者病情进行对症治疗。

三、护理措施

1. **预防护理** 正确处理伤口，对于一般小伤口，可先用自来水或井水把伤口外面的泥、灰冲洗干净，有条件的可对伤口进行消毒，包扎后到医院进一步治疗。对于一些大伤口，可先用干净敷料压住伤口，然后迅速去医院治疗。

2. **接触隔离** 严格执行隔离制度，防止交叉感染，尽量使用一次性医疗用品。用过的医疗用品及敷料进行焚烧处理。伤口愈合后或创面清洁无坏死组织、分泌物厌氧菌培养3次阴性且全身症状消失时，可解除隔离。患者离开后，病室应进行空气及物品彻底消毒。

3. **扩大伤口** 用大量氧化剂冲洗创口，切除坏死组织及受累肌肉，切口敞开不缝合。

4. **遵医嘱给予抗感染药物** 在使用抗生素前注意做皮肤过敏试

验。必要时遵医嘱多次少量输新鲜血,纠正水电解质紊乱。

5.其他 创造良好的休养环境,做好基础护理工作,给予患者高蛋白、高热量饮食。

第10章 灾害救援突发事件应急预案及流程

第一节 公共突发事件应急预案及流程

一、供氧系统故障应急预案及流程

（一）应急预案

1. 立即打开备用氧气袋，调节好流量连接吸氧管，继续为患者吸氧，并向患者家属做好解释及安慰工作，患者有异议时报告护士长。
2. 必要时将备用氧气筒装置推至床旁，给予吸氧。
3. 密切观察患者缺氧状况有无改善以及其他病情变化，必要时通知医师。
4. 立即通知相关部门进行维修。

（二）应急流程（图10-1）

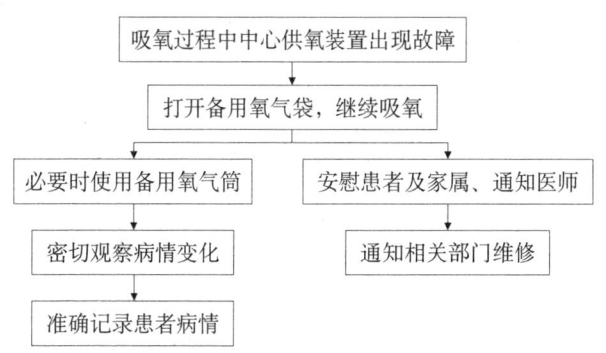

图10-1 供氧系统故障应急流程

二、吸引系统故障应急预案及流程

（一）应急预案

1. 立即分离吸痰管与中心吸引装置，然后用注射器连接吸痰管吸痰或连接脚踏式吸痰器进行吸引。

2. 通知医师，做好患者及家属解释安慰工作，患者有异议时，报告护士长。

3. 密切观察患者呼吸情况及分泌物性质和量，必要时再次吸引，做好护理记录。

4. 立即通知相关部门进行维修。

（二）应急流程（图10-2）

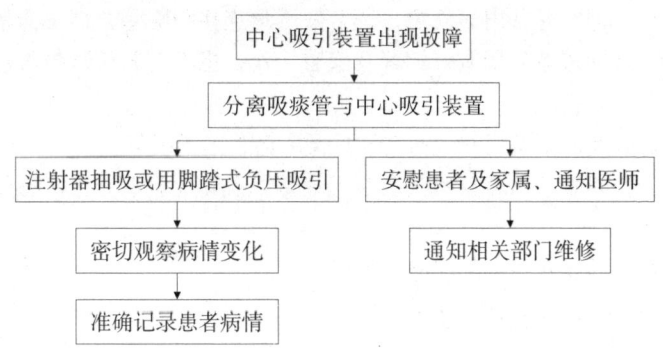

图10-2　吸引系统故障应急流程

三、停电应急预案及流程

（一）应急预案

1. 接到停电通知后，立即做好停电准备。备好应急灯、手电等，如有抢救患者使用电动力设备时，安排使用替代方法。

2. 突然停电后，应立即使用带有蓄电池仪器，维持抢救工作，并开启应急照明灯。

3. 使用呼吸机的患者，平时应在机器旁备有简易呼吸器，停电时立即将呼吸机断开，使用简易呼吸器维持呼吸。

4. 通过电话，与相关部门联系，查询停电原因尽快维修，并向指挥组报告。

5. 加强病房的巡视，安抚患者，同时注意防火。

(二) **应急流程**（**图** 10-3）

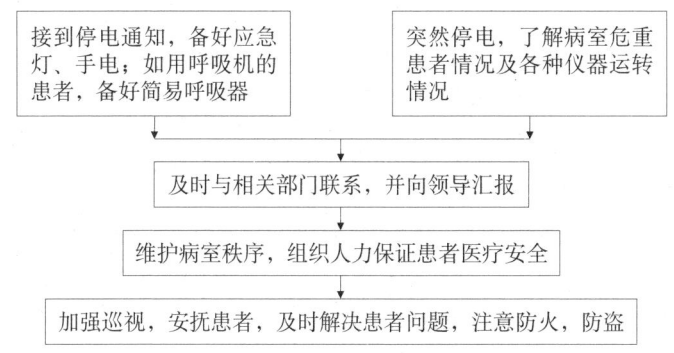

图 10-3 停电应急流程

四、火灾应急预案及流程

(一) **应急预案**

1. 发生火情后立即呼叫周围人员分别组织灭火，同时报告指挥组。

2. 根据火势情况，组织人员使用现有的灭火器材积极扑救。

3. 关好临近房间的门窗，以减慢火势扩散速度。

4. 将患者撤离疏散到安全地带，稳定患者情绪，保证患者生命安全。

5. 尽可能切断电源，撤除易燃、易爆物品，抢救贵重仪器设备及重要资料。

6. 组织患者走安全通道撤离，不得乘坐电梯。叮嘱患者用湿毛巾捂住口鼻，尽可能以最低的姿势或匍匐快速前进。

(二) 应急流程 (图 10-4)

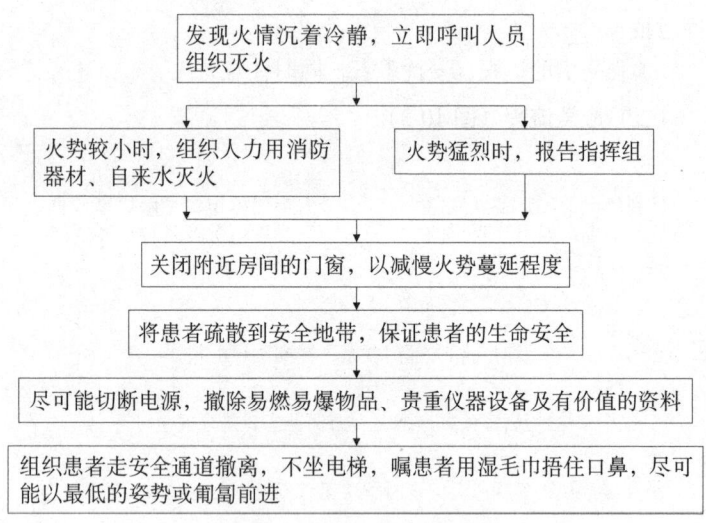

图 10-4 火灾应急流程

五、弃船应急预案及流程

(一) 应急预案

1. 接到船指挥组撤离的命令，各组主任和护士长立即根据应急预案和医护人员技术力量将人员分组，细化工作职责，责任落实到人。

2. 每组护士长按伤情对患者进行统一编组，分别登记需用担架患者、需用轮椅患者及轻患者的数量。

3. 医护人员分为陪护组和搬运组。陪护组一部分由 1 名医师 1 名护士负责陪护重患者，另一部分则由 1 名医师或护士带一组轻患者撤离。其余医护人员为搬运组，负责搬运护送患者至救生装置。

4. 准备担架、轮椅、头部固定器、急救箱、常用急救药品和器材、氧气袋等，收齐患者各种医疗文书资料。酌情停止患者的治疗，根据需要夹闭引流导管，并准备患者必带物品。

5. 根据船指挥组通知至 04 甲板或 01 甲板救生筏撤离。

6. 护士长在患者撤离后负责检查每间病房，确认患者全部离开后向本组主任汇报，主任向医疗队队长汇报。

（二）应急流程（图 10-5）

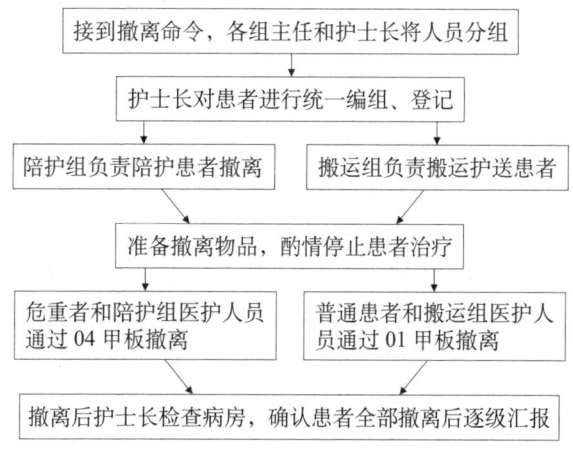

图 10-5　弃船应急流程

第二节　疾病护理应急预案及处置流程

一、变态反应性休克应急预案及处置流程

（一）应急预案

1. 严密观察病情　及时发现患者过敏性休克症状。

（1）呼吸道阻塞症状：胸闷、呼吸气促、发绀、窒息等。

（2）循环衰竭症状：面色苍白、冷汗、心率加快、脉细弱、血压急剧下降等。

(3)中枢神经系统症状：头晕目眩、面部及四肢麻木、烦躁不安、意识混浊、尿便失禁等。

(4)其他症状：恶心、呕吐、腹痛、发热、关节肿痛、全身淋巴结肿大等。

2. 反应　立即停用或清除引起变态反应的药物，迅速置患者平卧位，头偏向一侧，立即报告医师。

3. 脱敏　遵医嘱皮下注射盐酸肾上腺素1mg，小儿酌减。如症状不缓解，每隔30min再皮下注射或静脉注射0.5ml，直至脱离危险期。

4. 保持呼吸道通畅　立即给予氧气吸入，改善缺氧症状，及时吸出口鼻分泌物，必要时配合医师行气管插管或气管切开术。发生心脏骤停时，立即进行胸外按压、人工呼吸等心肺复苏的抢救措施。

5. 迅速建立静脉通路　补充血容量，必要时建立两条静脉通路。遵医嘱应用晶体液、升压药维持血压，应用氨茶碱解除支气管痉挛，给予呼吸兴奋药，此外还可给予抗组织胺及皮质激素类药物。

6. 观察病情　密切观察患者的意识、体温、脉搏、呼吸、血压、尿量及其他病情变化，做好记录。

7. 做好基础护理　患者未脱离危险前不得随意搬动，注意保暖。

8. 保留可疑致敏物，及时上报指挥组

9. 详细准确记录抢救过程

(二)应急流程（图10-6）

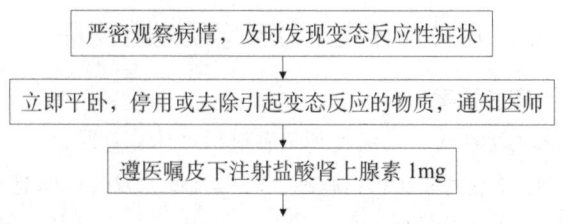

```
         ↓
建立静脉通路，静脉推注地塞米松 5～10mg，补充血容量
         ↓
保持呼吸道通畅，给予氧气吸入，必要时配合医师气管插管、气管切开、
心肺复苏等抢救措施
         ↓
严密观察病情，监测生命体征、意识、末梢循环、尿量
         ↓
保留可疑致敏物，及时上报指挥组
         ↓
详细准确做好抢救记录
```

图 10-6　变态反应性休克应急流程

二、输液反应应急预案及处置流程

（一）应急预案

1. 严密观察病情变化　发现患者有皮肤瘙痒、冷汗、发热、脉快等输液反应时，立即停止输液，更换输液器和液体，通知医师及护士长，准备好抢救物品及药品。

2. 遵医嘱应用抗变态反应药物

3. 给氧　保持呼吸道通畅，情况严重者就地抢救，必要时行心肺复苏。

4. 密切观察患者生命体征，并认真记录

5. 保留输液器和药液；及时报告指挥组

6. 安抚患者情绪解除家属顾虑

7. 做好抢救记录

（二）应急流程（图 10-7）

```
严密观察病情，及时发现输液反应症状
         ↓
立即停止输液，更换液体及输液器，通知医师
```

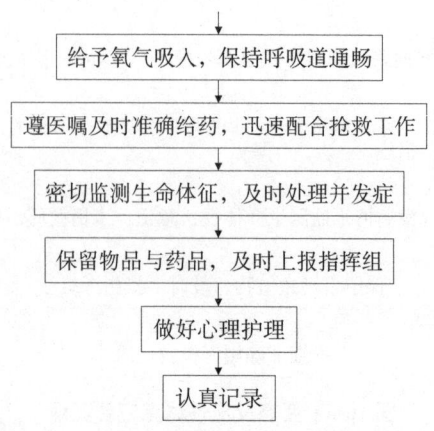

图 10-7 输液反应应急流程

三、溶血反应应急预案及处置流程

(一) 应急预案

1. **严密观察病情，及时发现溶血反应症状** 一般输入 10～15ml 即可出现症状。主要症状有：面色潮红、恶心呕吐、心前区压迫感、四肢麻木、腰背剧痛、血红蛋白尿、伴寒战、高热、呼吸困难、血压下降、急性肾功能衰竭，严重者甚至死亡。

2. **立即停止输血** 更换输液器，用生理盐水维持静脉通道，同时报告医师。准备抢救物品及药品。

3. **给予氧气吸入** 遵医嘱给药，补液纠正酸中毒，预防 DIC 发生。

4. **给予心电监护** 密切观察患者呼吸、脉搏、血压、体温、尿量和颜色变化。注意有无出血倾向，遵医嘱采集患者血标本，连同所剩血液送输血科进行复查。

5. 必要时行腹膜透析或血液透析治疗

6. 患者寒战时要注意保暖，高热时给予物理降温

7. 热敷双肾区，解除肾血管痉挛，改善循环，保护肾脏

8. 保留未输完的血袋和输液管道，以备检验，填写输血反应报告卡，上报输血科

9. 做好基础护理和心理护理，安慰患者情绪，解除其顾虑

10. 做好抢救记录

（二）应急流程（图10-8）

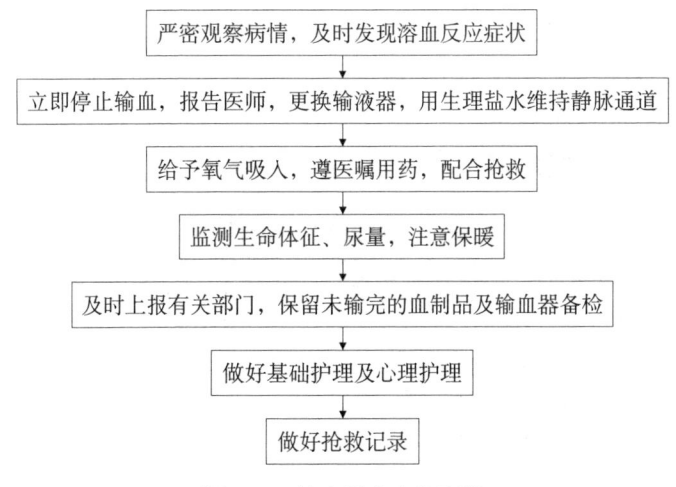

图10-8　溶血反应应急流程

四、呼吸心搏骤停应急预案及处置流程

（一）应急预案

1. 发现患者突然意识丧失，大动脉搏动消失，立即就地抢救，同时呼叫医护人员协助抢救。

2. 置患者平卧位，松解衣领及腰带，头偏向一侧，清除口鼻分泌物及异物。立即胸外按压，仰头抬颏法开放气道，进行气管插管，用简易呼吸器加压给氧2次。先给5组30∶2的CPR。

3. 迅速建立静脉通路，必要时遵医嘱肾上腺素1mg静推，每3～5min重复一次，呼吸兴奋药尼可刹米莫非氏管入。

4. 心电监护，如有心室纤颤，应尽快进行电除颤，早期除颤是患者能否存活的关键，争取在2min内进行。

5. 给予呼吸机辅助呼吸；同时给予纠正酸中毒与电解质紊乱，脑复苏等一系列急救措施。

6. 密切观察患者意识、呼吸、心率、瞳孔及血氧饱和度变化，做好抢救记录。

7. 抢救人员密切配合，有条不紊，严格查对，做好用药记录，并保留药瓶。

8. 做好抢救记录。

（二）应急流程（图10-9）

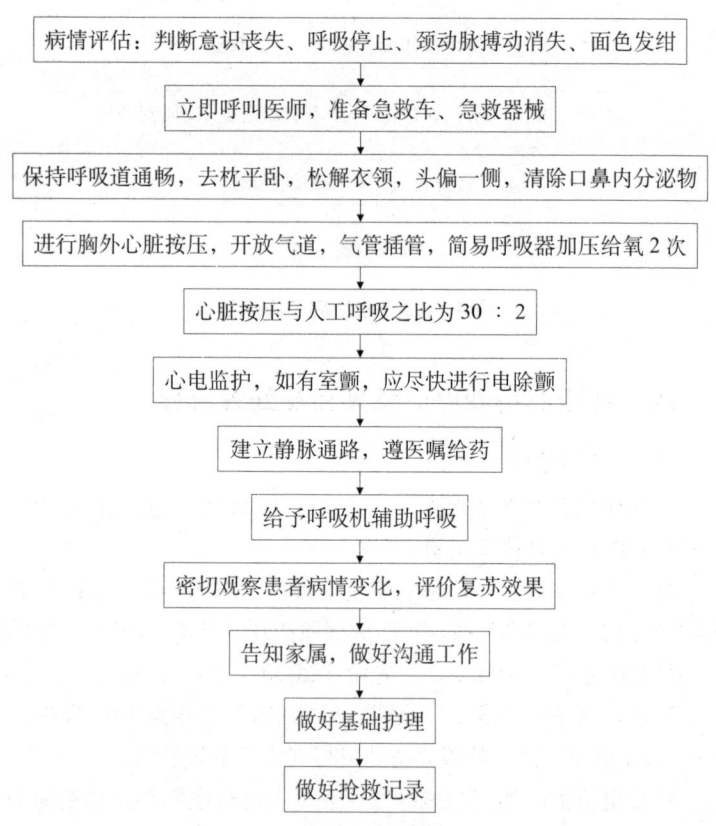

图10-9 呼吸、心跳骤停应急流程

五、急性心肌梗死应急预案及处置流程

（一）应急预案

1. 严密观察患者病情变化　发现患者出现心肌梗死的典型症状如持久胸骨后剧烈疼痛、心电图改变、心律失常、休克、烦躁不安、出汗时，立即通知医师并做好急救准备，备好急救器材和急救药品。

2. 立即给予氧气吸入　以提高动脉氧分压，限制梗死扩大范围，并间接镇痛、镇静。鼻导管或面罩给氧 3～4L/min，重者 6～8L/min，浓度 40% 左右。

3. 遵医嘱给药　硝酸甘油：直接扩张冠状动脉，解除动脉痉挛，增加侧支循环血流。尽早使用，建立静脉通路前，立即舌下含服。

4. 镇痛、止痛　患者因疼痛会有不同程度精神紧张、恐惧、焦虑并伴濒死感。不及时解除，会导致心肌缺血坏死进展加速。

（1）吗啡 2～5mg 肌内注射，如无缓解，30min 后重复使用。

（2）哌替啶 50～100mg 肌内注射。

5. 抗凝抗血小板治疗　对于确诊心肌梗死的患者，应立即给予阿司匹林 300mg 嚼服，硫酸氯吡格雷片 300mg 口服。

6. 迅速建立静脉通路　必要时建立 2 条以上。遵医嘱给药，尽快采集血常规、血生化、心肌酶、凝血三项等血标本。

7. 持续心电监护　观察患者生命体征及胸痛症状的变化，观察有无出血倾向，发现并发症先兆及时报告医师，并对以上观察及急救做好记录。

8. 处理并发症　严重并发症是导致心肌梗死患者死亡的原因。

（1）处理心律失常：心律失常是急性心梗发生猝死的主要原因，以心室纤颤最常见。常用药物：胺碘酮、利多卡因。

（2）控制休克

①补充血容量：对于血容量不足者遵医嘱给予右旋糖苷 -40 或 5% 葡萄糖氯化钠静脉输液。

②抗休克药物应用：升压药、血管扩张药。

③其他：包括纠正酸中毒、避免脑缺血、保护肾功能。必要时遵医嘱应用糖皮质激素，经上述处理无效时，应用主动脉内气囊反搏术辅助循环。

9. 做好心理护理　心肌梗死病情危重、来势凶猛、并发症重，容易发生猝死，应积极主动安慰患者，嘱患者绝对卧床休息，消除患者的恐惧心理，使其保持情绪稳定，增加其安全感与信任感，以取得最佳治疗效果。

10. 准确记录抢救过程

（二）应急流程（图10-10）

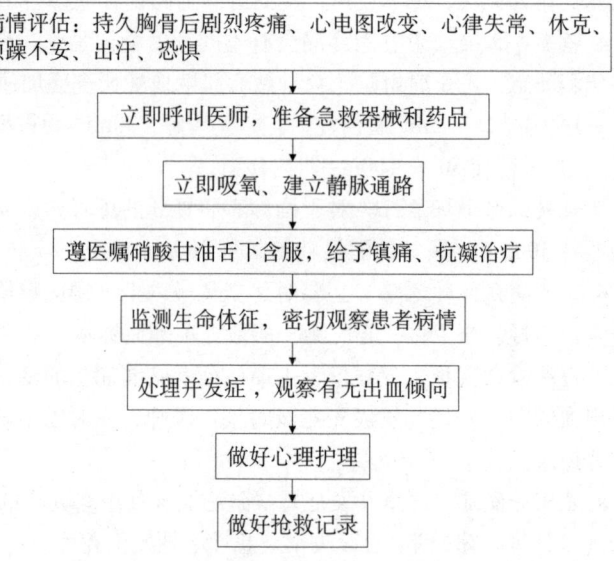

图10-10　急性心肌梗死应急流程

六、急性肺水肿应急预案及处置流程

（一）应急预案

1. 病情观察　患者出现突发呼吸困难、端坐呼吸、咳粉红色泡沫痰等急性肺水肿症状时，立即减慢输液速度，通知医师。

2.卧位　置患者端坐位，两腿下垂，以减少回心血量，减轻心脏前负荷。

3.吸氧　高流量给氧 5～8L/min，湿化瓶内加入 30%～50% 的酒精，使泡泡表面泡沫破裂，减低肺泡表面张力，缓解缺氧症状，必要时配合医师给予机械辅助呼吸。

4.给药　遵医嘱给予吗啡、呋塞米、硝普钠等药物，进行镇静、扩血管和强心、利尿治疗。

5.行心电监护　密切观察呼吸、血压、心率、意识、尿量等情况。

6.观察输液量　严格控制输液总量和速度，避免过多或过快。

7.减少回心血量　必要时进行四肢轮扎，每隔 5～10min 轮流放松一侧肢体止血带，可有效地减少回心血量。

8.缓解紧张情绪，做好心理护理

9.做好抢救记录。

(二) 应急流程（图 10-11）

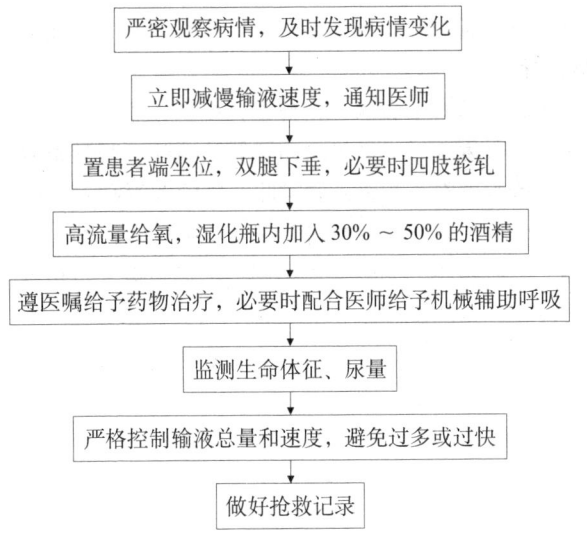

图 10-11　急性肺水肿应急流程

七、急性喉梗阻应急预案及处置流程

(一) 应急预案

1. 明确诊断后，立即组织抢救。使患者半坐卧位，持续吸氧，出现呼吸性碱中毒时，要给予间断低流量吸氧，密切观察患者面色、呼吸、神志情况，并请旁边的人员帮助呼叫医师。准备急救物品及药品。

2. 建立静脉通道，立即给予雾化吸入，尽早使用糖皮质激素，减轻局部水肿。

3. 患者出现烦躁不安，情绪不稳，应立即遵医嘱使用镇静药，但禁用吗啡。立即使用抗生素，以控制感染。

4. 根据不同病因及时给予不同处理　如因异物引起，立即行手术取出异物，应准备好抢救药物和用物，如气管切开包、吸引器等，并做好术前准备。如患者在手术期间，护士应准备好负压吸引器、吸氧装置、心电监护设施，通知病房准备，迎接手术患者。当患者手术后返回病房，安置于准备好的病床上，给予持续吸氧，监护患者生命体征，及时清楚呼吸道内分泌物，并根据医嘱给予抗生素治疗。如患者行气管切开，床旁桌上备好气管切开包、无影灯、吸引器等抢救设备。

5. 严密观察患者生命体征、神志，特别注意气管切开后的呼吸情况，如有呼吸困难，立即拔出内套管后吸痰，观察患者血氧饱和度和呼吸困难程度有无改善，如四肢、口唇发绀有无好转。

6. 固定好外套管，在管口覆盖无菌生理盐水浸湿的纱布，保持内管通畅，及时吸痰，如痰液黏稠，阻塞呼吸道不易吸出，可给予雾化吸入或气管内持续滴药。

7. 患者病情稳定、神志清醒、生命体征稳定后，护理人员还应继续做到：

(1) 严密观察有无出血、感染、皮下气肿、纵隔气肿、气管食管瘘等并发症发生。

(2) 安慰患者和家属，给患者做好心理护理，并教会患者与

第10章 灾害救援突发事件应急预案及流程

护士和家人交流的方式。

（3）根据《医疗事故处理条例》规定，在抢救结束后 6h 内，据实准确记录抢救过程。

8. 待病情完全稳定后，向患者详细了解具体原因，制订有效的预防措施，并交代注意事项，做好气管切开术后护理。

（二）应急流程（图 10-12）

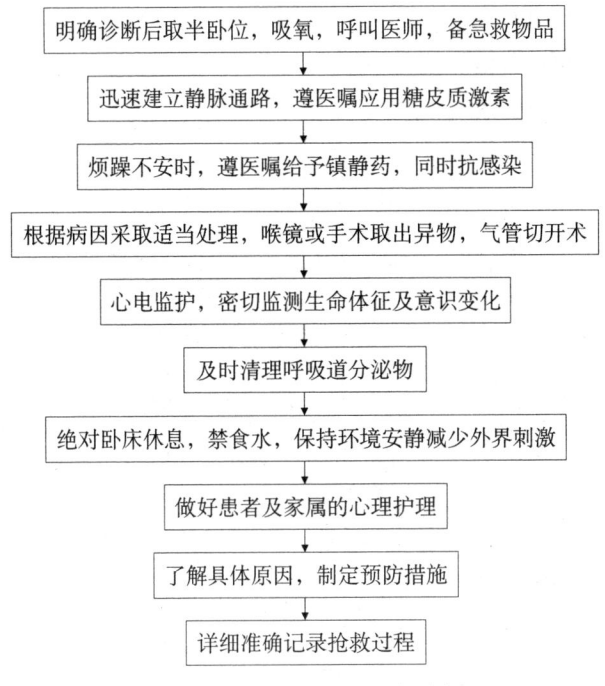

图 10-12　急性喉梗阻应急流程

八、呼吸衰竭应急预案及处置流程

（一）应急预案

1. 持续低流量氧气吸入，通知医师，准备急救物品及药品。

2.保持呼吸道通畅，清除呼吸道分泌物，缓解支气管痉挛。必要时用简易呼吸器辅助呼吸或配合医师行气管切开术。

3.迅速建立静脉通路，遵医嘱应用支气管解痉药，必要时给予糖皮质激素。

4.持续心电监护，严密观察患者呼吸、脉搏、心率、血压、意识、血氧饱和度变化。

5.遵医嘱采集动脉血气及应用呼吸兴奋药如尼可刹米。

6.安慰患者，缓解紧张情绪，做好家属的知情告知工作。

7.准确记录抢救过程。

（二）应急流程（图10-13）

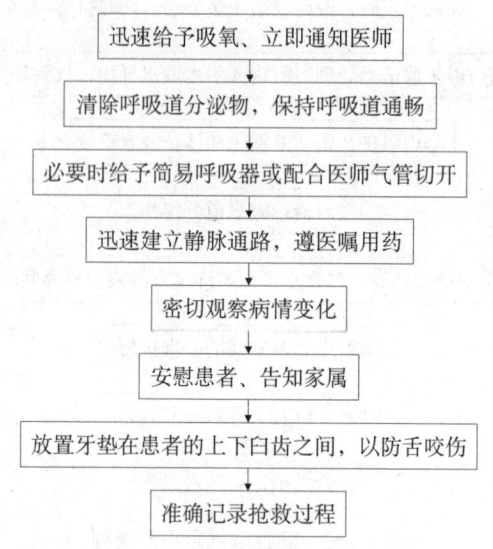

图10-13　呼吸衰竭应急流程

九、癫痫发作应急预案及处置流程

（一）应急预案

1.出现癫痫大发作时，立即按压患者人中穴，用手托住患者下颌，防止下颌关节脱白，在患者的上下臼齿之间放置牙垫，以防舌咬伤，牙关紧闭时禁用锐利器械撬开牙齿。立即呼叫医师。

2. 解开衣领扣带，置患者平卧位头偏向一侧，及时吸痰和给氧，保持呼吸道通畅，取下假牙，防止误吸。

3. 迅速建立静脉通道，遵医嘱给予镇静药。

（1）成人：地西泮 10～20mg 静脉注射，速度不超过 2mg/min。

（2）儿童：地西泮 0.25～1mg/kg，一般不超过 10mg；苯巴比妥钠 1～2mg/kg 肌内注射。

4. 密切观察患者的生命体征、意识、瞳孔、肢体活动和出入量的变化，注意有无窒息、尿失禁等。

5. 必要时配合医师进行气管插管或气管切开，应用呼吸机辅助呼吸。

6. 放置床档，以防坠床，避免用力按压患者肢体，以防发生骨折。

7. 保持环境安静，避免声光刺激。发作期，护士需守护在床旁，直至患者清醒。

8. 准确记录发作形式、持续时间，有无呼吸暂停、瞳孔散大、口吐白沫、发绀、舌咬伤情况及抢救过程。

（二）应急流程（图 10-14）

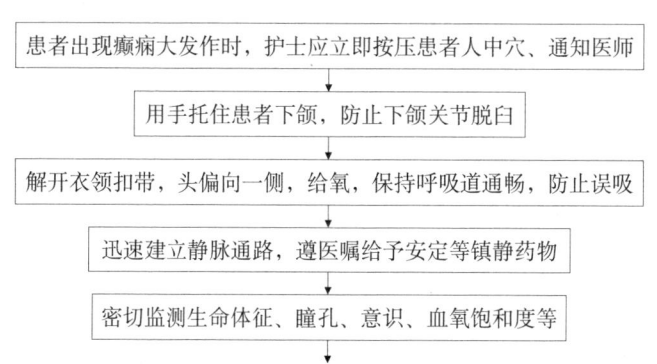

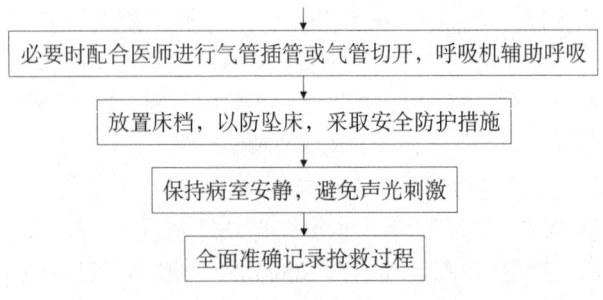

图 10-14 癫痫发作应急流程

十、糖尿病低血糖反应应急预案及处置流程

(一)应急预案

1. 严密观察患者病情变化,发现患者出现饥饿感、恶心、呕吐、焦虑、情绪激动、心悸、四肢震颤、面色苍白、出冷汗等低血糖症状时,立即通知医师,护士给予监测血糖。

2. 症状轻可以自主进食的患者,嘱患者即刻口服糖类食物如饼干 5~6 块、糖果 1~2 块、含糖饮料 200ml 等,如患者身边无糖类食物可给予 5% 或 10% 的葡萄糖液 200ml 口服。

3. 症状重昏迷不能自主进食的患者立刻遵医嘱给予静脉注射 50% 葡萄糖 40~60ml,症状不能改善者可重复注射,直至患者清醒。

4. 服用糖类食物、葡萄糖或静脉注射葡萄糖后 30min~1h 再次复测血糖,如果血糖仍未恢复,则应迅速查找原因,并采取相应措施。

5. 做好抢救记录。

(二)应急流程(图 10-15)

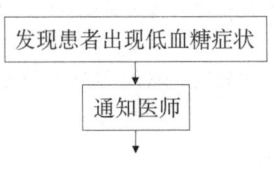

第10章 灾害救援突发事件应急预案及流程

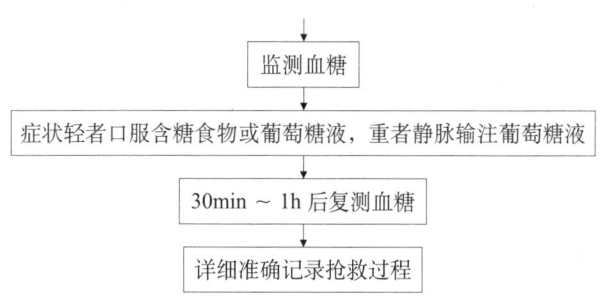

图 10-15 糖尿病低血糖反应应急流程

十一、急产产妇分娩应急预案及处置流程

（一）应急预案

1. 急诊值班人员接诊孕妇
2. 立即通知值班医生，交接病情
3. 助产人员就地处置（注意保护病人隐私），消毒，铺产包，接生
4. 遵医嘱给宫缩剂，促进宫缩，预防出血
5. 第三产程给予酌情处理，检查会阴有无裂伤
6. 完成入院病历，病程记录，分娩记录等。
7. 护送住院
8. 产妇分娩后护理　观察产后出血量，进行乳房保健，鼓励母乳喂养。
9. 新生儿护理　按照新生儿常规护理，早接触、早吸吮、早开奶、勤哺乳，预防新生儿黄疸。

（二）应急流程（图10-16）

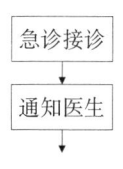

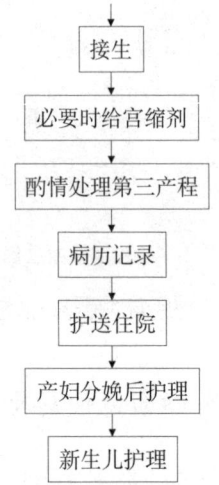

图 10-16　急产产妇分娩应急流程

十二、急性中毒应急预案及处置流程

（一）应急预案

1. 接到批量食物中毒患者通知后，立即通知各相关科室人员，根据中毒人员多少，通知护理急救小分队队员各就各位，必要时启动应急抢救系统。

2. 患者到达后，立即根据病情轻重进行分诊，较重者送抢救室进行抢救，轻者送急诊观察病房。

3. 护士立即协助医师做出诊断，遵医嘱为患者实施有效的抢救措施：

（1）催吐　无呕吐者可催吐：机械性刺激或用催吐剂。

（2）洗胃　立即用温开水反复洗胃，直至洗出澄清液为止。收集第一次洗出的胃内容物送检。

（3）导泻　导泻中毒时间较长者，可给 50% 硫酸镁 30～50ml 口服。对吐泻严重的患者，可不用洗胃、催吐、导泻。

4. 对呕吐、腹泻较重，丢失大量水分者，根据失水情况，适当补充水分。

（1）能饮水者，应尽力鼓励患者多喝糖盐水、淡盐水等；

（2）不能饮水者，迅速建立静脉通道，遵医嘱补充水分和电解质。

5. 对腹痛、呕吐严重者，遵医嘱给阿托品 0.5mg 肌内注射。烦躁不安者给予镇静药。如有休克，积极抗休克治疗。

6. 加强巡视，密切观察病情变化，发现异常，立即通知医师进行处理。

7. 做好患者登记及抢救护理记录。

（二）**应急流程**（图 10-17）

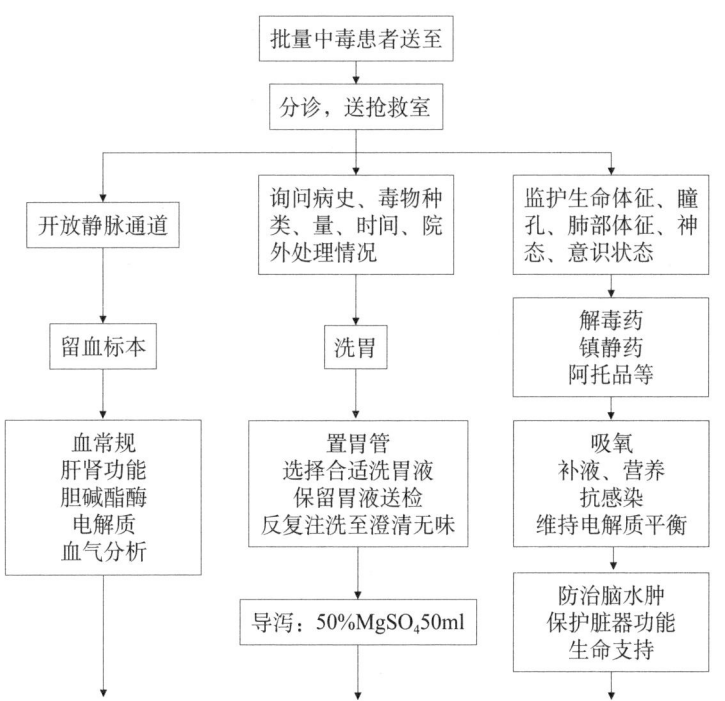

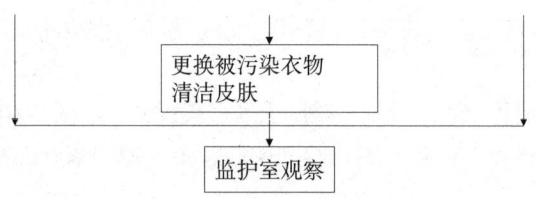

图 10-17　急性中毒应急流程

第三篇
灾害医学救援护理卫生疾病预防篇

第11章 灾后公共卫生干预

灾害性事件发生后，尤其地震、洪涝灾害，做好灾后的疾病预防工作非常重要，包括加强生活饮用水监测工作，开展环境整治，加强卫生消毒工作，加强灾民临时安置点的卫生管理，加强传染病疫情监测、分析，加强食品卫生管理、切实保障灾区群众食品卫生安全。同时要大力开展卫生宣传、健康教育和医疗救治工作等方面。

第一节 灾区环境卫生管理

一、灾区临时安置点的环境卫生管理

加强临时安置点环境卫生管理，加强医学巡查，为转移人员开展医疗服务，及时发现传染病疫情、加强卫生消毒工作，坚持"先进行清淤、后实施消杀灭"的原则，分阶段分层次科学实施消毒、杀虫、灭鼠。①对重点部位如灾民临时安置点、厕所等人员活动场所进行消毒；②要设置消毒药品配制供应点，将漂白粉配成澄清液后分发使用，全面开展消毒工作；③要分阶段，即先清淤、后消毒、再灭虫；④要与灭鼠工作相结合，防止鼠传疾病发生。

开展环境整治 指导群众开展卫生运动，重点清理室内外环境，排除积水，填平坑洼，铲除杂草，疏通沟渠，修复厕所和其他卫生设施，彻底处理人畜粪便、腐烂植物和动物尸体，清除蚊蝇滋生地。

二、灾区生活废弃物管理

生活废弃物是指日常生活活动中产生、在一定时间和空间范

围内基本或完全失去使用价值、无法回收和利用的排放物。灾区生活废弃物管理主要包括：生活垃圾的收集与处理；粪便处理；尸体处理。

第二节 灾区饮用水管理及处理

自然灾害的发生可能对生活饮水水源造成破坏或污染，包括影响水源或取水口、改变水源水量、有害物质的泄露或生活垃圾、建筑垃圾等污染水质水源。遇害人员遗体和动物尸体在炎热夏季容易腐臭并造成水源及供水系统的严重污染。灾后的交通不畅使所需供水和水处理物资设备无法送达，也会影响生活饮水供水系统的正常运转。

安全卫生的生活饮用水是人类生存不可缺少的要素之一，饮用水的水质、水量、可及性直接影响健康水平和生活质量；在自然灾害发生后，提供足量合格的生活饮用水对于保障灾区居民和救援人员的基本水需求，降低肠道传染病、皮肤病和其他与水相关疾病发生的可能性，是灾后无大疫的基础和重要卫生技术保障。

一、灾区饮用水卫生状况评估

灾害发生后，水质可能已造成污染，不能直接饮用，故要对水源进行污染风险评估。

1. 水源污染风险 对水源周边化工厂或储存有毒有害化学品的仓库的布设情况及其化学品种类等情况进行调查，并根据调查结果设定针对性监测指标；对水源附近的人畜粪便、垃圾和动物尸体等情况进行排查，评估水源是否已被污染或存在污染风险，如启用临时水源，则需要对水源地点、供水构筑物情况、潜在污染源及周边环境卫生等情况进行评估。

2. 水质处理风险 对供水单位的净水工艺以及运行情况和供水

3. 二次污染风险 对供水管网的破坏或污染情况以及是否与污水管或化粪池相通等情况进行评估；对饮用水在储存和运输过程中的污染情况进行评估。

4. 具体实施措施可根据所具备的条件进行

（1）无设备条件：在应急情况下或缺乏检测设备的情况下，可以通过观察对水质进行简易辨别。具体方法包括：①观色：清洁水应该呈无色透明，肉眼应不能观察到杂质的存在。如水呈黄色，可能是因为泥沙等悬浮杂质含量超标；②嗅味：清洁水应是无色无味的，有少量氯气味属正常。有臭鸡蛋味说明水可能被粪便污水污染；若水出现芳香臭或类似黄瓜腐烂的臭味，有可能是由于硅藻类等浮游生物大量繁殖造成的；③尝味：水中氯化物污染超过 300mg/L，水会有咸味；水中的硫酸盐或铁盐含量过多时，呈苦涩味；受生活污染、工业污水污染后，水可呈现各种异味。

（2）简易设备条件：条件许可时可采用现场快速检测等技术手段对水质进行检测，检测指标至少包括浊度、色度、pH 值、硝酸盐氮、铁、锰、菌落总数、总大肠菌群、消毒剂指标（根据所使用的消毒剂种类选测）；如当地有特殊的水质指标超标的历史或水质地方病史，还应增加相应的指标。

二、灾害期间供水方式的选择

不同的自然灾害对水源及应急供水的影响有所不同，应根据实际情况选择最快速、简洁、安全的方法进行应急供水。

1. 如通往灾区的交通影响不大的话，应急阶段最安全有效的饮水是卫生合格的瓶装水；也可采用专用水车送水，使用送水车送水，送水车水罐必须是无毒无害物质，使用前进行正规的消毒。

2. 受交通运输等因素影响，瓶装水及运水车无法到达灾区的，应急阶段可收集雨水、泉水或井水作为水源。水源选择原则上是优先选取地下水，其次为地表水，通常选择水源的顺序为：水井、山泉、江河、水库、湖泊、池塘，但要结合实际情况和水源特征的检测结果来决定。

3. 如灾区供水系统仍可正常（或部分正常）供水的，应立即对原有供水系统进行水质检测，水质检测合格后方可饮用。

三、饮用水的处理及消毒

自然灾害发生早期，如交通正常，应首选合格的瓶装水作为饮用水，如条件不允许，也可选择其他水源经快速检测或判别确认未受污染后，经适当的处理后作为生活饮用水。

1. 应急水处理设备　主要类型有：压力式过滤器、移动式集成应急水处理器、各种移动式膜处理设备等。

2. 家庭或个人简易水质处理

（1）粗滤：用干净的棉布置于容器口过滤用水，可滤掉水中较大的悬浮颗粒与泥沙。

（2）混凝沉淀：混凝剂投加量及种类与原水的浑浊度有关，可根据反应效果确定，常用的混凝剂有碱式氯化铝、硫酸铝、三氯化铁、明矾等，一般与水配制成1%的溶液加入原水，搅拌静止后取上部澄清水饮用。

（3）自然沉淀：将取回的原水静置容器内一段时间，取上部澄清水饮用。

（4）过滤：应急情况下可用卵石及石英砂分上下层置于容器内，让原水通过两层过滤层后取水饮用，也可使用专业厂家生产的陶瓷过滤器，但应注意当出水速度明细减慢时，应及时清洗或更换滤芯。

3. 饮用水消毒　进行物理处理后的水一定要经过消毒后才能饮用，灾后应急情况下消毒方式可采用煮沸及氯化消毒，煮沸一般应大于3分钟，常用的消毒剂包括漂白粉、漂白精、二氯氰尿酸钠、次氯酸钠、二氧化氯等；如因条件所限无法进行以上两种消毒方法的，可使用日照（紫外线）消毒，阳光充足时5h、阴天2d，也可起到一定的消毒作用。

四、饮水水质的检测

建立临时实验室，按《生活饮用水标准检验方法》(GB/T 5750)进行采样及检验。在现场条件不具备时，可采用便携式快速检验设备检验。不能使用现场快速检验的水质指标或现场检测出现超标的指标应送实验室检验。

1. 水源水检验项目　浑浊度、pH、色度、氨氮、耗氯量以及其他有关项目。不合格指标应该重新采样复测。

2. 供水点饮水检验项目　色度、臭与味、浑浊度、pH、氨氮、余氯（或二氧化氯）、菌落总数和总大肠菌群以及其他有关项目。其中浑浊度和余氯（或二氧化氯）两项每日每批处理水均测定，以便指导水处理措施的进行。

第三节　食品卫生与安全管理

加强食品卫生管理，切实保障灾区群众食品卫生安全　协同质监、工商、药监等有关部门加强食品安全检查，依法打击制售伪劣食品的违法行为，查处销售和使用被洪水浸泡的粮食及各类食品、淹死的家畜家禽的行为，规范食品生产经营行为。

第四节　疾病的监测和控制

一、加强传染病疫情监测、分析

实行疫情日报告和"零"报告制度，各医疗卫生单位要确定专人负责，将前24h内的疫情通过日报表和疫情直报网络上报。灾区疾控中心做好重点传染病的疫情分析与预测预报工作，主动搜索疫情，加强发热、腹泻等症状监测，一旦发生重大传染病疫情和食物中毒、不明原因疾病等突发公共卫生事件，要立即上报，并迅速开展流行病学调查，采取有力措施，防止事态扩大或疫情的扩散蔓延。

二、加强医疗救治工作

一是各医疗卫生机构要开通绿色通道，积极为受灾群众做好医疗救治工作。县医院要成立突发事件医疗救治领导小组和应急救治工作小组，加强灾后的医疗救治工作。二是充实医疗卫生救治防疫队伍，分赴各受灾乡镇开展巡回医疗和灾后防病工作。

第五节　风险沟通与健康教育

风险沟通是指风险及其相关因素的信息和意见在相关各方之间的相互交流，主要是政府及其部门与媒体和公众对话。通过风险沟通以争取合作和支持，减少和规避风险，控制和消除突发公共卫生事件的危害。社会公众是防灾的主体，各级卫生部门根据本地自然灾害发生规律或工作实际，加强健康教育，提高灾民自我防病和自我保护的能力，增强互助能力。

大力开展卫生宣传和健康教育　组织多种形式的传染病防治知识宣传和健康教育活动，宣传灾后食品安全、饮水卫生知识。教育灾区广大群众不饮用生水，食物要煮熟煮烂，使广大群众真正了解和掌握传染病防治的基本知识，增强群众自我保护意识和防病能力。

第12章 灾后传染性疾病护理

第一节 细菌性痢疾患者的护理

细菌性痢疾简称痢疾，是由志贺氏毒素（又称痢疾杆菌）引起的肠道传染病，又称细菌性痢疾。本病是夏秋季常见肠道传染病。其主要临床表现是畏寒、高热、腹痛、腹泻、里急后重和黏液脓血便，严重者有感染性休克和（或）中毒性脑病。本病急性期一般数日即愈，少数患者病程迁延不愈成为慢性或反复发作。

一、病因

1. 传染源　包括患者及带菌者。
2. 传播途径　通过消化道传播。痢疾杆菌随患者或带菌者的粪便排出，通过污染的手、食品、水源或生活接触，苍蝇、蟑螂等间接方式传播，最终经口入消化道使易感者感染。
3. 易感性　人群普遍易感，学龄前儿童患病多。成人患者患病与机体抵抗力降低、接触感染机会多有关，加之患同型菌痢后无巩固免疫力，不同菌群间以及不同血清型痢疾杆菌之间无交叉免疫，易造成重复感染或再感染而反复多次发病。

二、临床表现

潜伏期1～3d，志贺菌感染的痢疾临床表现多较重，宋内痢疾菌（又称宋内志贺菌）感染多较轻，福氏志贺菌感染病情轻重介于上述菌感染之间，但易转为慢性。

1. 急性菌痢　可分为三种类型。普通型(典型)、轻型(非典型)、中毒型：休克型(周围循环衰竭型)、脑型(呼吸衰竭型)和混合型。

(1) 普通型痢疾：起病急，高热可伴寒战，继之出现腹痛、腹泻和里急后重。粪便每日10多次至数十次，量少，故失水不多见。开始为稀便，可迅速转变为黏液脓血便。左下腹压痛及肠鸣音亢进。如早期治疗多于1周左右病情逐渐恢复而痊愈，少数病程迁延转为慢性。

(2) 轻型(非典型)痢疾：全身毒血症症状和肠道症状均较轻，不发热或低热，腹泻每日数次，稀便有黏液但无脓血，轻微腹痛而无明显里急后重。病程3～7d痊愈，亦可转为慢性。

(3) 中毒型痢疾：以严重毒血症、休克和(或)中毒性脑病为主要临床表现，而肠道症状较轻甚至开始无腹痛及腹泻症状。儿童多见，起病急骤，病势凶险。高热体温达40℃以上，伴全身严重毒血症症状，精神萎靡、嗜睡、昏迷及抽搐，可迅速发生循环及呼吸衰竭。按其临床表现之不同分以下3型：

①休克型(周围循环衰竭型)：此型较常见。表现为感染性休克，全身微血管痉挛，面色苍白、皮肤花斑、四肢厥冷及发绀；早期血压正常或降低甚至测不出；脉搏细速甚至触不到；少尿或无尿及不同程度的意识障碍。

②脑型(呼吸衰竭型)：此型较严重，病死率高。以严重脑症状为主，由于脑血管痉挛引起脑缺血、缺氧、脑水肿及颅内压升高，严重者可发生脑疝，表现为烦躁不安、嗜睡、昏迷及抽搐，瞳孔大小不等，对光反应迟钝或消失，亦可出现呼吸异常及呼吸衰竭。

③混合型：具有以上两型表现，为最凶险的类型，病死率很高。

2. 慢性菌痢　病情迁延不愈超过2个月以上者称作慢性菌痢，发生可能与下列因素有关：急性期未及时诊断及抗菌治疗不彻底者；耐药菌株感染；原有营养不良及免疫功能低下；原有慢性疾病如胃肠道疾病、慢性胆囊炎或肠寄生虫病等。常因饮食不当、受凉、过劳或精神因素等诱发。依据临床表现分为以下三型：

(1) 慢性迁延型：发生率约10%。主要表现为长期反复腹痛、腹泻、常有黏液脓血便；伴有乏力、营养不良及贫血等症状；亦可腹泻与便秘交替出现。

（2）急性发作型：此型约占 5%。有慢性菌痢史，因进食生冷食物、劳累或受凉引起急性发作，出现腹痛、腹泻及脓血便，但发热及全身毒血症症状不明显。

（3）慢性隐匿型：发生率 2%～3%。1 年内有急性菌痢史，临床无明显腹痛、腹泻症状，粪便培养有痢疾杆菌，乙状结肠镜检查肠黏膜有炎症甚至溃疡等病变。

三、治疗

1. 急性菌痢的治疗

（1）一般治疗：卧床休息，消化道隔离。给予易消化、高热量、高维生素饮食。

（2）病原菌治疗：由于耐药菌株增加，最好应用两种或两种以上抗生素，可酌情选用下列各种药物：磺胺类、喹诺酮类、利福平等。

（3）对症治疗：对于高热、腹痛、失水者给予退热、止痉、口服含盐米汤或给予口服补液盐，呕吐者需静脉补液。中毒症状严重时可用氢化可的松琥珀酸钠或口服泼尼松，以减轻中毒症状。

（4）中医中药治疗。

（5）针刺：取天枢、气海、关元、足三里或止痢穴，配止泻、曲地、阳陵泉等强刺激，不留针。

2. 中毒性菌痢的治疗

（1）抗感染：选择敏感抗生素，联合用药，静脉给药，待病情好转后改口服。

（2）控制高热与惊厥：退热可用物理降温，加 1% 温盐水 1000ml 流动灌肠，或酌加退热剂；躁动不安或反复惊厥者可采用冬眠疗法。必要时加苯巴比妥钠盐、水合氯醛灌肠或地西泮静注。

（3）循环衰竭的治疗：扩充有效血容量，纠正酸中毒，强心治疗，解除血管痉挛，维持酸碱平衡，应用糖皮质激素。

（4）防治脑水肿与呼吸衰竭：

①东莨菪碱或山莨菪碱的应用既改善微循环，又有镇静作用。

②利尿药：20%甘露醇或25%山梨醇。

③应用糖皮源激素地塞米松等。

④吸氧：1～2L/min，慎用呼吸中枢兴奋药，必要时气管内插管或气管切开，应用人工呼吸器辅助呼吸。

（5）中药：生脉散或枳实注射液，以升高血压，改善微循环，抗休克。

3.慢性菌痢的治疗

（1）全身与局部相结合的治疗：寻找诱因，对症处理。避免过度劳累，勿使腹部受凉，避免生冷饮食。体质虚弱者应及时使用免疫增强剂。当出现肠道菌群失衡时，切忌滥用抗生素，立即停用耐药抗生素。改用乳酶生或乳酸杆菌，以利肠道厌氧菌生长。

（2）一般治疗：生活规律，注意饮食，积极治疗合并的慢性疾病。

（3）病原治疗：根据病原药敏结果合理选择应用有效抗生素。联合应用2种不同类型的抗生素。对于肠道黏膜病变经久未愈者，可同时采用保留灌肠疗法。

（4）对症治疗：应用微生态制剂，针对肠功能紊乱可用镇静、解痉药物。

四、护理

1.高热的护理　绝对卧床休息，监测体温，根据病情使用物理降温、药物降温甚至亚冬眠疗法，争取在短时间内将体温维持在36～37℃，防止高热惊厥致脑缺氧、脑水肿加重。同时注意加强皮肤护理，防止冻伤。

2.惊厥、呼吸衰竭的护理　反复惊厥能加重脑缺氧和脑水肿，易致呼吸衰竭。应严密监测患者生命体征，保持呼吸道通畅，充分给氧，加床档防止坠床，做好安全防护工作。严格记录好出入量。

必要时行气管插管或气管切开，使用人工呼吸机维持呼吸。

3. 休克的护理　患者取中凹卧位、注意保温、密切监测病情。注意调节好输液速度，速度过慢则休克难纠正，过快导致心力衰竭、肺水肿。

4. 腹泻的护理　记录粪便次数、性状及量，正确估计水分丢失量作为补液参考。给予易消化流质饮食，多饮水，不能进食者静脉补充营养。

5. 隔离消毒措施　采取肠道隔离至临床症状消失后 1 周或 2 次粪培养阴性止。尤其要加强患者粪便、便器的消毒处理。

6. 心理护理　主动向患者和家属解释病情，消除心理紧张和顾虑，使之配合治疗并得到充分的休息。经常巡视病房，及时解决患者的问题。

7. 健康教育　对患者进行卫生教育，讲究饮食卫生，养成良好的洗手习惯，提高保健意识。

五、预防

采用以切断传染途径为主的综合措施。

1. 管理好传染源　早期发现患者和带菌者，早期隔离，直至隔日一次的粪便培养连续 2～3 次阴性方可解除隔离。早治疗，彻底治疗。对于托幼、饮食行业、供水等单位人员，定期进行查体、作粪便培养，以便及时发现带菌者。对于慢性菌痢带菌者，应调离工作岗位，彻底治愈后方可恢复原工作。

2. 切断传播途径　对于菌痢这种消化道传染病，切断传播途径是最重要的环节。认真贯彻执行"三管一灭"（即管好水源、食物和粪便、消灭苍蝇），注意个人卫生，养成饭前便后洗手的良好卫生习惯。严格贯彻、执行各种卫生制度。

3. 保护易感人群　主要采用口服活菌苗。

第二节 霍乱患者的护理

霍乱（cholrea）是由霍乱弧菌所引起的烈性肠道传染病，发病急、传播快，是亚洲、非洲大部分地区腹泻的重要原因，属国际检疫传染病。在我国属于甲类传染病。典型患者由于剧烈的腹泻和呕吐，可引起脱水、肌肉痉挛，严重者导致外周循环衰竭和急性肾衰竭。一般以轻症多见，带菌者亦较多，但重症及典型患者治疗不及时可致死亡。本病潜伏期短者数小时，长者为3～6d，一般为1～3d。

一、病因

霍乱弧菌为革兰染色阴性，对干燥、日光、热、酸及一般消毒剂均敏感。霍乱弧菌产生致病性的是内毒素及外毒素，正常胃酸可杀死弧菌，当胃酸暂时低下时或入侵病毒菌数量增多时，未被胃酸杀死的弧菌进入小肠，在碱性肠液内迅速繁殖，并产生霍乱肠毒素（CT）。霍乱肠毒素对小肠黏膜的作用引起肠液的大量分泌，其分泌量很大，超过肠管再吸收的能力，在临床上出现剧烈腹泻、呕吐，严重脱水，致使血浆容量明显减少，体内盐分缺乏，血液浓缩，出现周围循环衰竭。由于剧烈腹泻、呕吐，电解质丢失、缺钾缺钠、肌肉痉挛、酸中毒等甚至发生休克及急性肾功衰竭。

二、临床表现

1. 泻吐期　多以突然腹泻开始，继而呕吐。一般无明显腹痛，无里急后重感。每日粪便数次甚至难以计数，量多，每天为2000～4000ml，严重者为8000ml以上，初为黄水样，不久转为"米泔水"样便，少数患者有血性水样便或柏油样便，腹泻后出现喷射性呕吐，初为胃内容物，继而水样、米泔样。呕吐多不伴有恶心，喷射样，其内容物与粪便性状相似。有15%的患者腹泻时不伴有呕吐。由于严重泻吐引起体液与电解质的大量丢失，出现循环衰竭，表现为血压下降，脉搏微弱，血红蛋白及血浆比重显著增高，尿量减少,甚至无尿。机体内有机酸及氮素产物排泄受障碍,患者往往出现酸中毒及尿毒症的初期症状。血液中钠、钾等电解质大量丢失,患者出现全身性电解质紊乱。缺钠可引起肌肉痉挛,特别是以腓肠肌和腹直肌为最常见。缺钾可引起低钾综合征,如全身肌肉张力减退、肌腱反射消失、鼓肠、心动过速、心律不齐等。由于碳酸氢根离子的大量丢失,可出现代谢性酸中毒,严重者神志不清,血压下降。

2. 脱水期 患者的外观表现非常明显,严重者眼窝深陷,声音嘶哑,皮肤干燥皱缩,弹性消失,腹下陷呈舟状,唇舌干燥,口渴欲饮,四肢冰凉,体温常降至正常以下,肌肉痉挛或抽搐。患者生命垂危,但若能及时妥善地抢救,仍可转危为安,逐步恢复正常。

3. 恢复期 少数患者(以儿童多见)此时可出现发热性反应,体温升高至 38~39℃,一般持续 1~3d 后自行消退,故此期又称为反应期。病程平均为 3~7d。

三、治疗

治疗原则:严格隔离,及时补液,辅以抗菌和对症治疗。

1. 严格隔离患者 应按甲类传染病进行隔离。确诊患者和疑似病例应分别隔离,患者排泄物应彻底消毒。患者症状消失后,连续 3 次粪便培养阴性,方可解除隔离。

2. 及时补液 霍乱早期病理生理变化主要是水和电解质丧失,因此及时补充液体和电解质是治疗本病的关键。

(1) 静脉输液:液体的选择非常重要,通常选择与患者丧失电解质浓度相似的 541 溶液。即每升含氯化钠 5g、碳酸氢钠 4g、氯化钾 1g,另加 50% 葡萄糖 20ml,以防低血糖。可以按照 0.9% 氯化钠 550ml,1.4% 碳酸氢钠 300ml,10% 氯化钾 10ml 和 10% 葡萄糖 140ml 的比例配制。幼儿由于肾脏排钠功能较差,为避免高血钠,其比例改为每升液体含氯化钠 2.65g、碳酸氢钠 3.75g、氯化钾 1g、葡萄糖 10g。输液的量和速度应根据失水程度而定,轻度失水患者以口服补液为主。如有呕吐不能口服者给予静脉补液

3000～4000ml/d，最初1～2h宜快速滴入速度为5～10ml/min。中度失水补液4000～8000ml/d，最初1～2h宜快速滴入，待血压、脉搏恢复正常后，再减慢速度为5～10ml/min。重型脱水补液8000～12000ml/d，一般以两条静脉管道，开始按40～80ml/min的速度输入，以后按20～30ml/min快速滴入，直至休克纠正后相应减慢输液速度，直至脱水纠正。若患者没有呕吐，部分液体可经口服途径补充。儿童轻型患者亦可采用口服补液法，不能口服者24h内补液100～150ml/kg。中、重型患儿24h静脉补液各自为150～200ml/kg和200～250ml/kg，可用541溶液。若应用2：1溶液（即2份0.9%氯化钠，1份1.4%碳酸氢钠注射液）则应注意补钾。由于患者存在个体差异和病情是否继续发展等情况，因此补液量和补液速度应根据病情而调整。补液过程中应仔细观察患者症状和体征变化，如血压是否恢复、皮肤弹性是否好转、尿量是否正常等。目前国外报告应用无损伤的生物阻抗分析仪（BIA101）自动监测霍乱的脱水和补液过程，认为其效果优于血清蛋白和血细胞比容的测定。

（2）口服补液：霍乱肠毒素虽然能抑制肠黏膜对钠离子和氯离子的吸收，但根据葡萄糖钠离子共同运载原理，它并不能抑制钠离子和葡萄糖的配对吸收和钾离子的吸收，而且葡萄糖还能增进水的吸收。临床实践证明口服补液治疗霍乱脱水是有效的。一般应用葡萄糖20g、氯化钠2.5g、碳酸氢钠2.5g、氯化钾1.5g，加水1000ml。适用于轻型患者，为减少静脉输液量，亦可用于中、重型经静脉补液后已纠正休克的患者。口服量可按成人750ml/h，小儿15～20ml/kg。5～6h后根据腹泻和脱水情况再调整。

3. 抗菌治疗　应用抗生素控制病原菌后能缩短病程，减少腹泻次数和迅速从粪便中清除病原菌。但仅作为液体疗法的辅助治疗。近年来已发现四环素的耐药菌株，但对多西环素（doxycycline）仍敏感。目前常用药物：磺胺甲硝唑/甲氧苄啶（复方磺胺甲硝唑），每片含甲氧苄啶80mg、磺胺甲硝唑40mg，成人2片/次，2次/d；

小儿30mg/kg，分2次口服。多西环素成人200mg/次，2次/d；小儿6mg/(kg·d)，分2次口服。诺氟沙星(norfloxacin)成人200mg/次，3次/d，或环丙沙星(ciprofloxacin)250～500mg/次，2次/d，口服。以上药物任选一种，连服3d。不能口服者可应用氨苄西林，肌内或静脉注射。

四、护理

1. 一般护理

（1）按消化道传染病严密隔离：隔离至症状消失6d后，粪便弧菌连续3次阴性为止，方可解除隔离，患者用物及排泄物需严格消毒，病区工作人员须严格遵守消毒隔离制度，以防交叉感染。

（2）休息：重型患者绝对卧床休息至症状好转。

（3）饮食：剧烈泻吐暂停饮食，待呕吐停止、腹泻缓解可给流质饮食，在患者可耐受的情况下缓慢增加饮食。

（4）水分的补充为霍乱的基础治疗，轻型患者可口服补液，重型患者需静脉补液，待症状好转后改为口服补液。

（5）标本采集：患者入院后立即采集呕吐物和粪便标本，送常规检查及细菌培养，注意标本采集后要立即送检。

（6）密切观察病情变化：测生命体征1次/4h，准确记录出入量，注明大小便次数、量和性状。

2. 输液护理　输液治疗原则：早期，迅速，适量，先盐后糖，先快后慢，纠酸补钙，见尿补钾。

3. 对症护理

（1）频繁呕吐可给予止吐药。

（2）剧烈腹泻可酌情使用肾上腺皮质激素。

（3）肌肉痉挛时，应遵医嘱给予解痉药物，局部热敷、按摩。

（4）周围循环衰竭者在大量补液纠正酸中毒后，血压仍不回升者，可用间羟胺或多巴胺药物。

（5）尿毒症者应严格控制液体入量，禁止蛋白质饮食，加强口腔及皮肤护理，必要时协助医师做透析疗法。

五、预防

1. 控制传染源　及时发现患者和疑似患者，进行隔离治疗，并作好疫源检索，这是控制霍乱流行的重要环节。这方面我国已有成功的经验。

（1）建立腹泻肠道门诊：所有城镇医院均应建立肠道门诊，接诊所有腹泻患者，以便及时发现患者和疑似患者，进行隔离治疗和作好疫情报告，以防传染源扩散。

（2）对密切接触者进行粪检和预防性服药：密切接触者应进行粪便培养检查，1次/d，连续2d，第1次粪检后给予服药可减少带菌者，一般应用多西环素200mg顿服，次日口服100mg；儿童6mg/(kg·d)，连服2d。亦可应用诺氟沙星200mg，3次/d，连服2d。

（3）做好国境卫生检疫和国内交通检疫：一旦发现患者或疑似患者，应立即进行隔离治疗，并对交通工具进行彻底消毒。

2. 切断传播途径　加强饮水消毒和食品管理，确保用水安全，良好的卫生设施可以明显减少霍乱传播的危险性。在霍乱还没有侵袭和形成季节性流行的地区，制订有效的控制霍乱的计划来控制霍乱流行。对患者和带菌者的排泄物进行彻底消毒，此外应消灭苍蝇等传播媒介。

3. 提高人群免疫力　在霍乱流行时，有选择的为疫区人群接种霍乱菌苗，对减少急性病例、控制流行有一定意义，国外应用基因工程技术研制口服菌苗和减毒活菌苗已取得重大进展。

第三节　疟疾患者的护理

疟疾是由按蚊传播感染疟原虫而引起的一种寄生虫病。一般有间歇性发冷、发热、出汗等临床表现，还会引起脾肿大和贫血，重症疟疾患者可引起脑、肝、肾等脏器损害，甚至多系统功能衰竭。

一、病因

1. 传染源　疟疾患者或无症状带虫者，其血液中具有配子体。血液中原虫密度越高，配子体的密度也会越高，传播的概率也越大。

2. 传播媒介　全球400多种按蚊中，有67种可自然感染疟原虫，而在疟疾传播中起重要作用的只有27种。传播疟疾媒介在传播中所起的作用，与它们的一些生物特性有密切关系，如叮人习性，包括叮咬频率和嗜血习性、对疟原虫的敏感性、种群数量和按蚊寿命等。

3. 人群易感性　免疫力是因素之一，无免疫力或免疫力低的人群易感性较高，新迁入疟疾流行区的缺乏免疫力的人群比较容易发生疟疾暴发性流行。特异的遗传性素质是另一个因素。

4. 其他　除了以上三个环节外，还有自然因素和社会因素影响疟疾流行。自然因素主要包括：

（1）温度：与按蚊体内子孢子的发育有密切关系，20～30℃是最适宜温度。流行季节的长短与气温亦有密切关系。

（2）雨量：雨量大则地面积水增加，按蚊滋生地增多。连续暴雨可使按蚊密度迅速上升而造成暴发性流行。干旱也有很大影响，当河流干旱，河床形成许多小积水处时，按蚊大量滋生，使疟疾传播加剧。

（3）按蚊滋生环境改变。

二、临床表现

不少患者在疟疾临床发作前具有前驱症状，疲倦乏力、头痛、肌肉酸痛、食欲不振、坐卧不安，但也有前驱症状不明显者。疟疾的典型急性发作过程可分为发冷期、发热期和出汗期。

1. 发冷期　患者感到畏寒、寒战、全身发抖，持续时间10min～2h

不等,同时全身酸痛、面色苍白、口唇和指甲发绀,此时脉搏加快,体温上升。

2. 发热期　患者的寒冷感觉消失继而全身发热,面色由苍白转红,口唇和指甲发绀消失,感到头痛、口渴,脉搏快速有力,呼吸急促,体温可达40℃,持续2～3h或更长。有些患者可出现烦躁不安、呻吟,甚至抽搐。

3. 出汗期　高热后全身大汗淋漓,体温迅速下降,可降至正常体温以下,各种伴随症状亦消失。患者感到疲乏欲睡,经过休息后,一般都能恢复常态。

4. 疟疾急性发作后,有几种常见的并发症

(1) 脾肿大:初发患者,以脾充血为主,毛细血管和窦状隙内有许多被疟原虫寄生的红细胞,脾质软。多次感染后,结缔组织增生,可出现巨脾综合征。

(2) 贫血:疟原虫破坏大量红细胞是贫血的主要原因。

(3) 黄疸:恶性疟患者红细胞被破坏过多时,可发生溶血性黄疸。

(4) 肾病综合征:见于长期未治愈的三日疟患者,尿中有蛋白及红细胞。

三、各种疟疾的症状

1. 间日疟　初次发作可能无寒战,少数病例有稽留热或不规则的间歇热,几天后才出现隔日有规则的发作。

2. 恶性疟　患者有冷感,但多无间日疟那样恶寒战栗,体温逐渐上升,热型不规则,两次发作间隔时间较短,或不完全退热而成为低热。

3. 三日疟　发作时有寒冷感,但多无寒战,发作全过程约4～5h,隔72h发作一次的周期较规则。

4. 卵形疟　临床症状近似于间日疟,而又较间日疟轻。

5. 混合感染　以恶性疟与间日疟两种疟原虫混合感染较易见

到。

6. **重症疟疾** 出现昏迷、高热并有抽搐、严重贫血、尿闭、呼吸困难、低血压、低血糖、血尿、黄疸、酸中毒，出现其中一项或多项症状者为重症疟疾。

7. **特殊类型疟疾**

(1) 血传疟疾：临床表现与蚊传疟疾相似。

(2) 孕妇疟疾：妊娠期感染疟疾，症状严重，原虫密度也较高，可致明显的贫血，可引起流产、早产或死胎。

(3) 婴幼儿疟疾：患儿可出现不安，拒食和嗜睡症状，热型不规则，高热常伴有惊厥或抽搐，肝脾肿大，可迅速发展为高原虫血症和严重贫血。

(4) 非典型症状疟疾：有些疟疾病例，没有疟疾急性典型发作过程，患者虽发热，但无寒战，甚至仅稍微感到畏寒，热型也不规则。

四、治疗

1. **间日疟、三日疟和卵形疟治疗** 包括新发病例和间日疟复发病例，须用血内裂殖体杀灭药如氯喹，杀灭红内期的原虫，可以迅速退热，并用组织期裂殖体杀灭药亦称根治药或抗复发药进行根治或称抗复发治疗，杀灭红外期的原虫。

2. **恶性疟治疗** 对氯喹尚未产生抗性者，仍可用氯喹杀灭红细胞内期的原虫，同时须加用配子体杀灭药。

3. 孕妇确诊为疟疾患者，需用氯喹等血内裂殖体杀灭药物治疗。

4. 婴儿确诊为疟疾者，可口服氯喹治疗。

5. **脑型疟治疗**

(1) 抗疟治疗：同间日疟、三日疟和卵形疟等的抗疟治疗。

(2) 支持和辅助治疗：

①输液。

②补充维生素：成人维生素。

（3）对症治疗和并发症处理：

①失水：估计出汗量，收集尿液，计算出补液量。

②呼吸、心力衰竭：呼吸衰竭者增加氧气吸入浓度，同时用尼可刹米、洛贝林交替静脉注射。

③肾衰竭：严格限制输液量，必要时可用腹膜透析。

④肺水肿：取半卧位，迅速增加氧气吸入浓度。

⑤脑水肿：应用山梨醇或甘露醇。

⑥循环衰竭：6%左旋糖酐-40静脉滴注。

⑦溶血：应立即停服伯氨喹、奎宁和砜类药物，用肾上腺皮质激素可迅速缓解，必要时输血。

⑧低血糖：静脉注射50%葡萄糖注射。

⑨抽搐：氯丙嗪、异丙嗪或安定注射。

五、护理

1. 将病员安置在有卫生间、纱窗、纱门的病房，减少患者离开病房。每天对病室行灭蚊消毒处理，用必扑气雾杀虫剂喷洒，2次/d。

2. 密切观察神志、瞳孔、生命体征的变化，如出现头痛剧烈、呕吐频繁、烦躁，应迅速汇报医师，做好抢救准备。

3. 高热期嘱患者卧床休息，观察体温变化。在发作时应随时测量、记录体温，体温达39℃以上，头部置冰袋或温水擦浴，30min后复测体温，必要时遵医嘱给予药物降温。发冷期注意保暖，加盖棉被，服热饮料等。出汗期间可用温水擦浴，出汗后及时更换清洁干燥衣裤及床单，避免受凉，发作过后患者常感疲乏，应保证充分休息。

4. 发作期给予高热量流质或半流质饮食，鼓励患者多饮水或果汁，发作后予以高热量、高蛋白、富含维生素膳食，以促进机体恢复。

5. 做好口腔护理。早晚协助刷牙，进食前后予氯己定漱口，保持口腔清洁、湿润，使患者舒适，防止继发口腔感染。

6. 严密观察药物的不良反应，抗疟疾药可引起胃肠道不适，头晕等,少数患者可出现心律失常。嘱患者饭后服用药物以减少胃肠道刺激,多饮水或静脉补充液体促进药物排泄,服药后如有不适及时通知医师给予对症处理。

7. 做好卫生保健知识的宣教,对患者进行有关治疗知识的教育,介绍该疾病的临床特征及预防措施,说明防蚊、灭蚊的重要性,控制传染源。出院后应避免劳累,定期复查。

六、预防

针对疟疾感染区居民或进入疟疾感染区的个人,而群体预防则针对高疟区、暴发流行区或大批进入疟疾感染区较长期居住的人群,除个体预防外还要防止在人群中传播。

1. 预防服药 在流行季节成人用乙胺嘧啶 50mg 加伯氨喹 22.5mg 顿服,孕妇改用氯喹或哌喹 0.3g 顿服,1 次/10d。在氯喹抗性地区用哌喹 0.6g 或磺胺多辛 500mg 加乙胺嘧啶 37.5mg,1 次/10d,首次连服 2d。

2. 灭蚊 在高度流行区或疫点,用 DDT($2g/m^2$) 滞留喷洒住屋和牲畜棚,在普遍使用蚊帐的地区,用溴氰菊酯或二氯苯醚菊酯浸泡蚊帐。

3. 防蚊 使用蚊帐、点燃蚊香、使用电热蚊香、液体蚊香、电驱蚊器等驱蚊,住户装纱窗、纱门。

4. 综合防治

(1) 环境治理:结合农田水利和农村建设,消除小积水,使环境不利于蚊媒滋生。

(2) 化学防治:除上述化学灭蚊外,使用有机磷杀虫剂对外栖性、外食性媒介作野外喷洒颇有成效。

(3) 生物防治:放养食蚊(幼虫)鱼类,如柳条鱼,或稻田养鱼。微生物如苏云金杆菌对中华按蚊有毒杀作用。转基因技术应用于蚊媒防治,有可能改变蚊媒吸人血的习性。

5. 疟疾疫苗预防 70 年代恶性疟原虫体外连续培养成功,80

年代单克隆抗体制备和 DNA 重组技术有长足的发展，为研制疟疾疫苗提供了条件。目前疟疾疫苗主要从三个方面研究，即子孢子疫苗，裂殖子疫苗，配子疫苗。如果疫苗研制成功，将会成为预防疟疾的有效手段之一。

第四节 登革热、登革出血热患者的护理

登革热、登革出血热是由登革病毒经蚊媒传播引起的急性虫媒传染病。

一、病因

1. 传染源　患者和隐性感染者为主要传染源。

2. 传播途径　传播媒介为伊蚊。已知 12 种伊蚊可传播本病，最主要的是埃及伊蚊和白伊蚊。伊蚊只要与有传染性的液体接触一次，即可获得感染，病毒在蚊体内复制 8～14d 后即具有传染性，传染期可长达 174d。具有传染性的伊蚊叮咬人体时，即将病毒传播给人。

3. 易感性　在新疫区普遍易感。感染后对同型病毒产生免疫力，并可维持多年，对异型病毒也有 1 年以上免疫力。同时感染登革病毒后，对其他 B 组虫媒病毒，也产生一定程度的交叉免疫，如登革热流行后，乙型脑炎发病率随之降低。

二、登革热临床表现

我国近年来所见的登革热可分为典型登革热、轻型登革热和重型登革热。

1. 典型登革热

（1）发热：所有患者均发热。起病急，首先出现寒战，随之体温迅速升高，24h 内可达 40℃。一般持续 5～7d，然后骤降至正常；热型多不规则，部分病例于第 3～5d 体温降至正常，1d 后又再升高，

称为双峰热或鞍型热。儿童病例起病较缓、热度也较低。

（2）全身毒血症状：发热时伴随全身症状，如头痛、腰痛。尤其骨、关节疼痛剧烈，似骨折样或碎骨样，严重者影响活动，但外观无红肿。消化道症状可有食欲下降，恶心、呕吐、腹痛、腹泻。脉搏早期加快，后期变缓。严重者疲乏无力呈衰竭状态。

（3）皮疹：于病程 3～6d 出现，为斑丘疹、麻疹样皮疹、猩红热样皮疹、红色斑疹，重者变为出血性皮疹。皮疹分布于四肢、躯干和头面部，多有痒感，皮疹持续 5～7d。疹退后无脱屑及色素沉着。

（4）出血：25%～50% 病例有不同程度出血，如牙龈出血、鼻衄、消化道出血、咯血、血尿等。

（5）其他：多有浅表淋巴结肿大。1/4 病例有肝脏肿大及谷丙转氨酶（ALT）升高，个别病例可出现黄疸。

2. 轻型登革热　表现类似流行性感冒，短期发热，全身疼痛较轻，皮疹稀少或无疹，常有表浅淋巴结肿大。

3. 重型登革热　早期具有典型登革热的所有表现，于 3～5d 病情突然加重，剧烈头痛、呕吐、大汗、谵妄、昏迷、抽搐、血压骤降、颈项强直、瞳孔散大等脑膜脑炎表现，有些病例表现为消化道大出血和出血性休克。

三、登革出血热临床表现

分为两型即较轻的登革出血热和较重的登革休克综合征。

1. 登革出血热　开始表现为典型登革出血热，发热、肌肉痛、腰痛，出血倾向严重，如鼻衄、呕血、咯血、尿血、便血等。常有两个以上器官大量出血，出血量 > 100ml。红细胞压积增加 20% 以上，血小板计数 < 100×10^9/L。有的病例出血量虽小，但出血部位位于脑、心脏、肾上腺等重要脏器而危及生命。

2. 登革休克综合征　具有典型登革出血热的表现，在病程中或退热后病情突然加重，有明显出血倾向伴周围循环衰竭，表现为皮肤湿冷，脉快而弱，脉压差进行性缩小，血压下降甚至测不到，烦躁、昏迷等。病情凶险，如不及时抢救，可于4~6h内死亡。

四、治疗

本病尚无特效治疗方法，治疗中应注意以下几点：

1. **一般治疗** 急性期应卧床休息，给予流质或半流质饮食，在有防蚊设备的病室中隔离到完全退热为止，不宜过早下地活动，防止病情加重。保持皮肤和口腔清洁。

2. **高热应以物理降温为主** 对出血症状明显的患者，应避免酒精擦浴。解热镇痛药对本病退热不理想，应谨慎使用。对中毒症状严重的患者，可短期使用小剂量肾上腺皮质激素。

3. **维持水、电解质平衡** 对于大汗或腹泻者应鼓励患者口服补液，对频繁呕吐、不能进食或有脱水、血容量不足的患者，应及时静脉输液，但应高度警惕输液反应致使病情加重及导致脑膜脑炎型病例发生。

4. **有出血倾向** 可选用卡巴克洛、酚磺乙胺、维生素C及维生素K等止血药。对大出血病例，应输入新鲜全血或血小板，大剂量维生素K_1等，严重上消化道出血者可口服西咪替丁。

5. **休克** 应快速输液以扩充血容量，并加用血浆和代血浆，合并弥漫性血管内凝血（DIC）的患者，不宜输全血，避免血液浓缩。

6. **脑型病例** 应及时选用20%甘露醇快速静脉注入，同时静脉滴注地塞米松，以降低颅内压，防止脑疝发生。

五、护理

1. **心理护理** 因本病发病突然，重型患者症状明显，患者及家属对疾病认识不足，担心预后，从而产生紧张、焦虑的情绪，护理人员要向患者及家属介绍疾病的基本知识，并告知本病普遍预后良好，以消除患者顾虑，取得配合。

2. **指导休息与活动** 早期患者宜卧床休息，恢复期的患者也不宜过早活动，体温正常、血小板计数恢复正常、无出血倾向方可适当活动。

3.密切观察病情　做好病情的观察和记录有助于对疾病做出评估，了解治疗效果，以便及时对治疗和护理方案做出必要的调整。密切观察生命体征特别是体温、心率、血压的变化及相应的出血征象，如有无牙龈出血、鼻黏膜出血、皮下出血、注射部位出血、便血、尿血等。观察皮疹的分散部位、形态及有无出血点、痒感、脱屑等。

4.发热的护理　高热以物理降温为主。高热患者不宜全身使用冰袋，以防发生并发症，但可头置冰袋；对出血症状明显者应避免酒精擦浴，必要时按医嘱辅助药物降温，一般降至38℃时不再采取降温措施。保持皮肤清洁，用温开水漱口，保持口腔清洁。

5.皮肤护理　出现瘀斑、皮疹时常伴有瘙痒、灼热感，指导患者勿搔抓，以免抓破皮肤引起感染。患者应避免穿紧身衣、留长指甲及过度用力擤鼻涕，避免刮脸、跌倒等引起损伤。有出血倾向者，静脉穿刺用小号针头，并选择粗、直静脉，注射结束后局部按压5min，液体外渗时禁止热敷。

6.饮食护理　给予高蛋白、高维生素、高糖、易消化吸收的流质或半流饮食，如牛奶、肉汤、鸡汤等，嘱患者多饮水，对腹泻、频繁呕吐、不能进食、潜在血容量不足的患者，可静脉补液。

7.疼痛的护理　卧床休息，保持环境安静舒适，向患者解释疼痛的原因，必要时遵医嘱使用止痛药。

8.健康指导　做好登革出血热疫情监测工作，及早发现并隔离、治疗患者，利用小册子、宣传栏、视频等方式宣传登革热的防治方法。预防的重点是防蚊、灭蚊，可喷洒灭蚊剂、清除积水、勤换家用缸水等措施消灭伊蚊滋生。

六、预防

1.应做好疫情监测，以便及时采取措施控制扩散　患者发病最初的5d应防止其受蚊类叮咬，以免传播。

2. 预防措施的重点在于防蚊和灭蚊　应动员群众实行翻盆倒罐，填堵竹、树洞。对饮用水缸要加盖防蚊，勤换水，并在缸内放养食蚊鱼。室内成蚊可用杀蚊剂喷洒消灭，室外成蚊可用50%马拉硫磷、杀螟松等作超低容量喷雾，或在重点区域进行广泛的药物喷洒。在冬天的时候不要把热气开得太足，防止蚊子为取暖进入室内进行繁殖。登革热的预防接种目前还处于研究阶段，不能用于疫区。

第五节　炭疽病护理

炭疽病是由炭疽杆菌引起食草动物的急性传染病。一种人畜共患的急性传染病。

一、传播途径

人因接触病畜及其产品或食用病畜的肉类而发生感染。

二、临床表现

主要表现为皮肤坏死溃疡、焦痂和周围组织广泛水肿及毒血症症状，偶尔引致肺、肠和脑膜的急性感染，并可伴发败血症。症状潜伏期1～5d，最短仅12h，最长12d。

三、临床分型

分以下5型

1. 皮肤炭疽　最为多见，占95%，可分炭疽痈和恶性水肿两型。炭疽痈多见于面、颈、肩、手和脚等裸露部位皮肤，初为丘疹或斑疹，第2d顶部出现水疱，内含淡黄色液体，周围组织硬而肿，第3～4d中心区呈现出血性坏死，稍下陷，周围有成群小水疱，水肿区继续扩大。第5～7d水疱坏死破裂成浅小溃疡，血样分泌物结成黑色似炭块的干痂，痂下有肉芽组织形成为炭疽痈。周围组织有非凹陷性水肿。黑痂坏死区的直径大小不等，1～2cm 至 5～6cm，水肿区直径可达 5～20cm，坚实、疼痛不止、溃疡不化脓等为其特点。继之水肿渐退，黑痂在 1～2 周内脱落，再过 1～2 周愈合成瘢。发病 1～2d 后出现发热、头痛、局部淋巴结肿大及脾肿大等。

2. 肺炭疽　大多为原发性，由吸入炭疽杆菌芽孢所致，也可继发于皮肤炭疽。起病多急骤，但一般先有 2～4d 的感冒样症状，且在缓解后再突然起病，呈双相型。临床表现为寒战、高热、气急、呼吸困难、喘鸣、发绀、血样痰、胸痛等，有时在颈部、胸部出现皮下水肿。肺部仅闻及散在的细湿啰音，或有胸膜炎体征，体征与病情严重程度常不成比例。病情大多危重，常并发败血症和感染性休克，偶也可继发脑膜炎。若不及时诊断与抢救，则常在急性症状出现后 24～48h 因呼吸、循环衰竭而死亡。

3. 肠炭疽　临床症状不一，可表现为急性胃肠炎型和急腹症型。前者潜伏期 12～18d，同食者可同时或相继出现严重呕吐、腹痛、水样腹泻，多于数日内迅速康复。后者起病急骤，有严重毒血症症状，持续性呕吐、腹泻、血水样便、腹胀、腹痛等，腹部有压痛或呈腹膜炎征象，若不及时治疗，可并发败血症和感染性休克而于起病后 3～4d 内死亡。

4. 脑膜型炭疽　多继发于伴有败血症的各型炭疽。临床症状有剧烈头痛、呕吐、抽搐，明显脑膜刺激征。病情凶险，发展迅速，患者可于起病 2～4d 内死亡。脑脊液大多呈血性。

5. 败血型炭疽　多继发于肺疽或肠炭疽。由皮肤炭疽引起者较少。可伴高热、头痛、出血、呕吐、毒血症、感染性休克、DIC 等。

第六节　埃博拉出血热患者的护理

埃博拉出血热（Ebola birus disease）是由一种丝状病毒感染导致的急性出血性、动物源性传染病，死亡率高为 50%～90%。

一、病因

1. **传染源** 由埃博拉病毒（EBOV）引起。埃博拉病毒是一种人畜共患的病原体，携带这种病毒的果蝠等热带动物和受感染的人群是主要传染源。

2. **传播途径** 与感染者分泌物（如唾液、汗液和眼泪等）、呕吐物、腹泻物或血液的直接接触，以及与感染者的直接接触等，都是埃博拉病毒传播的基本途径。但埃博拉病毒不能通过咳嗽或打喷嚏传播，也不会通过偶然的接触传播。

3. **易感人群** 埃博拉病毒感染者只在出现症状后才具有传染性。负责照顾患者的医护人员、与患者有密切接触的家庭成员是被感染的主要人群。另外那些处理尸体时的家庭成员，吃果蝠、羚羊或其他可能感染病毒动物的人也是埃博拉病毒感染的高危人群。

二、临床表现

典型症状和体征包括突起发热、极度乏力、肌肉疼痛、头痛和咽喉痛。随后会出现呕吐、腹泻、皮疹、肾脏和肝脏功能受损，某些病例会同时有内出血和外出血。

（一）潜伏期

埃博拉病毒主要通过体液，如汗液、唾液或血液传染，潜伏期为2d左右。感染者均是突然出现高烧、头痛、咽喉疼、虚弱和肌肉疼痛。然后是呕吐、腹痛、腹泻。发病后的两星期内，病毒外溢，导致人体内外出血、血液凝固、坏死的血液很快传及全身的各个器官，患者最终出现口腔、鼻腔和肛门出血等症状，患者可在24h内死亡。

（二）分期症状

起病急是其临床主要特点，临床主要表现为急性起病，发热，肌痛，出血，皮疹和肝肾功能损害。除此之外，伴随着肌肉关节酸痛、发热、剧烈头痛，有时可能会有腹痛。本病在发病之后不同时期表现不同：

1. 病程 2 ~ 3d　出现呕吐、恶心、腹痛、腹泻黏液便或血便，腹泻可持续数天。

2. 病程 4 ~ 5d　此时进入极期，此期出血常见，可有呕血、黑便、注射部位出血、鼻出血、咯血等，特别注意的是，孕妇会出现流产和产后大出血；除此之外，可有持续发热，意识也会出现变化常见谵妄、嗜睡；可并发心肌炎、肺炎等。

3. 病程 6 ~ 7d　可在躯干出现麻疹样斑丘疹并扩散至全身各部，数天后脱屑，以肩部、手心、脚掌多见。

4. 病程 8 ~ 9d　部分重症患者或者出现严重并发症的患者可能在这期间死亡，主要是由于出现肝、肾衰竭。如果病毒持续存在于精液中，则会引起睾丸炎、睾丸萎缩等。重症患者常因出血，肝、肾衰竭或严重的并发症死亡。非重症患者，发病后 2 周逐渐恢复，大多数患者出现非对称性关节痛，可呈游走性，以累及大关节为主，部分患者出现肌痛、乏力、化脓性腮腺炎、听力丧失或耳鸣、眼结膜炎等迟发损害。

三、诊断

（一）流行病学史

1. 来自疫区或 21d 内有疫区旅行史；

2. 21d 内接触过来自或曾到过疫区的发热者；

3. 21d 内接触过患者及其血液、体液、分泌物、排泄物或尸体等；

4. 接触过被感染的动物。

（二）具有上述临床表现

（三）实验室检查

1. 一般检查

（1）血常规：早期白细胞减少，感染后第 7 日开始上升，并出现异型淋巴细胞，血小板可减少。

(2)尿常规：早期可有蛋白尿。

(3)生化检查：谷革转氨酶（AST）和谷丙转氨酶（ALT）升高，且 AST 升高大于 ALT．

2.血清学检查

(1)血清特异性 IgM 抗体检测：可采用 IgM 捕捉 ELISA 法检测。

(2)血清特异性 IgG 抗体：采用 ELISA、免疫荧光法等方法检测。

3.病原学检测。

(1)病毒抗原检测：由于埃博拉出血热有高滴度病毒血症，可采用 ELISA 等方法检测血标本中病毒抗原。

(2)核酸检测：采用 RT-PCR 等核酸扩增方法检测。一般发病后 2 周内可从患者血标本中检测到病毒核酸。

(3)病毒分离：采集发热一周内患者血清标本，用 Vero、Hela 等细胞进行病毒分离。埃博拉病毒高度危险，活病毒相关实验必须在 BLS-4 实验室进行。

（四）病例诊断

1.留观病例　具备上述流行病学史任何一项的发热（体温＞37.3℃）患者。

2.疑似病例　具备上述流行病学史任何一项，且符合以下三种情形之一者。

(1)体温 ≥ 38.6℃，出现严重头痛、肌肉痛、呕吐、腹泻、腹痛；

(2)发热伴不明原因出血；

(3)不明原因猝死。

3.确诊病例　留观或疑似病例经实验室检测符合下列情形之一者。

(1)核酸检测阳性：患者血液等标本用 RT-PCR 等核酸扩增方法检测，结果阳性；若核酸检测阴性，但病程不足 72h，应在达

72h 后再次检测；

（2）病毒抗原检测阳性：采集患者血液等标本，用 ELISA 等方法检测病毒抗原；

（3）分离到病毒：采集患者血液等标本，进行病毒分离；

（4）血清特异性 IgM 抗体检测阳性；双份血清特异性 IgG 抗体阳转或恢复期较急性期 4 倍及以上升高；

（5）组织中病原学检测阳性。

四、治疗

无特效治疗措施，主要以对症和支持治疗，调节水、电解质平衡，预防和控制出血，控制继发感染，治疗肾功能衰竭和出血、弥漫性血管内凝血（DIC）等并发症。

1. 一般支持对症治疗　首先要隔离患者。卧床休息，少渣易消化半流质饮食，保证充分热量。

2. 病原学治疗　抗病毒治疗尚无定论。

3. 补液治疗　充分补液，维持水电解质和酸碱平衡，使用平衡盐液，维持有效血容量，加强胶体液补充如白蛋白、右旋糖酐-40 等，预防和治疗低血压性休克。

4. 保肝抗炎治疗　应用甘草酸制剂。

5. 出血的治疗　止血和输血，新鲜冰冻血浆补充凝血因子，预防 DIC。

6. 控制感染　及时发现继发感染，根据细胞培养和药敏结果应用抗生素。

7. 肾衰竭的治疗　及时行血液透析等。

五、护理

1. 发热护理

（1）体温监测：加强生命体征的监测，每 4h 测量 T、P、R、BP 一次，直至体温恢复正常 3 日后可改为测量 2 次 /d。注意发热的类型及经过，有无伴随症状，观察发热的原因、治疗效果、饮食、饮水及尿量变化。

（2）物理降温与药物降温：主要物理降温措施包括擦浴法、冷袋和水囊降温法；灌肠法；静脉降温法等。实施降温措施过程中应注意：

①对冷敏感的患者不用任何的物理降温。

②降温过程中在足心放置热水袋，减轻脑组织充血，促进散热，增加舒适。

③对有出血倾向、皮疹、皮下出血点及伴有皮肤性损害的患者禁用酒精擦浴。

④擦浴，禁擦后背、前胸区、腹部和足底等处，以免引起不良反应。

⑤采取降温措施30min后测量体温，同时要密切观察患者血压、脉搏、呼吸及神态变化。

⑥使用冰块降温要经常更换部位，防止冻伤；腋下冰袋降温后，腋温的测量应至少30min后进行。应用医用冰毯降温患者，体温探头应放在直肠或腋中线与腋后线中间为宜。

⑦高热患者避免体温骤降，以免因大量出汗，造成体液大量丢失，年老体弱及心血管患者极易出现血压下降、脉搏细速，四肢冰冷等虚脱或休克表现，应密切观察，注意保暖，一旦出现上述情况，应立即配合医师及时处理。

（3）补充营养和水分：高热时，由于迷走神经兴奋性降低，使胃肠活动及消化吸收降低；同时，分解代谢增加，营养物质大量消耗，容易导致消瘦、衰弱和营养不良。因此，应供给高热量、高蛋白流质或半流质饮食，鼓励患者进食；对不能进食者，必要时用鼻饲补充营养，以弥补代谢之消耗。高热可使机体丧失大量水分，应鼓励患者多饮水，必要时，由静脉补充液体、营养物质和电解质等。

（4）加强口腔护理：患者发热时间较久时，唾液分泌减少，口腔内食物残渣易于发酵、促进细菌繁殖，同时由于机体抵抗力低下及维生素缺乏,易引起口腔溃疡,应加强口腔护理,减少并发症的发生。

(5) 皮肤护理:高热患者由于新陈代谢率增快,消耗大而进食少,体质虚弱,应卧床休息,减少活动。在退热过程中会大量出汗,及时擦干汗液并更衣,防止感冒。应勤换内衣裤,加强皮肤护理,防止褥疮发生。

(6) 其他:高热出现谵妄,应及时用床档防坠床,出现昏迷时,按昏迷患者护理常规护理。

2. **病情观察** 应密切观察其病情变化,加强生命体征的监测。如有异常情况,应立即通知医师。

3. **饮食护理** 以半流质食物为主,易于吞咽和消化,可选用含粗纤维少的食物,如稀烂面条、粥、菜泥、肉泥、蒸鸡蛋糕、牛奶等。忌油煎、含粗纤维多的蔬菜或刺激性调味品,应注意补充各种维生素和无机盐。

4. **心理护理** 埃博拉出血热患者心理易恐惧、紧张、不安、烦躁;对疾病毫无思想准备,应予以安抚患者,向患者做解释和心理疏导工作;满足患者需要增加患者的舒适,如患者感口干口渴,护士应尽量提供含糖盐水,并鼓励多饮,补足大量水与电解质,以防发热大量出汗后的虚脱,并可解除患者的烦渴。

5. **保持个人卫生,控制院内感染**

(1) 按照《医院感染管理规范》要求做好院内感染控制。

(2) 加强个人防护 在标准防护的基础上,要做好接触防护和呼吸道防护。

(3) 对患者的分泌物、排泄物及其污染物品均严格消毒。

可采用化学方法处理;具有传染性的医疗废弃物(污染的一次性针头、一次性注射器等)可用焚烧或高压蒸汽消毒处理。

人的皮肤暴露于可疑埃博拉出血热患者的体液、分泌物或排泄物时,应立即用清水或肥皂水彻底清洗,或用 0.5% 碘伏消毒液、75% 酒精氯已定擦拭消毒;黏膜应用大量清水冲洗或 0.05% 碘伏溶液冲洗。

一旦与感染埃博拉病毒的动物接触,就可能造成人际传播。医务人员接触过感染者的血液、体液或其他分泌物（粪便、尿液、唾液和精子）和感染者血液和体液污染的环境或物品（如脏衣物、床单或者用过的针头）时,及时消毒处理,切断任何可能的传播途径。

六、埃博拉出血热预防控制措施

目前尚无预防埃博拉出血热的疫苗,严格隔离控制传染源、密切接触者追踪管理和加强个人防护是防控埃博拉出血热的关键措施。

1. 来自疫区人员的追踪管理。来自疫区或 21 天内有疫区旅行史的人员,协调相关部门做好追踪、随访。

2. 密切接触者管理。密切接触者是指直接接触埃博拉出血热病例或者疑似病例的血液、体液、分泌物、排泄物的人员,如共同居住、陪护、诊治、转运患者及处理尸体的人员。对密切接触者进行追踪和医学观察。医学观察期限为自最后一次与病例或污染物品等接触之日起至 21 天结束。

3. 病例的诊断、转运和隔离治疗。医疗机构一旦发现留观或疑似病例后,应当将病例转运至符合条件的定点医院隔离治疗。对于留观病例、疑似病例和确诊病例均要采取严格的消毒隔离管理措施,做好医院感染预防与控制工作。加强个人防护,严格对病人的血液、体液、分泌物、排泄物及其污染的医疗器械等物品和环境进行消毒,并按照规定做好医疗废物的收集、转运,交由医疗废物集中处置单位处置。病人死亡后,应当尽量减少尸体的搬运和转运。尸体应消毒后用密封防渗漏物品双层包裹,及时焚烧。

4. 开展公众宣传教育,做好风险沟通。积极宣传埃博拉出血热的防治知识,提高公众自我防护意识。

第七节　流行性乙型脑炎患者护理

流行性乙型脑炎（简称乙脑 epidemic encephalitis B）即日本乙型脑炎(Japanese type B encephalitis)，是由乙脑病毒引起的自然疫源性疾病，经蚊媒传播，流行于夏秋季，属于血液传染病，主要侵犯儿童，特别是学龄儿童。人被带毒蚊叮咬后，大多数呈隐性感染，只有少数人发病为脑炎，病死率比较高，为10%，而且后遗症严重，30%的患者病后有不同程度的后遗症。因此，乙脑是严重威胁人体健康的一种急性传染病，主要分布于亚洲和东南亚地区。

一、病因

本病病原体属披盖病毒科黄病毒属第1亚群，呈球形，直径20～40nm，为单股RNA病毒，外有类脂囊膜，表面有血凝素，能凝集鸡红细胞，病毒在胞质内增殖，对温度、乙醚、酸等都很敏感，其抗原性较稳定。感染乙脑病毒的蚊虫叮咬人体后，病毒先在局部组织细胞、淋巴结以及血管内皮细胞内增殖，不断侵入血流，形成病毒血症。发病取决于病毒的数量、毒力和机体的免疫功能，绝大多数感染者不发病，呈隐性感染。当侵入病毒量多、毒力强、机体免疫功能不足时，则病毒继续繁殖，经血行散布全身。由于病毒有嗜神经性，故能突破血脑屏障侵入中枢神经系统，尤其在血脑屏障低下或脑实质已有病毒者易诱发本病。

二、临床表现

潜伏期10～15d。大多数患者症状较轻或呈无症状的隐性感染，仅少数出现中枢神经系统症状，表现高热、意识障碍、惊厥、强直性痉挛和脑膜刺激征等。典型病例的病程可分4个阶段。

1. 初期　起病急，体温急剧上升至39～40℃，伴头痛、恶心和呕吐，部分患者有嗜睡或精神倦怠，并有颈项轻度强直，病程1～3d。

2. 极期　体温持续上升，可达40℃以上。初期症状逐渐加重，意识明显障碍，有嗜睡、昏睡乃至昏迷。昏迷越深，持续时间越长，病情越严重。神志不清最早可发生在病程第1～2d，但多见于3～8d。重症患者可出现全身抽搐、强直性痉挛或强直性瘫痪，少数也可软瘫。严重患者可因脑实质类（尤其是脑干病变）、缺氧、脑水肿、脑疝形成、颅内高压、低血钠性脑病等病变而出现中枢性呼吸衰竭，表现为呼吸节律不规则、双吸气、叹息样呼吸、呼吸暂停、潮式呼吸和下颌呼吸等，最后呼吸停止。体检可发现脑膜刺激征，瞳孔对光反应迟钝、消失或瞳孔散大，腹壁及提睾反射消失，深反射亢进，病理性锥体束征，如巴氏征等可呈阳性。

3. 恢复期　极期过后体温逐渐下降，精神、神经系统症状逐日好转。重症患者仍神志迟钝、痴呆、失语、吞咽困难、颜面瘫痪、四肢强直性或扭转痉挛等，少数患者也可有软瘫。经过积极治疗大多数症状可在半年内恢复。

4. 后遗症期　少数重症患者半年后仍有精神神经症状，为后遗症，主要有意识障碍、痴呆、失语及肢体瘫痪、癫痫等，如给予积极治疗可有不同程度的恢复。癫痫后遗症可持续终生。

三、治疗

1. 一般治疗

（1）早期发现，及时隔离，隔离期限至患者体温正常。

（2）昆虫隔离，保持病室内无蚊，有灭蚊、防蚊设施。

（3）限制探视，接触患者前后均严格进行手消毒。

（4）注意饮食和营养，供应足够水分，高热、昏迷、惊厥患者易失水，故宜补足量液体，成人一般每日1500～2000ml，小儿每日50～80ml/kg。但输液不宜过多，以防脑水肿，加重病情。

2. 对症治疗

（1）高热的处理：保持适宜的室内温度，22～26℃。高温患者以物理降温为主。一般可静脉滴注赖氨匹林，幼儿可用吲哚美辛栓纳肛；避免用过量的退热药，以免因大量出汗而引起虚脱。

(2) 惊厥的处理：可使用镇静止痉药，如地西泮、水合氯醛、苯妥英钠、阿米妥钠等。应对发生惊厥的原因采取相应的措施：

①因脑水肿所致者，应以脱水药物治疗为主，可用20%甘露醇，在20～30min内静脉滴完，必要时隔4～6h重复使用。同时可合用呋塞米、肾上腺皮质激素等，以防止应用利尿药后的反跳。

②因呼吸道分泌物堵塞、呼吸困难致脑细胞缺氧者，则应给氧，保持呼吸道通畅，必要时行气管切开，加压吸氧。

③因高温所致者，应以降温为主。

(3) 呼吸障碍和呼吸衰竭的处理：深昏迷患者喉部痰鸣音增多而影响呼吸时，可经口腔或鼻腔吸引分泌物、采用体位引流、雾化吸入等，以保持呼吸道通畅。因脑水肿、脑疝形成而致呼吸衰竭者，可给予脱水剂、肾上腺皮质激素等。因惊厥发生的屏气，可按惊厥处理。如因假性延髓麻痹或延脑麻痹而自主呼吸停止者，应立即作气管切开或插管，使用呼吸机辅助通气。如自主呼吸存在，但呼吸浅弱者，可使用呼吸兴奋药如山梗菜碱、尼可刹米、利他林、回苏林等（可交替使用）。

(4) 循环衰竭的处理：因脑水肿、脑疝形成等脑部病变而引起的循环衰竭，表现为面色苍白、四肢冰凉、脉压差小、中枢性呼吸衰竭，宜用利尿药降低颅内压。如为心源性心力衰竭，则应加用强心药物，如毛花苷C等。如因高热、昏迷、失水过多造成血容量不足，致循环衰竭，则应以扩容为主。

3.肾上腺皮质激素及其他治疗　肾上腺皮质激素有抗炎、退热、降低毛细血管通透性、保护血脑屏障、减轻脑水肿、抑制免疫复合物的形成、保护细胞溶酶体膜等作用，对重症和早期确诊的患者即可应用。待体温降至38℃以下，持续2d即可逐渐减量，一般不宜超过5～7d。过早停药症状可有反复，如使用时间过长，则易产生并发症。在疾病早期可遵医嘱应用广谱抗病毒药物，如病毒唑、利巴韦林或双嘧达莫治疗，退热明显，有较好疗效。

四、护理

1. 一般护理　病室安装防蚊门窗,宜阴凉通风,减少陪护及探视人员,保持室内安静。每周用人机共存消毒机消毒2次病室以防交叉感染。室内要准备好急救药品及抢救设备,专人护理,以便早期发现病情变化。

2. 症状护理

(1) 高热护理:高热、惊厥和呼吸衰竭是乙脑的三大主要症状,可互为因果关系形成恶性循环,威胁患者的生命。因此高热的观察及适当处理非常重要。持续性高热可促进抽搐,进而加重脑缺氧、脑水肿和神经细胞的坏死。因此,发病初期的高热就要采取有效的降温措施。

①降低室温:通过放置冰块,地上洒水,有条件者使用空调等方法将室温控制在22~26℃使患者处在低温环境中。

②物理降温:患者高热时给予湿敷、温水浴或用45%乙醇离心性擦浴对颈部、背部、肢体、足背的皮肤进行擦浴直至皮肤发红,同时头枕冰袋、冰帽,可减少脑组织耗氧量,冰敷时应防止冻伤。

③药物降温:以静脉滴注赖氨匹林为主,也可用清热解毒口服液、安宫牛黄丸口服,或遵医嘱给予亚冬眠疗法。在用药的过程中要注意防止用过量退热药,致大量出汗而引起虚脱。

(2) 惊厥或抽搐护理:惊厥或抽搐是乙脑的严重症状之一,主要由于高热,脑实质炎症及脑水肿所致,病程为2~5d,先有面部、眼肌、口唇的小抽搐,随后出现肢体阵挛性抽搐,重者可出现全身抽搐,甚至呼吸暂停等,针对惊厥原因给以相应措施。严密监测生命体征、意识、瞳孔的变化,及时发现并给予解决,同时观察用药后的反应,做好各种抢救准备,患者一旦出现抽搐,立即遵医嘱给予镇静药,将患者头偏向一侧,给予吸氧、吸痰,保持呼吸道通畅,将纱布包绕压舌板置于齿间防止舌咬伤,窒息者及时置口咽通气道、喉罩或气管插管,按时应用脱水剂,降低颅内压。

(3) 呼吸衰竭的预防：根据引起呼吸衰竭的不同原因给予及时处理。痰液黏稠不易排出者可用祛痰药，超声雾化吸入、吸氧等。及时发现脑水肿的早期表现及脑疝形成前驱期症状，如呼吸深快，脉搏增快、血压上升。及时发现脑疝，可以获得好的治疗效果。

(4) 恢复期护理：经过治疗后，多数患者体温逐渐下降，重症患者可留有神志迟钝、痴呆、失语、吞咽困难、四肢强直性瘫痪。此时应继续观察，加强相应的护理措施。吞咽困难者给予鼻饲流质，以保证营养供给；四肢强直者局部按摩及关节被动运动，失语患者收听收音机、给予语言指导等。

(5) 心理护理：乙脑患者病势凶猛，发展迅速，入院后一般情况差，家属思想顾虑多，担心疾病能否根治，有无后遗症等。护士应针对患者及家属的心态，密切配合医师，向患者及家属说明病情发展规律，做好解释工作，取得患者及家属配合，鼓励他们树立与疾病做斗争的信心，在生活上及时满足患者的合理要求，使其消除顾虑，战胜疾病，以早日康复。

五、出院指导

1. 指导患者进食高蛋白、高维生素、高热量的食物，多吃水果、蔬菜。

2. 重型、极重型乙脑患者可出现不同程度的后遗症，如反应迟钝、痴呆、失语、吞咽困难、四肢强直性瘫痪等症状和体征，鼓励患者进行针灸、按摩、推拿和功能锻炼等，智力障碍者应加强语言训练，促进康复。

3. 乙脑患者恢复期较长（约半年），应对其积极做好出院指导，指导患者继续服药，如茴拉西坦（三乐喜）、维生素B等，促进脑功能恢复。

六、预防

预防乙脑的关键是加强灭蚊、人群免疫及动物宿主的管理。

1. 灭蚊是预防乙脑和控制本病流行的一项根本措施。要消灭蚊虫的滋生地，冬春季以灭越冬蚊为主，春季以清除滋生地与消灭早代幼虫为主，夏秋季以灭成蚊为主，同时注意消灭幼虫，灭蚊应贯彻"灭早、灭小、灭了"的原则，喷药灭蚊能起到有效作用，可灭成蚊、孑孓及虫卵。此外，应使用蚊帐、搽用防蚊剂及蚊香、灭蚊器等防蚊措施。

2. 人群免疫预防接种是保护易感人群的有效措施。目前大规模生产和使用的疫苗有三种：鼠脑灭活疫苗、细胞培养灭活疫苗和细胞培养减毒活疫苗。

3. 动物宿主的管理：猪是乙脑传播的主要中间宿主，在乡村及饲养场要做好猪的环境卫生工作，管好家禽，蚊季可用中草药，如青蒿、苦艾、辣蓼等在家禽居住场地烟熏驱蚊，每半月喷灭蚊药1次，对母猪及家禽有条件者进行疫苗注射，能控制猪感染乙脑病毒，可有效地降低乙脑发病率。

第13章 灾后放射性污染、化学性中毒护理

第一节 灾后放射性污染护理

一、灾后放射性污染的防护措施

(一) 法律法规

根据《中华人民共和国放射性污染防治法》第二章第十三至十六条关于放射性污染防治的监督管理的相关规定，放射性污染产生的相关单位必须采取安全与防护措施，预防发生可能导致放射性污染的各类事故，避免放射性污染危害。并应当对其工作人员进行放射性安全教育、培训，采取有效的防护安全措施。对从事放射性污染防治的专业人员实行资格管理制度；对从事放射性污染监测工作的机构实行资质管理制度。放射性物质和射线装置应当设置明显的放射性标识和中文警示说明。生产、销售、使用、储存、处置放射性物质和射线装置的场所，以及运输放射性物质和含放射源的射线装置的工具，应当设置明显的放射性标志。

(二) 防护措施

1. 基本措施

(1) 时间防护－缩短受照时间：人体受照时间越长，人体接受的照射量越大。

(2) 距离防护－增大与源的距离：人距离辐射源越近，受照量越大。应远距离操作，以减轻辐射对人体的影响。

(3) 屏蔽防护－设置防护屏蔽。在从事放射性作业，处理放

射源及储藏放射性物质的场所，采取屏蔽的方法是减少或消除放射危害的重要措施。在放射源与人体之间放置一种合适的屏蔽材料，利用屏蔽材料对射线的吸收降低外照射剂量。屏蔽防护中的主要技术问题是屏蔽材料的选择、屏蔽体厚度的计算和屏蔽体结构的确定，还必须注意到其他一些因素，例如材料的经济价值和易得程度，屏蔽体容许占的空间大小、支持物能否承受、屏蔽材料的结构强度，以及吸收辐射后是否会产生感生放射性或其他毒性物质等。

2. 基本原则

（1）实践正当化。

（2）放射防护最优化。

（3）个人剂量限值。

3. 个人其他防护措施

（1）正确使用，妥善保存个人防护用品。

（2）严格执行卫生通过间制度。

（3）工作场所禁止吸烟、进食和饮水。

（4）注意暴露部位破溃伤口的包扎。

（5）不同分区内的物品不得随意交叉使用。

（6）注意个人卫生（头发、指甲等）。

二、灾后放射性污染的去污

1. 去污的作用和意义

（1）运行管理和检修：合理降低总的放射性照射。

（2）退役去污：便于手动拆卸技术的使用。

（3）废物治理：使废物可以降级处理和处置。

（4）长期监护：缩短监护储存周期。

（5）环境整治：使场地和设施不受限制使用。

（6）其他目的：如经济目的、事故处理等。

2. 污染形成机制

（1）沉积和附着作用：附着性污染，分子力作用，容易去污。

（2）表面静电作用：弱固定性污染，物理吸附，较易去污。

（3）吸附和离子交换作用：弱固定性污染，化学反应或离子交换，较难去污。

（4）扩散渗透作用：强固定性污染，扩散，渗入到基材，很难去污。

3. 去污选择原则：安全性、经济性和可实现性。

4. 理想去污：最大的去污因子、最少的二次废物、最少的受照剂量和环境影响。

5. 去污技术评价

（1）去污目标。

（2）受照剂量和环境影响。

（3）废物处理、处置系统的相容性。

（4）去污工艺的代价——利益。

6. 人体放射性污染去污方法

人体污染是体表污染放射性核素或放射性核素通过吸入、食入以及伤口、皮肤进入体内，较多发生的是因与放射性物质接触而造成的体表污染，其主要危害是放射性核素进入体内。

主要采取的去污方法包括擦洗、刷洗和冲洗等。去污需考虑：具有较高去污效果；对皮肤刺激小，对机体无伤害；不促进体表对放射性核素的吸收；去污剂温度以40℃为宜；去污次数不宜过多，以免损伤皮肤黏膜。

可选用去污香皂、去污洗发露、6%EDTA、6%偏磷酸钠、1%～3%DTPA等擦拭去污，去污率高达99%。体表污染不明了，又难以去除时可用6.5%$KMnO_4$水溶液或0.4mol/L H_2SO_4刷洗3～5min，再用10%～20%盐酸羟胺刷洗2～3min，即可去除。

第二节 化学性毒物中毒的护理

一、与特定的生物或化学制剂相匹配的解毒药和预防性药物

临床上用于解救急性中毒的药物称为解毒剂。某种或某类毒剂具有特异的对抗解毒作用，且解毒效能较高者称为特殊解毒剂。

1. 有机磷农药中毒的解毒药 即阿托品、解磷定等。
2. 金属及类金属的解毒药

（1）依地酸二钠钙（Ca_2Na_2EDTA）：

能与多种金属离子络合成稳定可溶的络合物，从肾脏排出。临床主要适用于铅中毒，也可用于铝、铁、锅、锰、敏、钴、铜、镍及其他重金属中毒。

（2）巯基络合剂

①二巯基丙醇(BAL)：对于砷和汞中毒的疗效明显，亦可用于锑、金、铋、铬、镍、锡等的中毒。

②二巯基丙磺酸钠：作用与 BAL 相似，但疗效较高，副作用较小。

③二巯基丁二酸钠(Na-DMS)：用于锑、铅、汞、砷、铜等中毒。

④青霉胺：有促排铅、汞、铜等重金属的作用，可以口服，但非首选药物。

（3）去铁敏：适用于铁中毒。

3. 高铁血红蛋白血症解毒药 高铁血红蛋白血症可由许多工业毒物(如苯胺、硝基苯、苯麟、多种染料)、药物(非那西汀、伯氨喹啉、苯丙矾、磺胺药、亚硝酸盐、次碳酸秘)和含亚硝酸盐的植物中毒引起。

其治疗是采用适当的还原物质，以使高铁血红蛋白还原为氧合血红蛋白，如有必要，可重复应用，但需注意：药物注射外渗时易引起坏死，大剂量(10mg/kg)则效果相反，可产生高铁血红蛋白血症，

适用于氯化物中毒。

4. 氯化物中毒解毒药　足够的高铁血红蛋白（达到血红蛋白总量的 20%～30%）就能成功地夺取已与细胞色素氧化酶结合的氰离子(CN-)，形成氰化高铁血红蛋白，而使细胞色素氧化酶恢复活性。短期内血中存在 25% 以下的高铁血红蛋白时常无临床症状，对机体无大危险。产生的方法主要有：

（1）并用亚硝酸类及硫代硫酸钠法：二者可产生协同作用。

（2）并用高浓度亚甲蓝和硫代硫酸钠法，效果不如前者，仅在无亚硝酸盐的情况下。

二、化学性毒物中毒的排毒方法

急性化学制剂中毒时，应根据毒物进入途径的不同，而采取相应的排毒方法。

1. 呼吸道吸入应立即撤离现场，加强通风，松解患者衣服，并予吸氧，以排除呼吸道内残留毒气。

2. 皮肤吸收应立即脱去污染衣服，用大量微温清水冲洗皮肤，但忌用热水，以防毒物过多吸收。清洗时应注意毛发、指甲等部位，一般持续 5～10min，若为强酸强碱中毒，则应冲洗 30min 以上。对不溶于水的毒物，可用适当溶剂，如 10% 酒精冲洗酚类中毒。

3. 黏膜吸收如毒物污染眼睛，必须立即用清水冲洗至少 5min，并滴入相应中和剂，如碱性毒物用 3% 硼酸液。

4. 消化道吸收大多数患者系经口摄入毒物，其排毒方法有多种：

（1）催吐适用于神志清醒患者，但若为腐蚀性毒物中毒以及休克、抽搐发作者禁用。

（2）洗胃适用于神清、催吐无效的水溶性毒物中毒者。禁忌证：①深昏迷者，因洗胃后可引起吸入性肺炎；②服毒已超过 1h 者，因此时胃内容物极少；但抗胆碱能药物、镇静及麻醉药除外，因其能延迟胃内容物进入小肠；③强腐蚀剂中毒，因洗胃可能引起食道及胃穿孔；④挥发性烃类化合物（如汽油）因反流吸入后可引起类脂质性肺炎；⑤休克患者血压尚未改善者。

（3）导泻及灌肠：可使已进入肠道的毒物尽快排出，禁忌证：①腐蚀性毒物中毒；②极度虚弱者；③中毒后引起严重腹泻者。导泻药物以硫酸钠为佳。

（4）利尿排毒：①积极补液；②碱化尿液。

（5）透析排出：适应证：①严重中毒经常规治疗无效者，②伴有肾功能衰竭的中毒；③高钾血症，④中毒引起的顽固性肺水肿、脑水肿。

（6）血液灌流：适应证：①体内毒物数量大；②严重中毒经常规治疗无效者；③伴有急性肾功能衰竭或电解质严重紊乱的中毒；④脂溶性物质、在体内与蛋白质结合的物质、能被活性炭吸附的毒物以及其他能被血液灌流清除的物质，如甲醇、乙醇、有机磷农药、巴比妥类、有机氯农药、地西泮、甲丙氨酯、地高辛等。血小板过低或有出血倾向者慎用。

（7）换血：适于经常规治疗无效的严重中毒。

附 录

一、护理人员灾害应急知识调查问卷

编号_____ 调查日期：_____

亲爱的护理同行：

您好！非常感谢您在百忙之中填写此调查问卷！

为了解我国护理人员灾害应急知识掌握现状，评估护理人员灾害应急知识培训需求，特设计此调查问卷，对护理人员应急知识相关情况进行调研，敬请各位同行对调查项目进行填写。为保证本次调查结果的准确性和真实性，请您认真阅读问卷中的每一道题目，如实作答，请勿缺填漏填。本调查以匿名形式进行，您的回答将处于完全保密状态。希望能得到您的配合和支持，谢谢！

填表说明：本问卷共4页，第一部分为5级评分法调查知识掌握程度，请在相应的空格处直接打钩"√"。第二部分及第三部分请在相应的空格处填写选项，或在"　"中直接打钩"√"。非常感谢您的帮助与支持！（表1）

以下是请您填写的内容：

（一）对应急准备工作中各项条款和行动的熟悉程度

这部分调查应用5级评分法调查护理人员对于不同应急准备工作中的具体的条款和行动的熟悉程度，以便了解护士对不同应急知识的熟悉程度的差距，从而了解培训需求。

表1-1 调查问卷

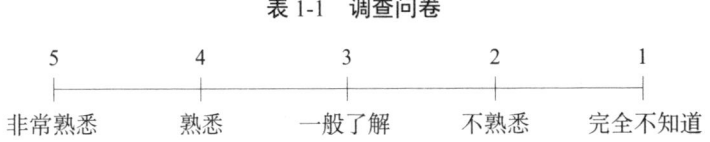

	非常熟悉 5	熟悉 4	一般了解 3	不熟悉 2	完全不知道 1
1. 事故指挥系统 (ICS) 职能以及你所需承担的角色					
①在灾害事件中，指挥系统哪级管理组织会给你委派任务					
②你所在医院应对灾害事件的备灾能力					
③你所在医院应对紧急事件的护理预案					
④事故指挥系统在灾害事件中所发挥的作用					
⑤在灾害事件中，为自己、同事、受害者评估和应对现场安全问题					
⑥事故指挥系统的决策在紧急事件和非紧急事件中的区别					
⑦在灾害事件中志愿者可以被授予的任务					
2. 检伤分类					
①在灾害事件中如何快速地对患者进行身体评估					
②在灾害事件中如何快速地对患者进行心理评估					
③在灾害事件中如何协助进行检伤分类					
④在灾害事件中基础急救的内容以及操作					

（续表）

⑤在灾害事件中如何评估自身行为的有效性					
3. 沟通和联络					
①在灾害事件中护理文书的书写（如，战伤病历）					
②在灾害事件中现场的组织管理					
③向负责转运人员传达危重患者信息的程序					
④为正在遭受不同威胁的群众，提供有用的安全信息					
⑤在紧急手术中，能准确判断协助护士的能力，并能迅速与其协同配合，完成任务					
⑥灾害事件发生后，适当的事后总结和分析					
⑦生命线支持（包括可饮用水供应、食品的供应、避难场所以及电力）状况的评估					
4. 特殊护理及隔离、去污					
①如何辨别儿童/青少年患有创伤后精神问题					
②对灾害事件中的当事者提供适当心理支持的方法					
③在灾害事件中，敏感/脆弱患者团体的护理					

(续表)

④对于受生物制剂、核、化学制剂和爆炸物影响的患者，提供健康咨询/教育					
⑤灾害事件中，救援人员自身的心理健康防护					
⑥灾害事件中，常见的心理危机类型及其临床表现					
⑦人暴露于生物或化学制剂下的隔离程序					
⑧你所在的医院/社区的检疫程序					
⑨当照顾暴露在生物、化学或放射性制剂的患者时，选择适当的个人防护设备					
⑩院外救援过程中，实施紧急手术的排污程序					
⑪对核、生物和化学污染去污的要求					
⑫熟悉与特定的生物或化学制剂相匹配的解毒药和预防性药物					
⑬通过询问病史及体格检查得出的监测数据，来判断患者是否已经暴露于甲类、乙类或丙类传染病					
⑭救援队伍在救助早期、中期、后期的工作重点					
⑮在灾害事件中尸体料理的原则（伦理、法律、文化、安全）					

5. 报告和获取重要资源				
①需立即向国家卫生部门报告的疾病				
②何时向医师或有关专家报告一系列不寻常症状				
③与有关机构及部门沟通交流典型或有研究价值的病例				
6. 生物制剂				
①天花疫苗及其注射可能发生的不良反应				
②不同类型致病微生物的传播途径（如：炭疽芽孢，天花等）				
③接触不同致病微生物的迹象和症状（例如：炭疽芽孢等）				

（二）专业和人口资料

最后一部分的问题是关于人口统计资料。请相信不会试图去确定您的身份。

表2　人口调查表

1. 性别：　　男　　女
2. 年龄：＿＿＿岁
3. 最高学历：　中专　　大专　　本科　　硕士　　博士
4. 最高学位：　无学位　　学士　　硕士　　博士
5. 职称：　护士　　护师　　主管护师　　副主任护师　　主任护师
6. 迄今为止您有多少应急准备继续教育学分：　没有　少于10

分　超过10分（请注明具体学分：____分）
    7. 您现在的工作岗位：　门诊　急诊　监护病房　手术室　护理部　其他科室（请注明具体科室：　　　）
    8. 您参加过哪些大型紧急事件的救治工作？
    2003年抗击非典　2008年抗震救灾　抗冰冻灾害　抗洪水灾害　公交车燃爆事件　其他大型紧急事件（请具体注明：　　　）
    9. 您从事护理事业的年限：（请注明）____年
    10. 您所在医院性质：　军队医院　地方公立医院　民营医院　外资医院
    11. 您所在医院的等级：　专科医院　请填写：　专科医院　综合医院请填写：　三级甲等　三级乙等　二级甲等　二级乙等
    12. 身份：军队医院请填写：　军人护士　非现役文职护士　聘用护士
地方医院请填写：　编制护士　聘用护士
    13. 您工作的城市：　北京　上海　广州　绵阳　成都

二、护理人员灾害应急救援应知应会

（一）事故指挥系统(ICS)职能需承担的角色

1. **熟悉在灾害事件中，指挥系统哪级管理组织会给你委派任务**
HICS由组织结构、主要应急力量和应急响应流程三方面组成：
  （1）组织结构：由决策层、管理层和实施层三个能级分层组成。
  ①决策层主要指医院应急响应领导小组，一般由院长、机关和相关科室的领导组成，负责召开工作会议，学习上级文件，分析形势任务，研究和解决问题。
  ②管理层指医院根据突发事件组织的应急管理小组或指挥部，其要求是：要确实进入情况，强化"应急"意识，加强业务学习，熟悉工作流程，胜任紧张复杂的应急组织指挥工作。

③实施层则由主要应急力量组成,包括医疗队、急诊科、传染科、专家组和其他科室等。

(2) 主要应急力量 可根据突发事件性质和承担任务特点灵活组合。一般包括医疗队、急诊科、传染科、专家组和其他科室等。

(3) 应急响应流程 建立应急预案、实施训练演练、严密信息报告、及时预判形势。

2. 熟悉应对灾害事件的备灾能力

(1) 应急资源

①应急护理人员。

②应急设施与装备。

③应急设备与物资。

(2) 应急能力

①应急体制和机制运行情况。

②应急医疗与护理人员的技术、经验和接受的培训。

3. 掌握应对紧急事件的护理预案

(1) 报告制度:凡遇到重大、复杂、批量、紧急抢救的突发事件,当班护士应及时向护士长、科士长及护理部报告;夜间及节假日向总值班报告。护理部在接到重大急救报告后,除积极组织人力实施救护工作外,立即向分管院长报告,逐级上报卫生局。

(2) 对重大急救工作,开辟绿色通道,优先处理。

(3) 启动护理急救小分队和护理急救梯队。

(4) 重大意外伤害事故急救程序

(5) 院内急救程序

①患者来院后,首先由急诊科护士做好应急处理。

②严格执行报告制度。

③急诊科护士人员不足时,由护理部或总值班调集相关科室护士参加急救工作。

④由医务部、护理部或总值班负责组织、协调患者的急救、转科等工作。

⑤门诊患者、住院患者突发意外情况时，所在科室或就近科室应就地进行抢救，并迅速通知急诊科医护人员前往参加急救或将患者转至急诊科进一步急救，同时报告医务部、护理部协助组织抢救。

（6）院外救援程序

①接到院外救援通知的单位（院办、医务部、护理部、行政总值班）立即组织协调。需要护士时，呼叫护理急救小组第一梯队人员到急诊科待命。

②严格执行报告制度。

③护理部根据上级指示组建第二救援小分队。

4.熟悉事故指挥系统在灾害事件中所发挥的作用

（1）建立HICS对促进医院更好发挥救援作用，有序高效地完成任务具有重要意义。

（2）有利于决策层更科学有效地指挥应急救援力量，在最短的时间内调动一切可用的资源，使突发事件的损失伤害降到最小。

（3）加强应急救援队的角色认知、经验积累，可更好的应对不同类型的突发事件。

（4）整合最大限度的人力与物力资源，完善应急响应系统各组成环节的职能与责任等工作，在应对突发事件中起到非常重要的作用。

5.掌握在灾害事件中，为自己、同事、受害者评估和应对现场安全问题

（1）生理评估：一般评估、身体评估。

（2）心理、社会评估：有无心理应激、心理危机；沟通技巧；人际关系等。

（3）现场安全问题：救援队需要面对的是震后千疮百孔的灾害环境，不光包含大量震后破坏或倒塌的建筑，还有可能遇到山体滑坡、道路不通、火灾、泥石流、碎石流、滚石、化学物品污染、辐射污染等具有危害性的状况。若执行的是境外救援任务，则还会有如灾情信息不明、语言不通、风俗习惯不同、水土不服队伍安全

和生活难保障、设备不足等许多不利条件。众多因素都是救援行动中需要应对的安全隐患和不利条件，可以说救援行动中的安全涉及方方面面，救援风险通过分析认为主要是由下图所示的众多因素构成（图 A-1）。

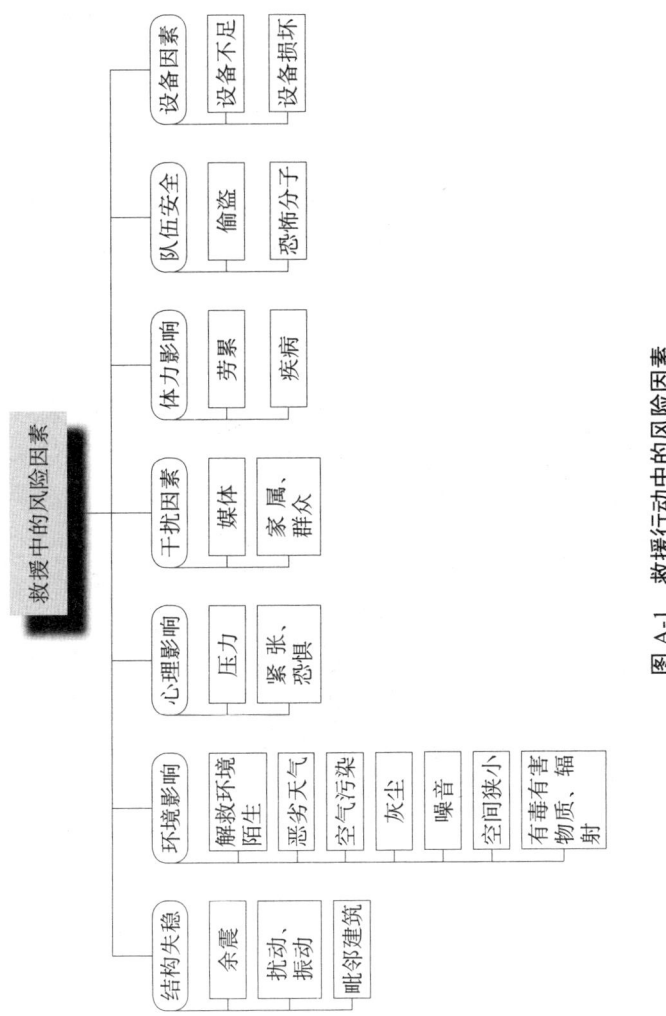

图 A-1 救援行动中的风险因素

6. 了解事故指挥系统的决策在紧急事件和非紧急事件中的区别

在紧急事件中 ICS 具有绝对的法律权威,任何部门和救援人员必须服从命令,听从指挥,步调一致,积极配合。

(1)紧急事件:由于自然的、人为的或社会政治等原因引起而突然发生的,不以事件的相对人和事件管理者的意志为转移的,在一定范围内对现有社会、生活秩序造成影响、冲击或危害的事件,称为紧急事件。在社会生活中,会出现各种各样的紧急事件,这些事件可能来自于自然界的不可抗力,如地震、洪水、泥石流等;也可能是人为因素造成的灾害,如火灾、战争、车祸、建筑物坍塌、煤矿瓦斯爆炸、食物中毒等;还有爆发性的公共卫生方面的传染性疾病,如 2003 年爆发的"非典"、2005 年出现的禽流感等;以及社会政治因素引发的抗议、集会、游行示威等事件。这些事件所共同具有的一个本质特征就是会给社会现有的正常秩序和人们安宁的生活带来一定的影响、冲击或危害。

(2)紧急事件与非紧急事件事故指挥系统的区别:紧急事件的处理有赖于事故处理指挥系统制订应急预案的指导,并且具有严格和完整的紧急事件信息报告制度,事故指挥系统的决策是保证紧急事件的顺利解决和降低损伤的重要指挥棒,在紧急事件处理的全过程发生作用。2007 年《中华人民共和国突发事件应对法》规定,"应急预案应当根据本法和其他有关法律、法规的规定,针对突发事件的性质、特点和可能造成的社会危害,具体规定突发事件应急管理工作的组织指挥体系与职责和突发事件的预防与预警机制、处置程序、应急保障措施以及事后恢复与重建措施等内容"。

非紧急事件,常在事故解决完成后进行报告的撰写形成书面文案,提交报告。事故指挥系统的决策作用一般只在事件结束末,以进行经验总结和事故防范。

7. 熟悉在灾害事件中志愿者可以被授予的任务

(1)科普宣教,搜集、传递和共享信息。

(2)协助转移群众和基本救护等工作。

(3) 安抚受灾群众、受灾人群心理康复等工作。

（二）检伤分类

1. 掌握在灾害事件中如何快速地对患者进行身体评估　初期评估一般包含以下5个方面的内容：

（1）总的印象：如大概年龄、对周五的反应、皮肤颜色、有无明确的外伤及出血；

（2）意识状况：伤员是否清晰，对语言、疼痛刺激的反应；

（3）呼吸道情况：有无异物、血凝块；

（4）呼吸情况：有无呼吸及呼吸困难，呼吸频率与动度如何；

（5）循环情况：有无搏动，脉率和强度。

灾害事件现场对患者快速地身体评估，可按D、C、A、B、E的先后顺序进行。

（1）气道检查（Airway）

（2）呼吸检查（Breathing）

（3）循环情况（Circulation）

（4）意识状况（Disablity）

（5）暴露检查（Exposure）

2. 掌握在灾害事件中如何快速地对患者进行心理评估

（1）正确识别患者受伤的心理反应：患者正常心理反应表现为：惊吓后不安、寒战、恶心、呕吐等生理反应，可执行简单命令。异常的心理反应主要有：

①外伤性抑郁：表情呆滞，呆坐或呆站的状态。

②惊吓：判断力的丧失，有可能引发"群体恐惧心"。

③过度反应：表现为讲恐怖故事、说不当的幽默、到处乱串等过分反应。

④转换反应：出现听力障碍、视力障碍、癔症性昏迷、麻痹等躯体症状。

（2）应用心理评估工具：一些访谈类型的心理评估工具，如埃森创伤问卷，对患者灾后创伤后精神紧张性精神障碍（PTSD）和急性应激障碍或创伤后应激障碍（ASD）的评估具有重要意义。

3. 掌握在灾害事件中如何协助进行检伤分类　检伤分类工作一般由医师、护理人员、记录员等组成。其核心是医师，护理人员协助。作为护理人员，需具备几下条件：

(1) 业务能力强。

(2) 熟悉分类标识。

(3) 头脑清晰、处事果断。

(4) 严格掌握检诊标准。

(5) 良好的检诊环境。

4. 掌握在灾害事件中基础急救的内容以及操作　灾害事件中基础急救主要包括基础生命支持和高级生命支持，涉及的技术主要包括：通气、止血、包扎、固定、搬运。

(1) 评估与判断。

(2) 呼叫急救医疗服务（emergency medical service，EMS）。

(3) 体位救护时，患者与急救人员应有正确体位，以利于救护。

①复苏体位。

②侧卧体位（复原体位）。

③救护者体位。

(4) 建立人工循环（circulation，C）。

(5) 去除患者假牙、清除患者口腔内看到的异物或呕吐物。

(6) 开放呼吸道（airway，A）。

(7) 人工呼吸（breathing，B）。

5. 掌握在灾害事件中如何评估自身行为的有效性　行为有效性主要包括有效的信息沟通、对组织变革的有效管理和促进组织的发展等方面。在灾害事件中，自身行为有效性主要行为者不仅是有扎实的理论基础、娴熟的操作技能，还应具备信息沟通能力、参与组织和管理的能力，其中对自身行为有效性的评估工具主要是《一般自我效能感量表》和《特殊灾害救援自我效能感量表》为更好地实现人员的合理配置，护理救援队伍应团结协作，不断提高工作效率，救治更多受灾群众。

（三）沟通和联络

1.掌握在灾害事件中护理文书的书写（如，战伤病历） 灾害事件中护理文书主要为野战战伤病历。野战病历是医疗救治机构在灾害时或战时对伤员伤病情况和救治经过的简明扼要记载。

（1）野战战伤病历记录项目：野战病例由病例首页、生命体征记录、伤病情变化及处置记录、手术麻醉记录、护理记录等项目组成。

①病例首页：主要填写医疗机构的名称、患者基本信息、主诉与病史、查体情况、伤情分类等。

②生命体征记录：野战病历记录生命体征时，脉搏用"红色"标示，体温用"黑色X"标示，均用相同颜色的笔连接起来画成曲线图。除此之外，还包括住院号、日期、时间、受伤及发病后的时间、血压、呼吸、脉搏、体温、粪、尿便次数及量。

③伤病情处置记录：包括患者的基本信息、诊断、伤情情况补充记录、伤病情变化及处置记录。

④手术麻醉记录：包括患者入院时的基本信息、术前诊断、手术名称、种类及手术时间，麻醉方法、时间及用药情况，休克的程度及类型，患者的生命体征、术中输血输液及抢救的情况，以及手术、麻醉医师及护士的签名。

（2）野战战伤病例的使用要求：野战病历从二级医疗救治机构开始使用，使用对象为在本级救治机构留治的轻患者和暂时留治观察的危重患者。凡填写了野战病例的轻患者，则伤票背面救治机构的处置栏可不填写。

凡是接受手术的伤员均需填写手术麻醉记录单，填写后的存根由开展手术的机构保存，其余病历放入野战医疗后送文件袋中随伤员后送。

(3) 野战战伤病历中护理文书的书写内容：该文书是护理人员在应急救援是实施护理活动过程中形成的文字、符号、图表等资料。主要包括：体温单、医嘱单、伤员的护理记录、手术护理记录单以及护士交接班报告等内容。书写时应依据伤情特点，尽量简单且能突出重点护理项目，以简化或打钩的方式记录，尽可能地缩短护士的记录时间。

设计野战病历中的护理表格时，要能体现护理的专业特点，同时也要科学规范，实用、可操作性。

2. 熟悉在灾害事件中现场的组织管理　组织管理是为了有效地协调组织内的各种信息和资源，协调组织内部人与人和人与物的关系，提高组织的工作效率，以期顺利地达到组织目标。在灾害事件的现场，组织管理工作的成败，直接影响到患者救治的效率，正确的组织管理是救援工作得以高效运转的重要保障。

组织管理的人员分工包括三个方面：

(1) 总指挥：在灾害事件的现场，总指挥由医疗救援机构的行政主官担任。负责统筹安排救援工作，制订抢救方针、指导救援实施、接受上级指示、协调抢救与转送的保障。高效的组织管理，可以提高现场抢救的成功率。

(2) 政治委员：由医院指派政治部门分管宣传的人员担任，主要负责医疗救援机构全体人员的思想管理和宣传动员工作。

(3) 护理管理者：护理管理者由护理部推选一名临床工作经验丰富的护士长或高年资护士担任医疗队的护理管理。在突发情况下，也可以由医疗救援机构总指挥在现场任命一名护士长或经验丰富的高年资急诊室或外科护士担任护士长，负责救援机构的护理管理工作。

护理管理者的职责是在医疗救援机构指挥部的领导下开展工作。负责制订护理救护工作计划，保障计划顺利实施，保障重点岗位的护理质量，及时落实防疫感控措施，配合医疗完成救治任务。

3. 掌握向负责转运人员传达危重伤员信息的程序

（1）口头交接：

①伤员一般信息：姓名、年龄、性别等基本信息；

②伤员疾病信息：生命体征；病情严重程度；可能预期的问题及处理对策等。

（2）书面交接：伤票、野战病历等医疗后送文书。

4. 为正在遭受不同威胁的群众，提供有用的安全信息

（1）快速需求评估（the rapid needs assessment, RNA）：救援现场安全评估；卫生、服务设施评估；饮用水的质量与数量评估；食品的质量与数量评估；遇难场所评估；社区通信设施情况评估；外部援助评估等。

（2）积极有效的心理干预。

5. 在紧急手术中，准确判断协助护士的能力，并能迅速与其协同配合，完成任务

（1）工作态度：团队精神、临危不乱、工作积极主动、注重细节、服从安排；

（2）专业基础知识与技能的掌握与应用能力：手术室环境管理能力；手术室核心制度及各级岗位的职责；手术室各级护理记录文书的规范书写；

（3）消毒隔离管理能力：消毒隔离概念、消毒灭菌卫生学检测方法；

（4）安全管理能力：安全摆置手术中各种体位；对术中可能出现的风险情况评估及预防能力；职业安全防护；

（5）专科理论与实践能力：掌握各科常见大手术步骤及相关解剖知识；独立完成各科大手术巡回、器械工作；

（6）应急与协调能力：妥善处理手术室各种应急情况；

（7）手术器械的维护与护理能力

6. 掌握灾害事件发生后适当的事后总结和分析

（1）有利于了解灾区基本公共卫生情况、灾区居民的健康需求；

(2) 有助于识别出主要的威胁和隐患,并做好应急处理的对策;

(3) 总结分析本次救援的优点与不足,为下次可能发生的灾害事件医学救援提供借鉴。

7. 了解生命线支持(包括可饮用水供应、食品的供应、避难场所以及电力)状况的评估

熟悉灾害救援现场及周围环境,在可获取相关生命支持的地方搭建救援生命线,了解包括饮用水、食品供应、避难所和电力等状况的完好情况,以应对各类突发状况。

(四) 特殊护理及隔离、去污

1. 熟悉如何辨别儿童(青少年)患有创伤后精神问题

(1) 灾害后儿童(青少年)的精神心理问题的影响因素

①家庭因素:精神问题严重程度和患者本身情况有关,也和整个家庭受到的创伤程度有关,尤其是家庭完整性;以及父母的关心程度。

②环境因素:与地区的社会干预程度有关,直接暴露于灾害中的儿童与青少年程度更重,症状更明显。

③个人因素:是否有躯体损伤、先前是否存在抑郁症状和焦虑倾向,并与儿童的年龄相关。

(2) 儿童(青少年)患有创伤后精神问题的评估(表3)

2. 掌握对灾害事件中的当事者提供适当心理支持的方法

近年来各地频繁发生的各种自然灾害,给社会造成了巨大的经济损失,同时也给当地群众造成了严重的心理障碍。自然灾害造成的创伤后应激障碍日益受到重视,需要灾害救援者关注和进行适当的心理干预。

创伤后应激障碍(post traumatic stress disorder,PTSD)是指对亲身经历的或目击的导致或可能导致自己或他人死亡或严重躯体伤害的意外事件或严重创伤的强烈反应。PTSD最初仅被认为是由战场经历引起的,现在已扩展为包括暴力袭击、重大交通事故等日常

表 3 儿童和青少年 PTSD 评估量表属性

量表类型	诊断标准	适合年龄（岁）	评估方式	信度	效度	评估时间（min）
CAPS-CA	DSM-IV	8～15	结构式访谈	0.89	0.51	45
CRIES	DSM-IV	12	其他方式	0.66	0.89～0.92	5
CPTSD-RI	DSM-IV、DSM-III、DSM-III-R	5	半结构式访谈	0.74～0.84	0.32～0.64	5
PTSD-RI	DSM-IV	-	自评量表	-	-	-
CPSS	DSM-IV、DSM-III	12	自评量表	0.85	0.8	20～30
埃森创伤问卷	DSM-IV	12～17	自评量表	0.94	0.69～0.80	10～15

生活事件和自然灾害在内的一切引起严重精神创伤的事件所引发的共同的精神障碍。患者经历创伤性事件后，仍对该事件反复体验，并有避免引起相关刺激的回避行为和高度的警觉状态，病情持续以至引起主观上的痛苦和社会功能障碍。PTSD有许多特征，但主要有3个：①对创伤事件的重复体验(如闪回或梦魇)，伴有警觉性过高（如易激惹或惊吓反应）；②社会生活退缩(如避免社交和情感麻木)；③强烈的羞愧、内疚或耻辱感。急性期过后，患者可表现为以恐惧为主的症状群或以羞愧为主的症状群,也可能二者皆有。以恐惧为主的症状包括侵入性回忆（闪回），对创伤性事件回忆的恐惧和回避以及焦虑等，以羞愧为主的症状则可表现得较为复杂，羞愧体验与抑郁紧密相关，可导致缺乏自信和自我批评,表现为麻木退缩或行为冲动轻率，持续的羞愧也可导致易激惹、愤怒发作和暴力行为。

对于高危人群采取预防性干预，改善其精神活动状况对预防及治疗PTSD是十分有好处的。心理治疗是治疗PTSD的重要方法，比精神药物治疗更为有效，一般多采用复合式心理疗法，如暴露疗法和认知重建相结合，这比某种单一的心理疗法效果更好。家庭在PTSD治疗中具有重要意义，家庭的支持和配合是患者康复的重要基础。在创伤急性期应给予支持性心理疗法，此时不宜采用让患者回忆创伤事件的认知疗法或暴露疗法，因为这些方法可使患者在不适宜的情况下再次体验创伤经历，而有加重病情的可能。恐惧为主的症状治疗以暴露疗法为主，常作为系统脱敏疗法的一部分使用，对于如下情况的患者有效：①有严重侵入性回忆的患者；②无严重抑郁或物质滥用的患者；③创伤事件是单次孤立发生的；④病前无广泛的创伤经历；⑤病前精神状况良好。以羞愧为主的症状的治疗类似于人格障碍的精神治疗，其关键是医生与患者建立良好的医患关系，使患者对医生有足够的信任。医生要帮助患者增加对自我和外部事物的认知，重新评价创伤经历，重复体验羞愧、狂怒等痛苦情感，增强对自我和他人信任的勇气和对外部世界的安全感，以解除患者的被动退缩和无助感。另外，还可让患者建立"互助组"，使他们增加彼此的关注，建立团队间的安全感和信任感，从而改变被动和无助感，增强自信心。早期的心理干预包括提供良好的社会支持在PTSD的治疗中显得十分必要。研究证实应激性事件的强度不是PTSD发生的决定性因素，只是PTSD发生的影响因素之一。通过积极的干预完全有可能降低PTSD发生率；而且，随着时间的推移，相当比例的PTSD患者趋于缓解。相反，干预不力或支持缺乏，可能降低PTSD发生的阈值。

3. 熟悉在灾害事件中，敏感/脆弱患者团体的护理　运用团体心理辅导模式，对灾害事件中敏感（脆弱）的群体进行辅导，具体操作见第二篇护理技术篇 第二节心理护理技术。

4. 了解受生物制剂、核、化学制剂和爆炸物影响患者的健康咨询（教育）

（1）明确区别辐射暴露（受到辐射照射）和放射性污染。辐射暴露是指靠近辐射源的人受到辐射照射，可能引起辐射疾病，但通常不会对他人造成辐射。放射性污染是指粒子或放射性物质接触并滞留在皮肤、衣物或其他介质表面上，可能造成多人伤亡，因此伤者病情稳定后应立即进行消毒，排除污染源。

（2）虽然放射性事件发生后，可能无法立即判断是辐射暴露还是放射性污染，但仍应马上对患者进行分诊分治、隔离救治。如果防治措施和健康教育得当，医护人员受到辐射感染的可能性较低。此外，及时采取全面型防护措施能有效阻止二次污染发生。

5. 掌握灾害事件中，救援人员自身的心理健康防护　能够运用《简易心身健康调查表》快速检测出灾害救援人员的心身健康水平，了解其面对灾害事件应激状态的应对方式，寻求相应的社会支持体系。应付方式（coping strategies）指个体在压力情境中意在减轻压力影响而采取的策略和行为。个体从生到死无时不面临各种问题和挑战，通过努力来改变应激环境，并借此保护自身健康与生存的应付活动几乎存在于生活中的各个方面和人生的每一个阶段，因此不论从临床医学还是从心理卫生的角度看，积极探索应付行为的产生机制和应付方式与健康的关系对于丰富发展心理治疗理论，完善和补充健康行为教育内容都有非常积极的意义。

研究表明，灾害救援人员的心理健康水平与其应对方式和社会支持相关性较大，故有必要在参加救治前，针对性地组织应对知识的学习，进行应对情景模拟训练，帮助他们了解相关的应对知识和应对技巧，增强其应对能力，为个体积极主动应对各种应激事件和环境奠定良好的基础。

而社会支持是作为个体从他人或社会网络中获得的一般或特定的支持性资源，这种资源可以帮助个体应付工作生活中的危急问题，个体在社会中受尊重、被支持理解的情感体验和满意程度等主观支持，以及稳定的家庭、同事、朋友和不稳定的社会联系等客观存在都会影响个体的心理健康水平，社会和政府对救援中的医护人员加强沟通和关心，尽量解决救灾中医护人员提出的问题，减少后顾之忧，上级领导亲自到一线慰问等，都有助于其建立信心，增加职业价值感。个体对社会支持的满意度越高，创伤后应激障碍发生的危险性则越小。

6.熟悉灾害事件中，常见的心理危机类型及其临床表现

（1）震后心理危机，是指地震发生以后，由于人的身心受到强烈刺激从而引起的由一系列情绪、情感和行为等表现出来的心理上的异常变化。一切妨碍人的需要得到满足的事物和对象，都会引起否定的态度，使人们产生痛苦、忧愁、厌恶、恐惧、憎恨等不快之感。

（2）震后心理危机的表现：对危机的心理反应通常经历四个不同阶段。

①冲击期在危机事件刚刚发生后，感到震惊、恐慌、不知所措；

②防御期个体试图控制焦虑和情绪紊乱，恢复心理平衡，但不知如何采用合适的方法；

③解决期个体接受现实，积极寻求支持并设法解决问题，此时

焦虑减轻，自信增加，社会功能逐渐恢复；

④成长期个体在经历危机后获得应对危机的技巧，更加成熟。但也有人因消极应对而出现种种心理障碍。

在这些阶段里面可能出现不同程度的异常生理反应

a. 心慌、气喘、恶心、肌肉抽搐、头痛、头晕、身体疼痛、疲倦、失眠等症状；

b. 在认知方面，时常出现注意力不集中、缺乏自信，不能将思维从危机事件上转移等；

c. 在行为方面呈现发呆、自言自语、强迫行为、自责或怪罪他人等。

7. 了解人暴露于生物或化学制剂下的隔离程序

（1）尽快向有关部门报告：灾害救援过程中，一旦发现疑似暴露于核化生污染环境时，第一时间向有关应急医学救援部门报告十分重要，尤其是需要及时联系"三防"医学救援机构，以尽快获得相关信息、检测、洗消及救治的专业设备和物资，尽快获得专业技术力量的帮助。

（2）做好自我防护：应具备较强的自我防护意识，并采取一切可能的防护措施。除化学毒剂外，防染服、口罩、橡胶手套和水靴，都能对核化生毒剂产生较好的防护作用。因此，一旦发现疑似暴露于核化生污染环境时，应及时穿戴好防护用品。

（3）迅速进行情况判定和分类处置：情况判定和对受害者进行分类处理极其重要，因为这决定着是否洗消和后续的医疗处置。尽管存在较大困难，但仍需尽快对毒物进行鉴别，并对污染程度和受害者危重情况进行判断。信息来源应包括受害者、目击者的陈述，核化生医学救援机构、其他公共卫生机构、公安部门提供的毒物信息等，还可根据受害者的临床症状进行推测。总之，情况判定有助于采取正确和有效的洗消措施。

8. 熟悉国家和医院针对灾害事件的检疫程序　灾害事件后的卫生防疫以及一些罕见的重大动物疫情是需要建立严格的面对灾害事

件的检疫程序,重大动物疫情指陆生、水生动物突然发生重大疫病,且迅速传播,导致动物发病率或者死亡率高,给养殖业生产安全造成严重危害,或者可能对人民身体健康与生命安全造成危害的,具有重要经济社会影响和公共卫生意义。依据《中华人民共和国动物防疫法》、《中华人民共和国进出境动植物检疫法》和《国家突发公共事件总体应急预案》制订应对重大灾害事件,尤其是重大动物疫情的检疫程序。

(1) 特别重大突发动物疫情(Ⅰ级)的应急响应.
(2) 重大突发动物疫情(Ⅱ级)的应急响应。
(3) 较大突发动物疫情(Ⅲ级)的应急响应。
(4) 一般突发动物疫情(Ⅳ级)的应急响应。
(5) 非突发重大动物疫情发生地区的应急响应。
(6) 应急处理人员的安全防护。

9. 熟悉照顾暴露生物、化学或放射性制剂下患者应选择的个人防护设备

要对照顾者进行培训,学习防护知识,通过培训学习和宣传各种渠道,提高照顾者自我防护意识,并帮助照顾者正确使用防护服、防毒面具等防护设备,从而降低由放射防护导致的事故以保护照顾者的健康。

10. 了解院外救援过程中,实施紧急手术的排污程序

灾害救援时,医疗队在院外紧急状况下实施手术救治时,应严格遵守国家出台的《医疗废物管理条例》的医疗垃圾(废物)管理法律法规,借鉴其他医院对医疗垃圾管理的经验,制订符合野外医疗救援实际又具有可操作性的医疗垃圾安全处置有关规章制度,以规范野外紧急手术救治的排污程序。

设立以感控科人员为主的医疗废弃物监督管理组织,各组有专职或兼职人员,对医疗垃圾处理专职人员进行检查指导。提高医务人员的防护意识,宣传有关医疗废物的危害及相关的法律法规,特别提高医务人员院外保障时环境卫生意识和"标准预防"意识,切

实将医疗废物管理纳入外训管理内容。对使用后的一次性医疗器具及时运送到指定地点毁形,并做无害化处理。实行双方签字登记。医疗废弃物监督管理人员定期或随机检查,并将检查结果纳入外训保障质量的总结通报中,保证管理到位。

根据《医疗废物分类目录》,了解感染性废物、病理性废物、损伤性废物、药物性废物、化学性废物的分类与处置要求:严格有害物和无害物分类、严格区分标志、严格采用专用包装物或容器(将有害废弃垃圾放入红色塑料袋内、传染性垃圾放入白色塑料袋内、普通垃圾放入黑色塑料袋内、锐器垃圾放入硬质容器内,须扎紧袋口、密封箱盖)以及将感染性废物、病理性废物、损伤性废物、药物性废物及化学性废物分开收集。在盛装医疗垃圾前,应当对包装物或容器进行认真检查,确保无破损、渗漏和其他缺损。

根据医疗垃圾中占总重量92%的为可燃性成分,野外紧急条件下手术后的医疗废物,该卫生填埋的要深埋,该焚烧的要用全封闭专用车辆在指定地点集中焚烧。

11. 了解对核、生物和化学污染去污的要求

(1) 因地制宜开设洗消场所　核化生突发事件受害的洗消场所不应直接设置在门诊或病房内。最好的办法就是将制式洗消帐篷或洗消车辆放在停车场、草坪等较大的露天场所作为临时性洗消场所。考虑天气及水电供应等因素,设在礼堂、车库等带顶棚的内部空间可能更为适合,但应充分考虑通风设施和通风效果。在选择洗消场所时,应根据污染人员和污染情况使其与正常诊疗区保持足够距离,且邻近区域应有可用水源和电源。洗消场所一旦确定,应在入口处设立醒目标志,禁止无关人员进入。洗消区的医疗步骤应根据受害者病情危重程度,尽可能地提供生命支持、监测和急救设备,而常规临床诊疗应在洗消之后进行。洗消区内用来处理受害者的物品和车辆在未彻底洗消前,均应视为被污染。

(2) 去除受害者的衣物　去除受害者的衣物亦十分重要,脱去污染的衣物就可能去除70%~85%的化学毒剂的污染,而对于放

射性污染或生物毒剂污染,脱下衣物可能去除90%以上的污染。脱下的衣物应密封包装和遵循污染物处理规则。鉴于司法部门或其他专业部门需要留取污染衣物进行取证、化验,因此只要条件允许,脱下的衣物应密封在各自特殊的容器中,并标注姓名,直至有关部门使用完毕后统一处理。

(3)选择正确的洗消方式 去除衣服后,从身体上除去污染是一个敏感的阶段,应注意洗消的污染物不能影响未污染的皮肤。如果污染物是固体粉末,宜采用刷子将其快速刷去;如果有肉眼可见的黏稠物,则应先用纱布、药用炭、白陶土之类的物品吸附去除,而不能直接用水冲洗,以免导致更大的扩散。如果毒物不是与水反应的碱金属,如钠、钾、锂等,可选择水、水加添加剂等进行洗消。尽管自来水比去污剂效果差,但比去污剂洗消更加安全,因此,温水是受害者常用的洗消液。在多数情况下,去污采取足量的水冲洗即可完成有时需要肥皂去除一些油脂性污染物。因此,对于可以自由行动的受害者,应鼓励他们尽可能自我洗消,以提高洗消效率。

(4)准备齐全和充足的洗消用品 实践证明,在大多数情况下,为受害者去除衣物、用温水或肥皂洗浴是最安全和有效的去污手段。在了解污染物的情况下,可用洗消液替代或与水联合应用,以提高去污效率。在采用水或洗消液进行洗消时,必须提供足够的水源、淋浴头、软管及收集洗消废水的装置,如有水加热装置则更加理想。洗消场所应准备肥皂、漂白粉等常见洗净剂,大量的一次性纱布、毛巾和毛刷等。还应有用来剪开污染衣物的剪刀,擦干用的干净毛巾,收集和标记个人物品用的自封塑料袋、纸袋,用于临时替换的病号服、睡袍等。

(5)尽量利用现有制剂进行洗消 虽然国外已研制出洗消活性较高和相对广谱的泡沫剂或乳剂,国内也有诸如军用消毒手套等相对成熟的专业洗消用品,但一般医院并不具备这些制剂或用品。较为现实的方法就是利用医院内部感染控制机构、检验部门,以及实验室自备的次氯酸盐、三聚磷酸钠、碳酸钠盐酸等常见试剂,对某些已知毒剂进行洗消,这有利于提高洗消效果。如用5%的碳酸钠和5%的三聚磷酸钠洗消无机酸和重金属,如汞、铅、镉等的污染;对非伤口处皮肤的去污,可采用0.5%的次氯酸钠或10%的次氯酸钙;可用5%的三聚磷酸钠,去除杀虫剂、杀真菌剂、氯化苯酚、氰化物、氨等,用1:10的稀盐酸溶液,对无机碱等污染进行洗消;还可用浓缩粉末状洗涤粉和水混合成糊状,用刷子刷洗相关部位,或用糊状肥皂溶液,对放射性和化学性毒剂污染进行洗消。上述方法洗消后,应注意采用清水充分冲洗,并应特别注意保护眼部,以免引起角膜损伤。

(6) 洗消废水、废物的收集与处理 洗消废水原则上需集中处理,不能直接排放,如有可能,应尽量将洗消废水收集起来留待以后处理。然而在大规模的受污人群需要尽快洗消的情况下,污水的收集实际上是十分困难的。鉴于对人员的洗消始终应排在第一位,此时应选择宁愿污水进入下水道而不能使其进入排水沟因为排水沟可能污染就近水源。完成洗消任务后,收集的废水或废水的排放情况,应及时向环保部门报告洗消场内所有的废弃物品未经处理不得带出,所有废水和废物均应进行无害化处理。

12. 熟悉与特定的生物或化学制剂相匹配的解毒药和预防性药物

临床上用于解救急性中毒的药物称为解毒剂。某种或某类毒剂具有特异的对抗解毒作用,且解毒效能较高者称为特殊解毒剂。

排毒方法:急性化学制剂中毒时,应根据毒物进入途径的不同,而采取相应的排毒方法。具体方法见第三篇第四章第二节 化学性毒物中毒排毒护理。

13. 掌握通过询问病史及体格检查得出的监测数据,来判断患者是否已经暴露于甲类、乙类或丙类传染病

(1) 甲类、乙类或丙类传染病包括:①甲类传染病是指鼠疫、霍乱;②乙类传染病是指传染性非典型肺炎、艾滋病、病毒性肝炎、脊髓灰质炎、人感染高致病性禽流感、麻疹、流行性出血热、狂犬病、

流行性乙型脑炎、登革热、炭疽、细菌性和阿米巴性痢疾、肺结核、伤寒和副伤寒、流行性脑脊髓膜炎、百日咳、白喉、新生儿破伤风、猩红热、布氏菌病、淋病、梅毒、钩端螺旋体病、血吸虫病、疟疾；③丙类传染病是指流行性感冒、流行性腮腺炎、风疹、急性出血性结膜炎、麻风病、流行性和地方性斑疹伤寒、黑热病、包虫病、丝虫病，除霍乱、细菌性和阿米巴性痢疾、伤寒和副伤寒以外的感染性腹泻病。

(2)诊断三要素：①流行病学资料；②临床资料；③实验室资料。对传染病诊断具有特殊意义。

14.掌握救援队伍在救助早期、中期、后期的工作重点

(1)灾害救援早期：灾情报告、搜索和现场急救

①灾情报告

a.灾害事故发生地的医疗卫生单位或医疗卫生人员应当及时将灾情报告其所在地的县级以上政府卫生行政部门。凡事故发生地丧失报告能力的，由相邻地区政府卫生行政部门、医疗卫生单位或医疗卫生人员履行报告程序。

b.卫生行政部门接到灾情报告或救援指令后，应当立即通知有关单位，组织现场抢救，并及时报告当地人民政府和上一级政府卫生行政部门。

c.医疗救援情况按以下规定报告

(a)伤亡20人以下的，6h内报市级卫生行政部门；

(b)伤亡20～50人的，12h内报省级卫生行政部门；

(c)伤亡50人以上的，24h内报国务院卫生行政部门；

(d)地震、水灾、风灾、火灾和其他重大灾害事故，虽一时不明伤亡情况的，应尽快逐级上报至国务院卫生行政部门。

d.报告内容

(a)灾害发生的时间、地点、伤亡人数及种类；

(b)患者主要的伤情、采取的措施及投入的医疗资源；

(c)急需解决的卫生问题；

(d) 卫生系统受损情况。

②现场医疗救护

a. 灾害事故发生后,就近医护人员必须主动及时到达现场,并组织参加医疗救护。

b. 参加医疗救援工作的单位和个人,到达现场后应当立即向灾害事故医疗救援现场指挥部报到,并接受其统一指挥和调遣。

c. 灾害事故医疗救援现场指挥部的任务为:

(a) 视伤亡情况设置患者分检处;

(b) 对现场伤亡情况和事态发展做出快速、准确评估;

(c) 指挥、调遣现场及辖区同各医疗救护力量;

(d) 向当地灾害事故医疗救援领导小组汇报有关情况并接受指令。

d. 在现场医疗救护中,依据受害者的伤病情况,按轻、中、重、死亡分类,分别以"红、黄、绿(蓝)、黑"的伤病卡标注放于伤员的左胸部或其他明显部位,便于医疗救护人员辨认并采取相应的急救措施。

e. 现场医疗救护过程中,要本着先救命后治伤、先治重伤后治轻伤的原则,要将经治的伤员的血型、伤情、急救过程、注意事项逐一填写战伤病历,并置于患者衣袋内。

f. 根据现场患者情况设手术、急救处置室(部)。

(2) 灾害救援中期:患者后送和支持性治疗

①患者后送

a. 凡患者需要后送,由当地灾害事故医疗救援领导小组视实情需要决定设患者后送指挥部,负责患者后送的指挥协调工作。

b. 患者经现场检伤分类、处置后根据病情向就近的省、市级医院或专科医院分流,注意事项如下:

(a) 当地医疗机构有能力收治全部患者的,由急救中心(站)或后送指挥部指定有关单位后送到就近的医院;

(b) 患者现场经治的医疗文书要一式二份,及时向现场指挥

部报告汇总,并向接纳后送患者的医疗机构提交;

(c)后送途中需要监护的患者,由灾害事故现场医疗救援指挥部派医护人员护送;

(d)灾害事故发生后医疗机构不得以任何理由拒诊、推诿后送的患者。

②部门协调

a. 灾害事故医疗救援领导小组视情况提请地方政府协调铁路、邮电、交通、民航、航运、军队、武警、国家医药管理局等有关部门协助解决医疗救援有关的交通,患者的转送、药械调拨等工作。

b. 各级红十字会、爱国卫生运动委员会办公室要协同卫生部门,参与灾害事故的医疗救援工作。

(3)灾害医学救援后期:卫生防疫、心理评估干预及其他善后处理

一旦发生突发事故、意外事件,如地震、水灾、风灾、火灾、泥石流、山体滑坡、各类交通事故,各种中毒、传染病,非人为因素爆炸、建筑物倒塌、煤井坑道坍塌及生产事故以及恐怖事件、其他原因引发的爆炸、投毒、纵火等事件,必须立即采取措施开展相关的卫生防疫应急处理工作。

①灾后卫生防疫工作主要内容包括:a. 鼠疫、霍乱、病毒性肝炎、痢疾、流行性出血热、炭疽等暴发、流行的重大疫情;b. 中毒人数多或有危重患者的细菌性、化学性食品污染和中毒以及有毒动植物中毒;c. 自来水出厂水及管网水污染、供水系统污染、简易自来水污染等;d. 使用放射性同位素及强辐射照射、反应堆运转故障或事故排放的放射性污染;e. 窒息性气体、刺激性气体、麻醉性毒物、神经性毒物等引起的急性化学物质中毒等。

②卫生防疫应急救援工作组织实施:实行统一领导,集中指挥,建立相应的机构,成立卫生防疫应急处理领导小组和应急处理队伍。卫生行政部门应是卫生防疫应急处理工作的最高机构,各级卫生行政部门协助上级卫生部门做好本辖区的卫生防疫应急处理工作。各

级"灾害事故、突发事件卫生防疫应急处理领导小组"和相应的机构、卫生防疫应急处理队,应做到管理规范,组织人员落实,装备实用可靠。各级灾害事故、突发事件卫生防疫应急处理领导小组应该掌握灾害事故事件的特征、规律,突发事件的因素,卫生防疫应急处理资源、地理交通状况等信息,组织、协调、部署与灾害事故、突发事件卫生防疫应急处理有关的工作,并加强各级卫生防疫应急处理服务网络建设,提高其卫生防疫应急处理和反应能力。各级卫生防疫应急处理队应配备一定数量的应急处理检测、检验仪器和设备,妥善保管,定期更换,保证检测仪器处于良好备用状态。

③及时通报,沟通信息

各级医疗、卫生防疫机构和社会有关单位、部门在得知发生灾害事故、突发事件时,应立即按预案程序和各级各类事故规定的报告时限及时报告,加强信息沟通。报告内容包括:疫情和事故发生的单位、时间、地点;疫情和事故的性质,受威胁人数,发病患者数,死亡人数;发病原因,初步分析事故发生原因,采取的应急措施;报告时间、报告人、联系电话;采取的卫生防疫应急处理措施投入的卫生防疫资源;需由上级卫生部门协调解决的问题等。

④心理评估和干预 见上文。

15.掌握在灾害事件中尸体料理的原则(伦理、法律、文化、安全)

(1)遇难者遗体的现场处理

①急救组确定患者已死亡。

②灾害事件发生区的尸体,一般缺乏完整性,尸体腐烂且姿态各异,由后期处置组成员对遇难遗体进行2000mg/L含氯消毒液喷洒消毒,协助拍照和病理标本采集;特征描述并记录如性别、身高、五官有无缺失、皮肤性状、着装等。取下尸体上的佩戴物(如手表、项链等饰品),做好登记。

③将肢体尽可能摆放成自然体态,把第一张尸体识别卡或编号系在尸体右手腕部。用尸单包裹尸体,绷带固定胸、腰、踝部。

④再次核对死者姓名或编号,把第二张尸体识别卡系于尸体腰

前的尸单上。将尸体放入尸体料理袋，第三张尸体识别卡置于尸袋外，尸体置于冰柜内。

⑤清理死者遗物交给家属。若家属不在，由两人清点后列清单并签名交专人保管。

⑥根据所处理尸体性质，做好防护和消毒。处理高度腐烂、有恶臭异味、疑有传染性疾病的尸体，应穿着一次性防护服，戴好口罩、帽子、必要时戴上护目镜。尸体处理完毕后，脱去防护服，放于黄色医疗垃圾袋中焚烧处理。操作用物及甲板以500mg/L浓度含氯消毒液喷洒消毒，必要时受灾区同时消毒。

（2）尸体料理原则与卫生防疫

①对地震后遇难者尸体的处理需遵循两个原则：尊重逝者和防止疫病。心怀悲悯之心，体现人道主义关怀。处理时注意尽量保持逝者遗体的完整性、可辨认性和应有的尊严；对肉眼无法辨认的尸体，应当通过公安部门的法医提取逝者组织样本，对已腐烂的尸体尽量提取牙齿标本，用于日后DNA鉴定尸体归属和死亡人口登记。

②遇难者遗体的处理，应在充分尊重当地特点和民族风俗习惯的基础上着重考虑防疫工作需要。对死亡人数较少的中等地震，尽可能安排遗体火葬；对因宗教或其他无法火葬，可安排土葬，但应深埋。对死亡人数较多的特大地震，卫生防疫应采取集中深埋并建立公墓，选择远离饮用水水源切塌方和洪水破坏小的地方，同时应远离居民生活区（划出50m左右的隔离带）。公墓建立需庄严肃穆，标明逝者姓名、地震发生时间，以便后人祭奠。

（五）报告和获取重要资源

1. 熟悉需立即向国家卫生部门报告的疾病

基于卫生部印发《传染病信息报告管理规范》（节选）规定：

（1）需上报的疾病种类包括：

①法定传染病

a. 甲类传染病：鼠疫、霍乱。

b.乙类传染病：传染性非典型肺炎、艾滋病、病毒性肝炎、脊髓灰质炎、人感染高致病性禽流感、麻疹、流行性出血热、狂犬病、流行性乙型脑炎、登革热、炭疽、细菌性和阿米巴性痢疾、肺结核、伤寒和副伤寒、流行性脑脊髓膜炎、百日咳、白喉、新生儿破伤风、猩红热、布鲁氏菌病、淋病、梅毒、钩端螺旋体病、血吸虫病、疟疾。

c.丙类传染病：流行性感冒、流行性腮腺炎、风疹、急性出血性结膜炎、麻风病、流行性和地方性斑疹伤寒、黑热病、包虫病、丝虫病、除霍乱、细菌性和阿米巴性痢疾、伤寒和副伤寒以外的感染性腹泻病。

d.卫生部决定列入乙类、丙类传染病管理的其他传染病。

②其他传染病：省级人民政府决定按照乙类、丙类管理的其他地方性传染病和其他暴发、流行或原因不明的传染病。

③不明原因肺炎病例和不明原因死亡病例等重点监测疾病。

（2）主要的报告制度

①县级疾病预防控制机构疫情管理人员每日上网对辖区内报告的传染病信息进行审核，对有疑问的报告信息及时反馈报告单位或向报告人核实。

②各级疾病预防控制机构每日进行报告信息审核时，对甲类传染病和乙类传染病中的肺炭疽、传染性非典型肺炎、脊髓灰质炎、人感染高致病性禽流感的患者或疑似患者以及其他传染病和不明原因疾病暴发的报告信息，应立即调查核实，于2h内通过网络对报告信息进行确认，对误报、重报信息应及时删除。

③实行专病报告管理的传染病，由相应的专病管理机构或部门对报告的病例进行追踪调查，发现传染病报告卡信息有误或排除病例时及时订正。由专病管理机构或部门订正过的病例需要再次订正的，应通知专病管理机构或部门再次进行订正。

④各级疾病预防控制机构必须每日对通过网络报告的传染病疫情进行动态监控，省级以上疾病预防控制机构须按周、月、年进行动态分析报告。当有甲类或按甲类管理及其他重大传染病疫情报告

时，随时做出专题分析和报告。市（地）和县（区）级疾病预防控制机构，根据当地卫生行政部门工作需要，建立地方疫情分析制度。

2. 掌握向医师或有关专家报告一系列不寻常症状

（1）出现某一疾病或某一症状的暴发性流行：在人际或牲畜和人之间传播；患者具有相互接触史或同一疫源接触史且伴有相应的临床症状；实验室检测出异常指标。

（2）疾病短期内或一般疾病的对症处理措施无法控制，需及时向医师或有关专家汇报。

3. 了解需与有关机构及部门沟通交流典型或有研究价值的病例

（1）不明原因的临床症状、临床表现与实验室检查结果不符者；怀疑存在某种异常且未知的病因。

（2）患者出现较大程度的罕见异常行为，考虑出现病态的心理或生理症状时，及时向医师或有关专家汇报。

（六）生物制剂

1. 熟悉天花疫苗及其注射可能发生的不良反应

天花疫苗是用从小牛身上的感染疮口采集到的天花病毒制成的牛痘病毒，对预防天花具有明显作用。

注射可能发生的不良反应包括接种性湿疹、脑炎，其他毒副反应还包括引起全身性发痘、坏疽痘、过敏性紫癜、高热等严重并发症；另外一些存在免疫抑制的人接种疫苗将直接导致死亡。最新研究表明，接种天花疫苗可有效抑制艾滋病病毒的传播，可有效抵御艾滋病病毒感染。

2. 熟悉不同类型致病微生物的传播途径（如炭疽芽孢，天花等）

（1）肠道类传染病，病从口入：传播性疾病通过饮用或食用染有病原微生物的食物和水而引起，称之为"粪—口途径"。由这一途径传播的病原微生物很多，细菌主要有痢疾志贺氏菌、沙门氏菌、病原性大肠杆菌、副溶血弧菌等，引起腹泻或食物中毒；病毒有甲型肝炎病毒、柯萨奇病毒等，引起甲型肝炎、病毒性心肌炎等。

这些传染病严重危害人类健康。

(2) 呼吸道传染病，病从鼻入："病从鼻入"是通过鼻子呼吸感染病原微生物所致。据测算，一般人每个喷嚏含有约1~2万个飞沫，4500~150000个细菌，而感冒患者一个喷嚏则含有高达8500万个细菌。许多呼吸道病原微生物，如结核杆菌、流感杆菌、脑膜炎球菌、流感病毒、风疹病毒、麻疹病毒、腮腺炎病毒等都是通过患者打喷嚏、咳嗽时的痰液或飞沫传染的。

(3) 接触性传染病或媒介性传染病，病从肤入：通过注射、昆虫叮咬或机械损伤人体皮肤而引起感染，细菌有立克次体、鼠疫杆菌、布氏杆菌等，病毒有艾滋病毒、肝炎病毒、乙型脑炎病毒和狂犬病毒等。皮肤是机体免疫的第一道屏障，一般细菌和病毒等不能侵入完整无损的皮肤，但如破损，病原微生物就会乘机入侵、感染和致病。艾滋病毒、肝炎病毒的主要传播途径之一是注射和输血等；乙型脑炎病毒、登革病毒、森林脑炎病毒和立克次体等可通过节肢动物蚊、虱、蚤和蜱等的叮咬而传播，狂犬病毒可由疯狗咬伤而感染，金黄色葡萄球菌、溶血性链球菌以及厌氧菌可通过皮肤创口而感染。因此，破损皮肤是病原微生物的重要侵入门户。

3. 了解接触不同致病微生物的迹象和症状（例如：炭疽芽孢等）

(1) 微生物的感染是指在一定条件下，微生物与机体相互作用并导致机体产生不同程度的病理过程。能使宿主致病的微生物称病原微生物（pathogenic microorganism）或病原体（pathogen），不造成宿主感染的为非病原微生物（nonpathogenic microorganism）。病原微生物（包括致病性细菌、真菌及病毒等）在宿主体内与宿主防御机制相互作用并引起一定的病理过程称为感染（infection）。认识不同病原微生物的感染与致病机制，有助于控制其感染和防治人类感染性疾病。

(2) 感染类型：感染是病原菌与机体在一定条件下相互作用的复杂过程，包括感染的发生、发展和结局。感染的结局依病原菌和宿主双方力量强弱而定，可产生多种结局，如不发生感染、感染形成但消退、患者康复或感染扩散致患者死亡等。依据病原菌和宿主力量的对比和临床表现，可把感染分为不同类型：不感染、隐性感染（inapparent infection）、潜伏感染（latent infection）和显性感染（apparent infection）四种类型。

①不感染 当侵入的病菌数量不足，毒力很弱或者入侵部位不适当，或宿主具有高度免疫力时，病原菌迅速被机体免疫系统消灭，不发生感染。

②隐性感染 当侵入的病原菌数量不多，毒力较弱，宿主抗感染免疫力较强时，虽发生感染但对机体损害较轻，不出现或出现不明显的临床症状，称隐性感染或亚临床感染（subclinical infection）。隐性感染后，机体可获得足够特异免疫力，能抵御同种致病菌的再次感染。一般在一次传染病流行中，约90%以上感染人群为隐性感染。

③潜伏感染 致病菌与机体相互作用过程中暂时处于平衡状态时，病原菌长期潜伏在病灶内或某些特殊组织中，一般不出现在血液、分泌物或排泄物中。一旦机体免疫力下降，潜伏的病菌大量繁殖而引起疾病，如结核分枝杆菌的潜伏感染。

④显性感染 当入侵病原菌数量大、毒力强，而宿主抗感染免疫力较弱时，机体组织细胞受到不同程度损害，生理功能紊乱，出现一系列临床症状和体征，称为显性感染。具有传染性的病原菌引起的显性感染称为传染病（infectious disease）。由于致病菌的毒力、宿主免疫力的差异以及两者相互作用的复杂关系，显性感染按临床病情和感染部位可分为不同模式。

三、简易心身健康调查表

表4 简易心身健康调查表

1. 性别 ①男 ②女
2. 年龄　　岁　　民族

3. 籍贯　　　籍贯属性　①城市　②乡镇
4. 独生子女　①是　②否
5. 文化程度　①小学及以下　②初中　③高中及中专
　　　　　　④大专及大学　⑤研究生
6. 婚姻　①未婚　②已婚　③离婚　④丧偶
7. 您工作的城市：①北京　②上海　③广州　④绵阳　⑤成都
8. 您参加过哪些大型紧急事件的救援工作?
　　① 2003 年抗击非典　② 2008 年抗震救灾　③抗冰冻灾害
　　④抗洪水灾害
　　⑤公交车燃爆事件　⑥其他大型紧急事件（请具体注明：　　）

以下由救援官兵填写

9. 级别　①义务兵　②士官　③连排　④营团　⑤团级以上
10. 军龄　　年　工作年限　　年
11. 军兵种　①陆　②海　③空　④二炮　⑤武警
12. 大军区

以下由护理人员填写

9. 职称：①护士　②护师　③主管护师　④副主任护师
　　　　⑤主任护师
10. 迄今为止您有多少应急准备继续教育学分：①没有
　　②少于 10 分　③超过 10 分（请注明具体学分：____分）
11. 您现在的工作岗位：①门诊　②急诊　③监护病房
　　　　　　　　　　④手术室　⑤护理部
　　　　　　　　　　⑥其他科室（请注明具体科室：　　）
12. 您从事护理事业的年限：（请注明）　____年
13. 您所在医院性质：①军队医院　②地方公立医院
　　　　　　　　　③民营医院　④外资医院
14. 您所在医院的等级：①专科医院　请填写：　　专科医院

综合医院请填写：①三级甲等 ②三级乙等 ③二级甲等
　　　　　　　　④二级乙等
15. 身份：军队医院请填写： ①军人护士 ②非现役文职护士
　　　　　　　　　　　　③聘用护士
　　地方医院请填写： ①编制护士 ②聘用护士

填表日期　　年　　月　　日

本表主要了解您最近1个月心身健康情况。

表5　心身健康调查表

	条目	是	否	备注
肌肉骨骼	颈部及四肢沉重感	□	□	
	背痛	□	□	
	肌肉疼痛	□	□	
	全身乏力	□	□	
	四肢发凉	□	□	
呼吸系统	胸闷	□	□	
	窒息感	□	□	
	叹息	□	□	
	呼吸困难	□	□	
	气急	□	□	
心血管症状	心慌	□	□	
	胸闷	□	□	
	胸痛	□	□	
神经系症状	头昏	□	□	

（续表）

	头痛	☐	☐	
	头晕	☐	☐	
	晕倒	☐	☐	
	口干	☐	☐	
	面色潮红	☐	☐	
	面色苍白	☐	☐	
	易出汗	☐	☐	
	全身发抖	☐	☐	
消化系症状	打嗝	☐	☐	
	不想吃饭	☐	☐	
	腹痛	☐	☐	
	腹胀	☐	☐	
	恶心和呕吐	☐	☐	
	腹泻	☐	☐	
	便秘	☐	☐	
生殖泌尿系症状	尿频	☐	☐	
	尿急	☐	☐	
	尿痛	☐	☐	
睡眠情况	入睡困难	☐	☐	
	早醒	☐	☐	
	昼夜不眠	☐	☐	
	易醒	☐	☐	
情绪状态	情绪低沉	☐	☐	
	情绪激动	☐	☐	

（续表）

	情绪不稳定	☐	☐
	无助或绝望	☐	☐
	自责	☐	☐
	消极（自杀）意念	☐	☐
焦虑状况	坐立不安	☐	☐
	容易紧张	☐	☐
	惶恐不安	☐	☐
行为状态	冲动行为	☐	☐
	自控行为下降	☐	☐
	反应迟钝	☐	☐
	活动减少	☐	☐
	卧床不起	☐	☐
	痛哭流涕	☐	☐
	消极（自杀）行为	☐	☐
情感状态	对周围漠不关心	☐	☐
	喜怒无常	☐	☐
	悲痛	☐	☐
言语状态	自言自语	☐	☐
	不语或少语	☐	☐
	兴奋话多	☐	☐
	胡言乱语…	☐	☐
其他	反复回忆可怕情景	☐	☐